U0258372

婴幼儿
常见疾病预防和护理

主 编 史慧静

副主编 刘 勇 顾 莺

参与编写人员（按姓氏笔画排序）

王双宇　王佳丽　王颖雯　史慧静　朱可蓉　刘 勇　张玉蓉　张淑敏

张博林　洪佳仪　胡静雯　郭 玲　顾 莺　黄金娇　康琼芳　黄 勤

编写秘书

张淑敏

视频和图像制作人员（按姓氏笔画排序）

丁文静　王双宇　王丽芸　陆春梅　徐 柳　黄 勤　梁欣悦

参编单位

复旦大学公共卫生学院　复旦大学附属儿科医院　长沙幼儿师范高等专科学校
合肥幼儿师范高等专科学校　湖南护理学校

復旦大學出版社

内容简介

本教材以培养婴幼儿托育和照护服务工作者为立足点，从学习者学习和心理发展特点出发，遵循"简单易懂、实用好用"的原则编写。全书由6个模块内容构成，主要包括疾病预防和护理基本知识、婴幼儿常见症状和检查手段、感染性和传染性疾病、营养和生长发育相关疾病、过敏性疾病、心理行为发育异常。全书内容由浅入深，由整体到部分，由理论到实践，全方位打造适合婴幼儿托育照护人员所需要学习和掌握的知识和技能。学习者通过本教材的学习，不仅可以了解婴幼儿疾病基本知识，还能够尽早识别婴幼儿疾病症状表现，采取疾病相对应的预防和康复护理措施。

本书配套资源丰富，含有大量拓展阅读、实操视频、课件、习题答案、教案等，可登录复旦学前云平台（www.fudanyun.cn）查看、获取。课件、教案仅限教师使用。每一个模块后配有在线测试题，学习者可以及时检验自己的学习情况。

本教材适合婴幼儿托育相关专业、早期教育专业等学生学习，也可以作为婴幼儿家长、托育机构服务人员等照护者的参考用书。

复旦学前云平台
数字化教学支持说明

　　为提高教学服务水平，促进课程立体化建设，复旦大学出版社学前教育分社建设了"复旦学前云平台"，为师生提供丰富的课程配套资源，可通过"电脑端"和"手机端"查看、获取。

【电脑端】

　　电脑端资源包括 PPT 课件、电子教案、习题答案、课程大纲、音频、视频等内容。可登录"复旦学前云平台"（www.fudanyun.cn）浏览、下载。

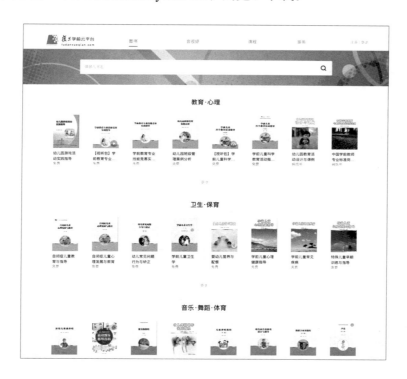

　　Step 1　　登录网站"复旦学前云平台"（www.fudanyun.cn），点击右上角"登录／注册"，使用手机号注册。

　　Step 2　　在"搜索"栏输入相关书名，找到该书，点击进入。

　　Step 3　　点击【配套资源】中的"下载"（首次使用需输入教师信息），即可下载。音频、视频内容可通过搜索该书【视听包】在线浏览。

【手机端】

PPT课件、音视频、阅读材料：用微信扫描书中二维码即可浏览。

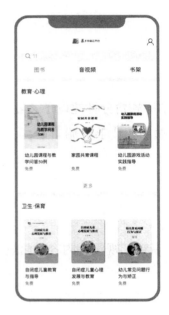 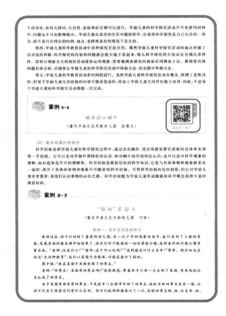 扫码浏览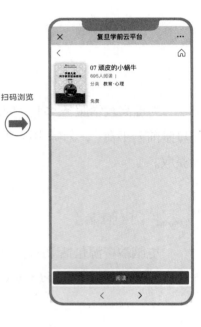

【更多相关资源】

　　更多资源，如专家文章、活动设计案例、绘本阅读、环境创设、图书信息等，可关注"幼师宝"微信公众号，搜索、查阅。

　　平台技术支持热线：029-68518879。

"幼师宝"微信公众号

【本书配套资源说明】

　　1. 刮开书后封底二维码的遮盖涂层。

　　2. 使用手机微信扫描二维码，根据提示注册登录后，完成本书配套在线资源激活。

　　3. 本书配套的资源可以在手机端使用，也可以在电脑端用刮码激活时绑定的手机号登录使用。

　　4. 如您的身份是教师，需要对学生使用本书的配套资料情况进行后台数据查看、监督学生学习情况，我们提供配套教师端服务，有需要的老师请登录复旦学前云平台（官方网址：www.fudanyun.cn），进入"教师监控端申请入口"提交相关资料后申请开通。

前言

　　0～3岁婴幼儿处在快速生长发育阶段,为婴幼儿生长和发展创设良好环境,给予科学的养育和照护,将为他们一生的生活质量奠定重要基础。婴幼儿各器官尚未发育成熟,容易受到环境有害因素影响而出现各种疾病。已有大量研究证实,婴幼儿时期的健康状况与儿童期、青少年时期乃至成年期的健康息息相关。疾病的发育起源学说也表明,胎、婴儿期暴露于不良生长环境和儿童早期不良成长经历都是成年期很多慢性疾病的重要起源。因此,尽早识别和预防婴幼儿疾病并为患儿提供适宜的护理和康复训练,对于促进生命全程健康和生活质量具有至关重要的作用。

　　2016年国际著名医学杂志《柳叶刀》刊登系列文章,提出了儿童早期发展的重要性,该议题在2030年全球可持续发展目标中得到普遍认可。随后,世界卫生组织发布多个指南,呼吁各国加强对3岁以下儿童的"养育照护",这是因为,生命早期不良的开端会导致个体健康和营养状况低下以及学习能力不足,最终导致成年时的收入较低以及社交关系紧张,而且这种不良结果可能会影响数代人。

　　为促进我国人口的健康增长,2016年开始我国调整生育政策,并在2019年由国务院办公厅下发《关于促进3岁以下婴幼儿照护服务发展的指导意见》,期望在健全婴幼儿照护服务的政策法规体系和标准规范体系的基础上,努力形成多元化、多样化、覆盖城乡的婴幼儿照护服务体系。这就有必要专业化地培养婴幼儿托育管理和照护人员,以促进婴幼儿健康发展。

　　在婴幼儿发生疾患时,及时、正确地处置和护理是保障婴幼儿健康的关键,这要求从业人员不仅要具备必要的医学理论知识和专业护理技能,还要有足够的责任意识和人文关怀精神。本教材紧紧围绕"国家需求,人民需要"这一出发点,将婴幼儿照护者在照护婴幼儿过程中可能遇到的各类疾病纳入教学内容范畴,从当前对于疾病病因的最新理论着手,介绍婴幼儿疾病的三级预防措施、各类疾病的预防控制措施和特定护理方法。

　　本教材共有六个学习模块。学习模块一从疾病的概念、分类入手,充分阐释疾病病因和预防护理要则,帮助学习者构建对疾病病因、预防和护理的初步认识,属于基础理论部分;学习模块二是婴幼儿常见症状和检查手段,阐述了婴幼儿常见症状识别、处置方式等,以便让学习者逐步过渡到对于婴幼儿常见疾病的内容学习;学习模块三、四、五、六依次具体阐述婴幼儿各类常见疾病,包括感染性和传染性疾病、营养和生长发育相关疾病、过敏性疾病、心理行为发育异常,针对每一种疾病分别介绍了相关的病因、临床表现、预防和护理措施等。

编写结构上,本教材采用模块化方式将知识点和实践操作融合在一起,提升内容的实用性和可操作性。在每个学习模块开始前,设置了"模块导读""学习目标"和"内容结构",让学习者在开始涉猎该模块内容时就抓住学习重点和学习要求;正文内容以案例导入,让学习者带着问题进入本模块的学习,在每个学习情境中采取了知识点学习结合实训任务、文字结合图表、纸质材料结合电子材料等形式,多形式、多途径帮助学习者理解、掌握知识和技能;在每个模块结束时给予了与该模块内容相契合的思政案例,结合时事帮助学习者将所学知识应用到实际,做到融会贯通。在每个模块结尾的"模块小结"总结了该模块的重点内容,并提供相应的"思考与练习"给学习者巩固该模块的知识。此外,在每个学习情境下设置了若干任务,将理论知识和实训相结合,辅助学习者理解知识,也在任务的标题用"了解""熟悉""掌握"点明该任务的重要程度,帮助学习者快速把握重点内容。

本教材编写团队成员中,既有国内著名高校的儿少卫生与妇幼保健专业人员、儿童专科医院的高层次护理团队人员,也有长期从事学前卫生和儿童保育教育的师资人员,保证了教材内容理论与实践相结合、科学与实用相结合。本书不仅适合婴幼儿托育相关专业、早期教育专业等学生学习,也可作为婴幼儿照护者(如新手父母、保育师等)的参考用书。

保障婴幼儿健康与安全是家庭、卫生保健工作者和全社会的责任。法国作家纪德曾说,"春天的意志和暖流正在逐渐地驱走寒冬",这句话非常符合全球人民正在经历着的困境。衷心祝愿全球疫情的"寒冬"早日过去,春回大地、春暖花开。

在此,向参与本书编写的全体人员表示深深的谢意! 也恳请广大读者不吝赐教!

编者

2022 年 6 月

目 录

学习模块　三　感染性和传染性疾病　079

学习模块　六　心理行为发育异常　173

学习模块一
疾病预防和护理基本知识

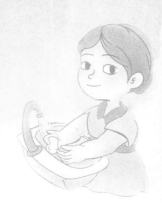

模块导读

　　婴幼儿各系统发育尚未完善,容易受到各种环境因素的影响,出现疾病或者受到伤害。认识婴幼儿疾病特点,了解和掌握疾病的病因和疾病预防、护理方法,有助于避免或者减缓婴幼儿疾病的发生、发展。

　　本模块主要阐述疾病概念、分类和病因,以及婴幼儿疾病的预防和护理的一般要则。通过知识点学习、案例分析、实操训练等,帮助学习者掌握常见的婴幼儿疾病预防和基本护理方法。

学习目标

➤ 知识目标

1. 了解健康和疾病的概念以及疾病分类。
2. 熟悉婴幼儿疾病常见病因。
3. 掌握婴幼儿常见疾病预防措施及疾病护理一般方法。

➤ 能力目标

1. 能够运用现代医学模式全面看待婴幼儿健康决定因素。
2. 能够在照护工作中及时识别和避免引起婴幼儿疾病的危险因素。
3. 能够将婴幼儿疾病早期预防和养育照护方法应用到照护工作中,保障婴幼儿健康。

➤ 思政目标

1. 懂得婴幼儿时期健康的易损性,树立婴幼儿卫生保健和疾病护理的责任意识和职业崇高感。
2. 能够用发展观和整体观看待婴幼儿疾病的发生及发展过程。

内容结构

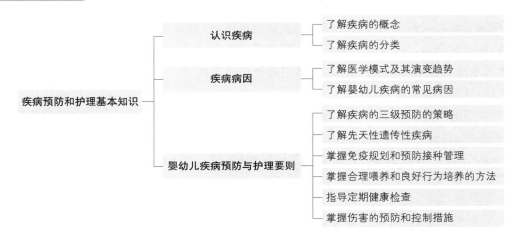

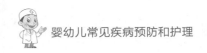
学习情境 1　认 识 疾 病

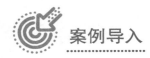 **案例导入**

小新，一名刚出生10天的小宝宝。刚出生时，医生将他的脐带结扎。今天妈妈帮小新洗澡时发现他的肚脐周围流出黄色液体，并伴有难闻气味。妈妈用手触摸小新身体，感觉到有些发热，体温测量读数为38℃。

问题：你知道小新患上了什么疾病吗？疾病和健康的概念又是什么呢？

任务1　了解疾病的概念

疾病是人体在一定条件下，受致病因素损害作用后，导致正常的生理和心理活动受损而发生的异常生命活动。本任务内容主要围绕疾病的概念、特征和婴幼儿疾病特点而展开。

一、疾病的含义

1989年，世界卫生组织（World Health Organization，WHO）进一步完善了健康概念，指出健康应该是"生理、心理、社会适应和道德方面的完好状态，而不仅仅是没有疾病和痛苦"。目前普遍认为健康包含了生理健康、心理健康以及社会适应3个层次。

与健康概念相对应的是疾病（disease）。疾病是个复杂的过程，从健康到疾病的过程常常是量变到质变的过程。疾病通常表现为"人体正常形态与功能状态的偏离"。对于人体的各项生理、心理活动指标，常会根据该指标在人群中的分布来制订出正常的范围，一般该指标在人群中15%～85%的范围被认为是正常，而在该范围之外则认为是异常。例如婴幼儿个体体重超过该年龄段的85%百分位点，则认为该个体体重达到超重和肥胖的程度，应该引起家长的重视。

一般来说，疾病具有以下特征[1]：

第一，疾病具有一定的病因。疾病都是由单一的或复杂的病因引起的，目前对疾病的病因也在不断探索，阐明疾病的病因可以为疾病预防和治疗提供服务。

第二，疾病的发生、发展具有一个过程。掌握疾病的发生、发展及转归可以及早采取措施避免或者减缓疾病恶化。

---

[1]　史慧静.学前儿童卫生与保育[M].上海：复旦大学出版社，2013：55.

第三,疾病发生时,人体的形态结构、生理功能等会发生变化。因此,分析疾病的临床症状和体征有助于辨别疾病的类型,并采取相应的措施进行干预。

第四,不同疾病可以存在相同的症状,作用在相同的器官或组织,进而引起全身功能的变化。

第五,相同的疾病也可能表现为不同的症状和体征。

二、婴幼儿疾病特点

婴幼儿并不是缩小版的成人,婴幼儿患病与成人患病并不相同。即使婴幼儿与成人患的是同一种疾病,其症状、体征、疾病的预后也不一样。婴幼儿疾病具有以下特点。

第一,婴幼儿疾病发生率高。婴幼儿免疫功能未发育完全,容易受到外界环境有害因素的影响。而且婴幼儿的自我保护能力差,更容易受到伤害。

第二,婴幼儿疾病以呼吸道疾病和消化道疾病为主。呼吸道是人体与外界相通的管道,婴幼儿鼻腔狭窄,鼻黏膜娇嫩,血管丰富,尚未长出阻挡外界颗粒物质的鼻毛,空气中附着病毒和细菌的颗粒更容易通过呼吸道侵入机体,造成感染。同时,婴幼儿消化和免疫系统发育不成熟,容易发生消化功能和营养代谢紊乱,进而表现为一些胃肠道症状,例如腹泻、呕吐等。

第三,婴幼儿疾病起病急,发展快,易伴发其他并发症。婴幼儿因各系统功能尚未发育成熟,代偿能力较差,患病后病情易更严重,若未及时治疗或处理,常常快速发展成严重症状。例如,婴幼儿胃肠道感染未能及时就医,容易发展为败血症。此外,婴幼儿对疾病的感受能力欠佳,表达方式单一,容易让家长忽视疾病的严重性。

第四,婴幼儿处于快速生长发育阶段,机体修复能力强。早期识别婴幼儿疾病,及早治疗,能避免疾病迁延恶化,有利于婴幼儿恢复健康。

 实训 1.1.1 脐带护理

脐带是连接胎儿和母亲的重要途径。母亲可以通过脐静脉为胎儿提供所需的营养物质,也可以通过脐动脉将胎儿的代谢物质转运至母亲体内,再排出体外。胎儿与母体分离后,脐带会被结扎,一般在结扎后 3~7 天脐带会自然脱落。但因为脐带结扎后留下的伤口以及脐带残端与新生儿体内血管相通,容易引发感染。本情境案例中的宝宝小新便是脐带感染。

(一) 任务要求

1. 能够识别新生儿脐带感染。
2. 掌握脐带护理的方法,能够独立为新生儿进行脐带护理,防止感染。

(二) 操作方法

1. 识别脐带感染。脐带感染也称为脐炎,是新生儿常见的感染,常表现为脐带脱落一周后,肚脐周围红肿,肚脐处不断有水样液体流出,肚脐分泌物带血或者呈黄色黏稠状,带有恶臭味等。发现新生儿有以上症状,应及时寻求医生的治疗,以免引发全身感染。

2. 脐带护理的步骤。新生儿脐带护理最重要的是要保持脐带干燥。在脐带脱落之前,不宜将宝宝直接放在浴盆中洗澡。如需将宝宝放在浴盆中洗澡,需要用 75% 的酒精对脐带周围进行消毒,然后使用防水贴将其保护后方可进行全身洗澡。

保持脐带干爽及护理的三个步骤[①]:

---

① 刘俊. 婴幼儿家庭护理保健知识[M]. 北京:金盾出版社,2014:20-23.

（1）准备好75％消毒酒精、棉签、防水护脐贴（或干净小纱布1块及防水胶布）。

（2）用棉签蘸取酒精后，从肚脐中心向四周进行擦拭。

（3）待肚脐干燥后，将防水护脐贴贴于肚脐处，或者将小纱布包围住肚脐后用防水胶布固定住。

（三）任务评价要点

脐带感染的初步判断要点：①判断脐带脱落的时间，一般脐带感染发生在脐带脱落一周后；②结合患儿的症状和体征进行判断，包括肚脐周围红肿，有较多黄色黏稠或带血的分泌物，并伴随患儿精神不佳、发热等。

脐带护理需着重评价：是否用75％消毒酒精进行消毒，以及消毒手法是否正确；防水护脐贴是否在肚脐处贴紧，或纱布包围肚脐是否严实，固定是否恰当。

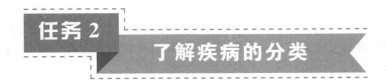

任务 2　了解疾病的分类

疾病分类的方法有很多，需要根据不同使用目的选择合适的疾病分类方法。国际疾病分类是目前受到国际认可并且在全球应用广泛的疾病分类方法。

一、疾病分类的概念

疾病分类是根据疾病的某些特征，如发病部位、传播情况、病理改变、临床表现、病后结果等，按照一定的规则进行分类整理，以探索疾病现状、发生、发展规律的方法与手段。

疾病分类是一种科学的概括，是统计学家开展工作的重要基础，也是病案管理中一项重要的工作。疾病分类为医院管理者了解医院历年工作情况提供基础，也为广大医务人员了解病案资料和分析资料提供指引。疾病分类主要有以下几个作用。

首先，它为医学统计提供标准统一的统计资料。通过对疾病的统计，可以了解发病情况，开展疾病防治工作，提高医疗质量，降低疾病发病率。

其次，它为促进医学教学、医学研究服务提供保障。通过统计医院大量的就诊记录，不论是门诊的或是住院的，历史的或是现在的，特殊的或是一般的资料，采用疾病分类，将数千种疾病分成若干类，在实际工作中使用疾病分类索引，可以为临床工作、医学教学、医学研究提供宝贵资料。

二、常见的疾病分类方法

目前常见的疾病分类的方法有以下两种。

（一）国际疾病分类

国际疾病分类（international classification of diseases，ICD）[①]是世界卫生组织制定的国际统一的疾病分类方法。它是根据疾病的某些特征，按照规则分门别类。

ICD 依据疾病的四个主要特征，即病因、部位、病理、临床表现（包括症状、体征、分期、分型、急慢性发病时间等）进行分类。这些疾病分类时所采用的疾病的某种特征称为疾病分类轴心，因此 ICD 也被称为多轴心分类，该分类具有科学性、准确性、完整性、适用性和可操作性的特点，是目前最广泛使用的疾病分类方法。但世界卫生组织在修订 ICD 的过程中，认识到单纯的 ICD 不能包括某些特殊的需要，所以开始创建分类家族，作为 ICD 核心分类的补充。最新版的疾病和有关健康问题的国际统计分类主要包括四个方面：初级卫生保健的信息支持、其他与健康有关的分类、专科适用本、国际疾病命名法（见图 1-1）。

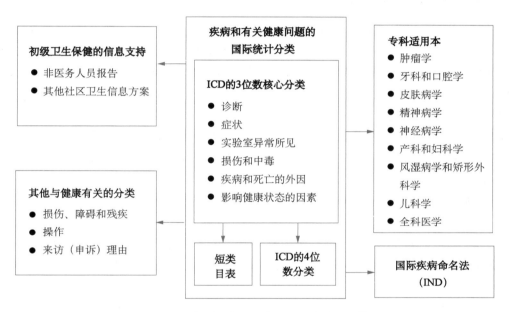

图 1-1　疾病和有关健康问题分类的家族[②]

（二）按疾病成因进行分类

为了更有效地对疾病进行预防和治疗，对一些疾病的共同原因采取措施，常会根据不同的疾病成因，采取更简易的分类方法。把人类的疾病分成传染性疾病和慢性非传染性疾病两大类，就是当前国际、国内疾病预防控制领域的做法。

其中，传染性疾病（infectious disease）一般由病原体引起，病原体包括病毒、立克次氏体、细菌、寄生虫、真菌等，病原体可以在宿主内繁殖，通过一定的途径（如飞沫、粪口途径等）传播到另外一个宿主，使其产生相同的疾病，故成为可传染性疾病。婴幼儿是传染性疾病的高危人群，常见的传染性疾病包括手足口病、水痘、疱疹、病毒性肝炎等，这些传染性疾病具有传染性、流行性、季节性、免疫性等特点。随着生活环境的改善，传染病预防控制措施的完善，烈性传染病（例如天花、瘟疫等）得到很好的控制，但仍不能掉以轻心。目前新型传染病此起彼伏，2019 年暴发的新型冠状病毒肺炎牵动了全球人民的心

---

① 世界卫生组织.疾病和有关健康问题的国际统计分类 ICD-10 第十次修订本 第 2 卷 指导手册［M］.北京协和医院世界卫生组织疾病分类合作中心，编译.北京：人民卫生出版社，1997：1-2.

② 董景五.疾病和有关健康问题的国际统计分类：第十次修订本［M］.第 2 版.北京：人民卫生出版社，2008：2-3.

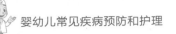

弦,也再一次给人类敲响了警钟,传染病防控仍需不断研究。

慢性非传染性疾病(non-communicable disease,NCD),就是我们通常说的慢性病,指的是一类长期(一般指超过3个月)不能自愈的,或者几乎不能治愈的非传染性疾病,主要包括遗传病、代谢性营养性疾病、免疫性疾病、精神性疾病、物理和化学损伤等等。人们熟悉的肿瘤、高血压、冠心病、脑梗塞、糖尿病等都属于这一类疾病。目前,慢性非传染性疾病是一种常见病、多发病,具有发病隐匿、潜伏期长、致病因素多样、发病年龄呈年轻化趋势的特点。吸烟、酗酒、不合理膳食、缺乏身体活动、工作压力大等是非慢性传染性疾病的重要危险因素,可以作为干预的重要切入点[1]。有越来越多的研究证据表明,慢性非传染性疾病的起源,始于生命早期,胎儿期和婴幼儿期的生长发育和代谢异常已经为生命全程中慢性非传染性疾病的发生发展埋下隐患。

 实训 1.1.2　发热可能病因辨析

在正常生理状况下,机体体温会维持在相对稳定的水平,正常成人体温在37℃左右,婴幼儿因为代谢率较高,体温一般较成年人稍高。但无论是成年人还是婴幼儿,体温都是相对恒定的,上下波动不超过1℃。当机体在致热原的作用下或其他原因引起体温调节中枢的功能障碍时,体温超过正常体温0.5℃,称为发热。

在婴幼儿中,发热是最常见的临床症状之一。正常婴幼儿肛温波动于36.5～37.5℃,舌下温度较肛温低0.3～0.5℃,腋下温度为36～37℃。肛温超过37.8℃,舌下温度超过37.5℃,腋下温度超过37.4℃可以认为发热[2]。发热不是独立的疾病,是多种疾病过程中重要的临床表现,是疾病发生的信号之一。

引起婴幼儿发热的常见疾病主要包括以下两种:

第一种是感染性疾病。感染性疾病是引起婴幼儿发热的最常见原因,可由病毒、细菌、肺炎支原体、螺旋体、寄生虫等感染引起。引起发热的感染性疾病常见于上呼吸道感染、肺炎、消化道感染、肾盂肾炎、细菌性心内膜炎等。此外,结核病、慢性鼻窦炎、慢性尿路感染会引起婴幼儿出现长期低热的症状。

第二种是非感染性疾病。常见于下列情况:①过敏性反应。如药物热等。②自身免疫性疾病。如风湿热、系统性红斑狼疮、结节性多动脉炎等。③组织破坏或坏死。如白血病、大面积烧伤、恶性肿瘤等。④产热过多或散热过少。前者如惊厥或癫痫持续状态、甲状腺功能亢进,后者如脱水热等。⑤体温中枢调节失常。中枢系统各种疾病如颅脑损伤、脑瘤、蛛网膜下腔出血等。

对发热病因的充分认识及归类,有利于疾病的判断和诊疗。

(一) 任务要求

根据婴幼儿的症状、体征,结合实验室检查和影像学检查结果,对婴幼儿发热的可能原因进行辨析,指导婴幼儿家长及时、合理就诊。

(二) 操作方法

1. 准确测量体温,判断婴幼儿是否发热以及发热的程度,同时观察伴随的其他体征,比如咳嗽、咳痰、腹痛、腹泻等。

2. 按医嘱送患儿进行血液生化检查,或者相关分泌物检查,以便确定其是否因感染而引起发热。在婴幼儿中发热的常见原因是呼吸系统感染和消化系统感染。

① 顾秀英,胡一河. 慢性非传染性疾病的预防与控制[M]. 北京:中国协和医科大学出版社,2003:25-28.
② 刘永杰. 发热疾病的诊断与鉴别诊断[M]. 北京:中国协和医科大学出版社,2008:2-4.

3. 根据生化检验、影像学检查等辅助手段的检查结果,找到最终的可能病因。以细菌感染的小儿肺炎为例,根据咳嗽、咳痰、气促、呼吸困难的症状以及肺部有湿啰音等体征提示婴幼儿可能是由于呼吸系统疾病所致的发热。再通过血常规、尿常规等生化检查的指标(中性粒细胞、嗜酸性粒细胞等)分析其是否为感染性疾病,根据痰培养结果确定具体的病原菌,结合肺部 X 线片等结果确定婴幼儿是由肺炎引起的发热。根据这些步骤可以绘制如图 1-2 的婴幼儿发热病因归类树状图。

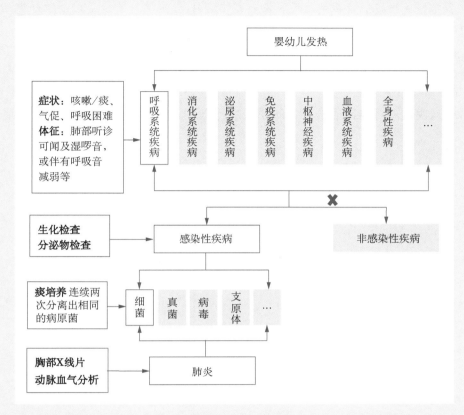

图 1-2　以细菌感染的小儿肺炎为例所示的婴幼儿发热病因归类树状图

(三) 任务评价要点

1. 婴幼儿发热判断:肛温超过 37.8℃,舌下温度超过 37.5℃,腋下温度超过 37.4℃可以认为其发热。

2. 确定疾病的发生部位或系统:结合发热和其他症状、体征进行初步判断。

3. 判断其是否为感染性疾病:采集样本(鼻拭子、咽拭子、痰液培养等)进行检测。

4. 结合其他检查结果做出诊断:包括 B 超、胸片、病理切片检查等。

 思政话题

2021 年 7 月 20 日发布的《中共中央　国务院关于优化生育政策促进人口长期均衡发展的决定》(以下简称《决定》)中提及,需要提高优生优育服务水平,主要从以下三个方面展开工作[①]:

1. 保障孕产妇和儿童健康。全面落实妊娠风险筛查与评估、高危孕产妇专案管理、危急重症救治、

---

① 信息来源:中华人民共和国中央人民政府,《中共中央　国务院关于优化生育政策促进人口长期均衡发展的决定》,中国政府网(www.gov.cn),2021 年 7 月 20 日。

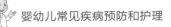

孕产妇死亡个案报告和约谈通报等母婴安全五项制度。加强儿童保健门诊标准化、规范化建设,加强对儿童青少年近视、营养不均衡、龋齿等风险因素和疾病的筛查、诊断、干预。做好儿童基本医疗保障工作。

2. 综合防治出生缺陷。健全出生缺陷防治网络,落实三级预防措施。加强相关知识普及和出生缺陷防控咨询,强化婚前保健,推进孕前优生健康检查,加强产前筛查和诊断,推动围孕期、产前产后一体化管理服务和多学科协作。扩大新生儿疾病筛查病种范围,促进早筛早诊早治。做好出生缺陷患儿基本医疗和康复救助工作。

3. 规范人类辅助生殖技术应用。强化规划引领,严格技术审批,建设供需平衡、布局合理的人类辅助生殖技术服务体系。加强人类辅助生殖技术服务监管,严格规范相关技术应用。开展孕育能力提升专项攻关,规范不孕不育诊治服务。

请思考:阅读《决定》全文后,请结合婴幼儿疾病特点,思考和分析为何要重点保障孕产妇和儿童健康?

学习情境 2　疾 病 病 因

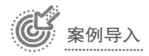 **案例导入**

方方是一名 18 月龄的男宝宝,由于父母工作繁忙,他由爷爷奶奶抚养长大。医生在给方方进行体格测量时,发现方方身长 78 cm,体重 14 kg,方方妈妈认为孩子太胖了应该控制饮食,但爷爷奶奶不同意,说"小时候胖点没关系,长大就瘦了"。

问题:你认为方方需要控制体重吗？ 导致方方肥胖的因素有哪些呢？

任务 1　了解医学模式及其演变趋势

医学模式是在医学科学发展过程和医疗服务的实践过程中,在某一时期形成的健康观和疾病观,是对医学重要观念的总体概括,是人们对待或处理疾病和健康问题的态度或方式。随着科学技术的不断发展以及对疾病的认识不断深入,医学模式的历史演变经历了神灵主义医学模式、自然哲学医学模式、机械论医学模式、生物医学模式再到目前提倡的生物-心理-社会医学模式。其中,生物医学模式和生物-心理-社会医学模式建立都在科学的基础上,在医学史上发挥了巨大作用,为人类健康事业做出巨大贡献。

一、生物医学模式

18 世纪下半叶到 19 世纪初,资产阶级工业革命的浪潮一方面提高了生产力,另一方面促进了城市化,带来了传染病的蔓延。这个时期,自然科学蓬勃发展,细胞学说、生物进化论、能量守恒定律的发现,细菌学、免疫学等学科的相继形成,消毒法、麻醉法的发明,为生物医学模式的提出奠定了理论基础。生物医学模式坚持以事实为依据,通过实验观察的方法来认识生命及疾病的发生发展过程,使医学彻底摆脱了神学和唯心主义观念的束缚。

(一) 生物医学模式的历史贡献

生物医学模式是建立在生物科学的基础上,反映宿主、病因和环境三者间变化规律的医学观、方法论,它认为每种疾病都必然可以在器官、细胞或分子水平找到可以测量的形态学或化学改变,都可以确定生物或理化的特定病因,都能够找到治疗手段来使病人恢复健康。

在以传染病为主要疾病谱的时期,生物医学模式起到了至关重要的作用,使人类认识了特异病原体,形成单因单果的疾病病因模型,并揭示了传染病的流行规律。在生物医学模式的指导下,临床外科手术有了极大的进步,克服了感染、疼痛、出血三大难关,大大提高了手术成功率及病人存活率。在预防医学领域,杀菌灭虫、预防接种和抗生素的应用有效控制了急、慢性传染病及寄生虫疾病的传播,使人类发病率、死亡率大幅下降,取得人类卫生革命史上的第一次伟大胜利。

(二)生物医学模式的局限性

随着疾病谱的改变和医学科学的发展,生物医学模式逐渐暴露出其片面性和局限性。医学不是纯粹的自然科学,而是自然科学与社会科学相结合的科学。生物医学模式偏离了"人"的完整性,忽略了"人"是具有生理、心理、社会属性的特殊个体,人类疾病与健康的状态不能由生物因素完全解释。疾病病因模型也从单因单果逐渐向多因单果、多因多果发展。比如慢性非传染性疾病,除生物因素外,还受到心理状态、行为习惯、社会环境等因素的影响,甚至有些疾病完全是由心理因素或社会因素引起的。人类要把握整个医学科学发展的规律,全面揭示健康与疾病的本质。传统的生物医学模式已无法满足人类需求,我们迫切需要一个更完善的医学模式。

二、生物-心理-社会医学模式

世界卫生组织对于健康的完整定义为"健康不仅是无病的和不虚弱的,还应包括躯体健康和心理健康、社会适应良好",这为新的医学模式指明了方向。1977年美国曼彻斯特大学精神科医生恩格尔(Engel)以此为思想根基,提出了生物-心理-社会医学模式。他指出:"为了理解疾病的决定因素,以及达到合理的治疗和卫生保健模式,医学模式必须考虑到病人、病人生活的环境以及社会因素来应对疾病。"简而言之,就是要从生物、心理、社会三个不同层面综合考察人类的健康与疾病状态,运用综合措施防病治病,促进人类健康。

(一)生物-心理-社会医学模式特点

生物-心理-社会医学模式具有整体论、系统论、多元论的特点[1]。

1. 整体论特点

医学研究的对象是人,人生下来就具有社会属性,因此新的医学模式要求把人看作一个具有生物属性和社会属性的整体,把人作为包括自然环境和社会环境在内的生态系统的组成部分。整体论是一种哲学观点,认为对事物某一方面的了解必须以对事物整体的理解为前提。人的健康不仅与自身躯体因素有关,还与本身所特有的心理因素及其所处环境有关。这与当前多学科融合,哲学、自然科学、社会科学一体化的趋势也相吻合。

2. 系统论特点

新的医学模式要求从系统论出发认识疾病与健康,即将"人"作为一个系统看待,分析系统与构成系统各要素之间的联系与变化,从他们的相互联系与相互作用中揭示研究对象的本质及规律。人由系统、器官、组织、细胞、分子等要素构成,而人又作为要素构成家庭、社区、社会、大自然等更高级的系统。在这个系统中,人受到低层次系统的影响,亦受到高层次系统的影响,疾病的表现形式不再是简单的线性单因单果模型,而是互为因果、相互制约的病因网络模型。

3. 多元论特点

新的医学模式否定了生物医学模式的身心二元论、还原论、单因单果的思维模式,而要求从多元论,即多重因果关系的角度理解健康与疾病的关系。

---

① 卢祖洵.社会医学[M].北京:科学出版社,2009:19.

（二）影响健康的因素

按照现代生物-心理-社会医学模式的指导思想,影响人类健康的因素可分为以下四类。

1. 生物因素

现代医学模式在强调心理、社会因素的同时,是以肯定生物因素为前提的。生物因素包括病原微生物、遗传、个体生物学特征、衰老等。外界致病因素侵入人体后,常导致人体结构、功能和信号传递机制等方面的损害,由病原微生物引起的传染病及感染性疾病仍是疾病防治的重点。疾病在不同年龄段、不同性别的分布也存在着差异。如消化系统疾病、白血病在儿童中发病率高,而老年人是高血压、糖尿病、心血管疾病等慢性病的患病率高。有些疾病如血友病、蚕豆病、镰状细胞贫血症则直接与遗传因素相关。

2. 行为和生活方式

不良的行为习惯和生活方式与许多疾病的发生密切相关。医学研究表明,影响个人健康和寿命的决定因素中,生活方式约占60%,环境因素占17%,遗传因素占15%,医疗干预仅占8%[1]。因此,改变不良的行为习惯如戒烟、限酒,加强锻炼、合理饮食、充足睡眠,保持良好健康的心态,有效控制危险因素,是预防控制慢性疾病的关键。生活方式是人在社会化的过程中,逐步形成的行为习惯,具有可塑性。促进个体对疾病相关危险因素的认识,发挥其主观能动性,能有效预防疾病。

3. 环境因素

人群疾病或健康的状态与其所处的自然环境和社会环境有关。自然环境因素会影响个体健康,如个体因居住在特殊地质条件地区微量元素缺乏导致的地方性甲状腺肿、地方性克汀病,特异病原体宿主生长繁衍导致的布鲁氏菌病、鼠疫,或是由于人类活动导致生态环境被破坏,造成空气、土壤、水污染而对人类健康带来危害。社会环境因素包括生产环境、经济状况、人际关系、居住条件等,同样会给健康带来重大影响[2]。生产环境中的职业暴露如噪声、辐射、粉尘、化学试剂等是导致职业病、降低人群健康寿命的危险因素。

4. 医疗卫生服务因素

医疗卫生服务是社会用于防治疾病、促进健康的有效手段。卫生工作方针是否正确,医疗卫生服务设施是否完善,群众是否能享受到均等化的医疗卫生服务、能否承担医疗费用及卫生服务的好坏都能影响疾病的预后及转归。因此,应继续完善医疗卫生服务体系,提升医疗服务水平与质量,加强重点人群健康关注,实现全民覆盖的公共卫生服务。

 实训 1.2.1 依据现代医学模式构建新冠肺炎的防制策略

新冠肺炎是由新型冠状病毒引起的一种人兽共患的新发传染病,在全世界多个国家和地区肆虐,被世界卫生组织判定为全球大流行病。新型冠状病毒具有较强传染性,人群普遍易感,且新的变异毒株频现,在全球范围内引发了严重公共卫生安全问题。疾病的发展和传播受到众多因素影响,医务人员积极治疗新冠患者、研发疫苗保护易感者,政府部门也应共同承担责任,及时建立疫情防控系统,向公众宣传相关防疫信息,保障应急物资供应充足,统筹规划,维护社会秩序。

（一）任务要求

学习单是帮助学习者梳理总结学习内容的一种方法,在绘制表格的过程中,将所学知识精简

① 陈洁瑜,赵晓山,王嘉莉,等.亚健康状态影响因素的研究进展[J].现代预防医学,2016,43(11):1987-1990.
② 李鲁.社会医学[M].5版.北京:人民卫生出版社,2017:25-27.

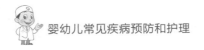

化,便于理解与掌握。

根据生物-心理-社会医学模式,从生物、心理、社会三个不同层面,分析和构建新冠肺炎的预防和控制措施。

(二) 操作方法

请依据生物-心理-社会医学模式,查阅文献、了解疫情防控相关措施及决策,并结合自身经历,在学习单(见表1-1)中依次列出生物层面、心理层面和社会层面的具体防制措施。扫码内容可供参考。

学习单参考

表1-1 新冠肺炎在生物、心理和社会层面的预防和控制措施学习单

	预防和控制措施
生物层面	
心理层面	
社会层面	

(三) 任务评价要点

能够正确理解生物-心理-社会医学模式的基本内容,在学习单中列出的措施能够准确对应各个层面,并能够具体论述。

任务 2 了解婴幼儿疾病的常见病因

0～3岁是人生的开始阶段,根据生物-心理-社会医学模式,可以将影响婴幼儿健康与疾病状态的因素分为4类:生物遗传因素、环境因素、行为习惯因素与医疗卫生服务因素。

一、生物遗传因素

生物遗传因素包括生物因素和遗传、先天因素。

(一) 生物因素

生物性有害因素主要是指环境中存在的致病性细菌、病毒等微生物,婴幼儿可以通过饮食、饮水、呼吸、皮肤接触、血液接触等途径受感染而引起相应的疾病。由生物因素引起的感染性疾病一直是威胁婴幼儿生命与健康的首要因素,其中肺炎与腹泻是儿科常见的感染性疾病。

社区获得性肺炎（Community Acquired Pneumonia，CAP），即在医院外罹患的感染性肺实质炎症，是儿童门诊就诊最常见的原因，也是 5 岁以下儿童死亡的重要原因。CAP 常见病原体有病毒、细菌、支原体、衣原体等，其中病毒是婴幼儿肺炎的常见病原体。患儿临床症状常表现为发热、咳嗽、喘鸣、呼吸频率增快、呼吸困难、胸壁吸气性凹陷、胸痛、头痛、腹痛等。婴幼儿呼吸道感染病程多迁延，反复发作，是危害性极高的感染性疾病。可通过增强婴幼儿免疫力、免疫接种等方法降低婴幼儿发病率。

小儿腹泻是由多病原、多因素引起的以大便次数增多和大便性状改变（如稀糊状、黏液便、水样便、脓血便）为主要临床特征的一类疾病，是婴幼儿时期常见的消化系统疾病，以感染性腹泻为主。婴幼儿消化系统尚未发育完全，机体内消化酶活性较低，外界或内在环境改变易引起消化功能紊乱导致腹泻。该病是造成婴幼儿营养不良、生长发育障碍的主要原因，如不及时治疗会严重危害健康。

（二）遗传和先天因素

遗传性疾病是由于人体遗传物质结构或功能改变所导致的疾病，具有先天性、家族性、终身性的特点。通常将遗传性疾病分为单基因遗传病、多基因遗传病和染色体病三类。儿童常见遗传性疾病有唐氏综合征、苯丙酮尿症、血友病、地中海贫血等。

我国开展的新生儿疾病筛查，采用快速、简便、敏感的检验手段，可以对危害儿童生命、影响儿童体格生长和损害智力发育的先天性、遗传性疾病进行筛检，进行早期诊断、早期预防和早期治疗。苯丙酮尿症就是常见的常染色体隐性遗传病，临床表现为智力低下、黑色素减少、尿液汗液呈鼠尿味，可通过新生儿疾病筛查早期发现、早期治疗，避免神经系统的不可逆损伤。部分患儿经过治疗后智力可以接近正常水平。

母体、胎盘、脐带、胎儿、产程等因素出现问题，也会导致新生儿发生疾病，如新生儿缺氧缺血性脑病、胎粪吸入综合征、新生儿黄疸等。以新生儿黄疸为例，这是新生儿由于胆红素代谢异常，导致血液中胆红素水平升高，产生皮肤、巩膜、黏膜黄染的临床现象，严重情况下会引起胆红素脑病，危害患儿健康及损害神经功能。产程也会影响新生儿的健康，尽管随着围产医学技术发展和重症新生儿救治水平的提升，早产儿存活率不断提高，但早产儿脏器功能发育不成熟，死亡风险、严重后遗症的发生率显著高于足月新生儿。

二、环境因素

环境是特定时刻物质和社会因素构成的整体状态，这些因素可能对人类机体或生命活动产生直接或间接的、现时或远期的影响。

（一）物质环境因素

物质环境因素可分为化学性和物理性因素，会影响婴幼儿的疾病或健康状态。

1. 化学性因素

化学性因素主要包括大气污染物、重金属、环境内分泌干扰物等，婴幼儿正处于生长发育阶段，正是化学性因素作用的敏感期。

（1）大气污染。常见的大气污染物包括二氧化硫（SO_2）、二氧化氮（NO_2）、臭氧（O_3）、颗粒物、多环芳烃等。婴幼儿呼吸道上皮细胞对污染物通透性高，肺的防御机制尚未发育完善，因此更容易受到大气污染物的侵害，引发肺部疾病。大气污染还会损害婴幼儿的神经发育、免疫功能等。

（2）重金属污染。汞、铅、镉等是具有神经毒性、免疫毒性和生殖发育毒性的有毒重金属。婴幼儿通过皮肤、手、口鼻接触重金属含量超标的用品，重金属会在体内累积，给婴幼儿健康带来危害。例如铅中毒，婴幼儿通过接触含铅的玩具、土壤或饮用铅污染的水等途径使铅在机体内累积，损害神经系统和造血系统等多个系统,表现为智力发育障碍、学习能力降低及小细胞低色素性贫血。

（3）环境内分泌干扰物。环境内分泌干扰物（environmental endocrine disruptors，EEDs）是一种外源性化学物,进入机体后会干扰生物体内正常激素的产生、释放、转运和代谢,从而干扰正常激素维持体内平衡和调节生长发育的作用。已被证实的 EEDs 有多氯联苯、二噁英、DDT（化学名为双对氯苯基三氯乙烷）、双酚 A 等,都会威胁婴幼儿的生长发育。例如多氯联苯暴露可导致儿童精神发育迟滞,并可能与永久性的神经行为障碍有关;双酚 A 会导致婴幼儿内分泌失调,影响发育和免疫力,诱发性早熟,威胁婴幼儿的健康;DDT 可阻碍雄激素受体发挥作用,干扰生殖系统的正常发育。

2. 物理性因素

物理性因素包括温度、湿度、噪声、振动、辐射等,常表现为在一定范围内对生物体无害,高于或低于正常范围则会对机体带来健康危害。

（1）噪声污染。噪声污染可来源于交通噪音、工业噪音、建筑施工噪音及家庭噪音等。严重的噪声污染除了对婴幼儿的听力有损害作用外,还会影响神经系统导致头痛、脑涨、失眠以及心悸、心律不齐、血压升高等。

（2）电磁污染。手机、电脑、微波炉均可发射不同频率的电磁辐射。联合国人类环境大会已将电磁辐射列为必须控制的污染物,电磁污染是继大气污染、水污染、噪声污染后,被公认的第四大环境公害,会增加白血病、中枢神经系统肿瘤的发病率。

（3）紫外线。太阳光照射可以让婴幼儿感到温热,促进血液循环和新陈代谢,太阳光中的紫外线也能帮助身体合成必需的维生素 D,促进钙的吸收。但是过度暴露于紫外线不仅会增加患皮肤癌的风险,还会导致儿童视网膜损伤及增加白内障发病风险。

（二）家庭环境因素

对于婴幼儿来说,家庭是他们出生后接受养育和社会化发展的第一环境,因此家庭环境是疾病与健康状态的重要决定因素之一。家庭环境既包括社会经济状况、居住条件、照护者教育程度、职业、家庭人口数、婴幼儿营养状况等,也包含家长的养育观念和态度、亲子互动模式和家庭成员关系等。婴幼儿期是大脑功能发育的关键时期,良好的家庭环境有助于儿童早期认知、语言、社会情感和运动能力的发展。

以下从婴幼儿营养情况和养育模式两方面举例阐述。

充足的营养能为婴幼儿生长发育提供物质基础,营养不足或喂养不当可能导致儿童出现不可逆转的生长和认知发育迟缓。照护者的喂养知识和喂养方法与婴幼儿健康密切相关,照护者应学习如何正确进行母乳喂养,适时合理添加辅食并帮助儿童建立良好的饮食习惯。

在婴幼儿发育的关键时期需给予其丰富的家庭认知刺激和回应性照护。家庭认知刺激是指照护者在婴幼儿玩耍、阅读、语言交流等活动中进行参与和引导。回应性照护即照护者能敏锐识别儿童所发出的信号,正确理解,并给予迅速、恰当、支持的回应。有效的认知刺激和有回应的互动模式十分有利于儿童早期发育,还能缓解由物质环境风险因素带来的不利影响。

（三）社会环境因素

儿童的健康成长离不开社会环境的支持,政府部门、社区、新闻媒体等社会力量帮助民众树立正确的健康理念,提高健康素养,形成科学的养育观、教育观,共同营造"儿童友好环境",有助于全方位保障儿童健康成长。如近年来不断攀升的儿童肥胖率,不容忽视的社会环境因素就是快餐文化的蔓延,以及媒体对高热量食品的广告宣传,构成了"肥胖易感环境",而建设公园、操场、篮球场等休闲运动场所则有助于提高儿童身体活动水平,进而改善儿童肥胖率。

实训:婴幼儿肥胖病因分析

三、行为习惯因素

行为和生活方式在人类疾病发生发展过程中起着至关重要的作用,健康正确的行为习惯有助于降低疾病和意外发生的风险及严重程度,并使许多慢性病得到很好的控制,有助于康复。在婴幼儿时期养成良好行为习惯对儿童今后的发展有重要意义,照护者应帮助婴幼儿形成正确的行为和生活方式,并为其做好榜样。

(一) 饮食习惯

在物质条件日益提高的大环境下,儿童偏食、厌食、肥胖、营养缺乏等情况屡见不鲜,其主要原因是缺乏良好的饮食习惯。照护者应培养婴幼儿规律性、均衡性、自主性的饮食习惯,即引导婴幼儿定时、定量、定位吃饭,做到营养均衡,不挑食、不厌食,饭前避免吃零食以影响正餐食欲,培养幼儿自己使用餐具,提升进食技能。婴幼儿正处于生长发育关键期,良好的饮食习惯对预防营养不良、微量营养元素缺乏等具有积极意义。

(二) 睡眠习惯

婴幼儿时期,睡眠占据生活中的大部分时间,良好的睡眠质量不仅有助于婴幼儿大脑结构发育和成熟,在体格生长、认知发育、学习记忆能力、社会情绪等方面也有促进作用,因此需保证婴幼儿的睡眠时间与睡眠质量。有研究表明[1],持续的睡眠障碍会导致儿童生长发育迟缓,学习记忆能力下降,多动、易怒、攻击性强等行为问题,同时可能是儿童时期乃至成人时期肥胖、心血管疾病等慢性病的风险因素。照护者可逐渐培养幼儿养成早睡早起、不赖床、独立睡眠等良好的睡眠习惯。

(三) 卫生习惯

良好的卫生习惯可减少婴幼儿疾病的发生率,可从以下几方面来培养:保持良好的口腔行为,如不含奶瓶睡觉、饭后漱口、照护者尽早开始帮助刷牙等,可有效预防龋病等口腔疾病的发生;培养婴幼儿饭前便后洗手、不啃咬指甲等习惯,照护者可以定期为婴幼儿剪指甲,这对感染性因素引起的腹泻有一定预防作用;勤洗手,注意手口卫生可减少婴幼儿对铅等重金属的摄入;注意用眼卫生,不用脏手揉眼睛,限制电子产品使用时间,避免用眼疲劳,定期检查眼睛,对预防近视和延缓近视发展有积极作用。

(四) 阅读习惯

婴幼儿可通过色彩、图像、文字或照护者的阅读陪伴来学习读物的内容,阅读是早期学习的基本手段,培养婴幼儿阅读兴趣,构建阅读习惯有助于儿童语言发育及早期智力启蒙。

四、医疗卫生服务因素

完善的医疗卫生服务体系对人群健康有重要促进作用。

接种疫苗是预防控制传染病最有效的措施,卫生保健服务部门有责任监督并提醒照护者带婴幼儿定期参加健康体检,完成婴幼儿计划免疫接种。除了提供简单的婴幼儿体格测量,卫生保健服务部门更应该提供给照护者足够的保健知识,帮助照护者了解婴幼儿生长发育的特点及各方面的需求,使照护者掌握正确喂养方式、各阶段如何添加辅食等相关知识,为婴幼儿提供合理均衡的膳食。还可以通

---

① 　陈彤颖,陈靖宇,冀萍,等. 国内外婴幼儿睡眠状况研究进展[J]. 中国妇幼健康研究,2016,27(07):892-894.

015

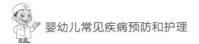

过早期教育强化家长正确养育观念,为婴幼儿早期发育提供合适的环境及认知刺激等。卫生保健服务的质量与可及性直接影响着婴幼儿生长发育的质量。

 实训1.2.2　选用婴儿奶瓶及幼儿饮水杯

　　含双酚A的婴幼儿塑料奶瓶具有潜在的健康危害,高温状态下双酚A会溶解于食物中,可能影响婴幼儿内分泌系统,导致代谢异常或性早熟,甚至可能诱发癌症。2011年,中国卫生部颁布规定,禁止双酚A用于婴幼儿食品容器的生产和进口。婴幼儿正处于生长发育的关键时期,为保护其健康,照护者对于婴儿奶瓶及幼儿饮水杯的选择也需慎重。

(一) 任务要求

1. 了解不同材质奶瓶及饮水杯的性质及优缺点。
2. 熟悉如何选用婴儿奶瓶及幼儿饮水杯。

(二) 操作方法

　　1. 查阅资料,了解不同材质奶瓶及饮水杯的特点并完成学习单(见表1-2),扫码内容可供参考。

学习单参考

表1-2　不同材质塑料容器的优缺点学习单

材质	优点	缺点

　　2. 查阅资料,了解塑料容器底部数字标识的意义,通过实践学习如何分辨不同材质。

(三) 任务评价要点

　　在学习单中列出不同材质婴幼儿容器的优缺点,掌握塑料容器底部不同数字所代表的材质,能为婴幼儿选择合适的奶瓶及饮水杯。

 思政话题

　　2021年国务院印发《中国儿童发展纲要(2021—2030年)》(以下简称《儿童发展纲要》)。党的十八大以来,以习近平同志为核心的党中央把培养好少年儿童作为一项战略性、基础性工作,坚持儿童优先原则,大力发展儿童事业,保障儿童权利的法律法规政策体系进一步完善。

　　《儿童发展纲要》提出,到2030年,保障儿童权利的法律法规政策体系更加健全,促进儿童发展的工作机制更加完善,儿童优先的社会风尚普遍形成,城乡、区域、群体之间的儿童发展差距明显缩小;儿童享有更加均等和可及的基本公共服务,享有更加普惠和优越的福利保障,享有更加和谐友好的家庭和社会环境;儿童在健康、安全、教育、福利、家庭、环境、法律保护等领域的权利进一步实现,思想道德素养和全面发展水平显著提升,获得感、幸福感、安全感明显增强。围绕健康、安全、教育、福利、家庭、环境、法律保护7个领域,《儿童发展纲要》提出70项主要目标和89项策略措施①。

请思考:①浏览《儿童发展纲要》全文,将儿童发展事业列入国家发展纲要有何积极意义?②新的《儿童发展纲要》是否对现有医疗卫生服务体系提出了更高的要求?婴幼儿托育服务从业人员应如何提高自身职业素养?

---

① 信息来源:赵欣悦、白宇,国务院印发《中国妇女发展纲要(2021—2030年)》和《中国儿童发展纲要(2021—2030年)》,人民网(http://politics.people.com.cn/n1/2021/0927/c1001-32238367.html),2021年9月27日。

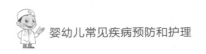

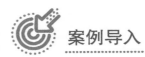 婴幼儿疾病预防与护理要则

案例导入

1岁的晓琳出生的时候头发比较黑。妈妈发现,随着月龄的增长,晓琳的头发开始变黄,皮肤变白,身上有一种特殊的霉臭气味,并且尿液和汗液有一种猫臭味,出现喂养困难、表情呆滞、烦躁不安。

问题:晓琳得了什么病? 这种病能否预防?

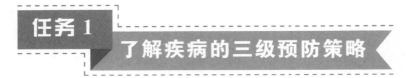 任务 1 了解疾病的三级预防策略

在疾病的不同阶段可以采取不同措施来预防疾病的发生、发展,从而减少疾病带来的损失,即贯穿三级预防的思想。本任务内容包括疾病三级预防的概念以及相应的策略措施。

一、疾病三级预防的概念

一般来说,从健康到疾病,有一个发展过程。所谓疾病自然史,是指疾病从发生、发展到结局的整个过程,大致可以分为易感期、亚临床疾病期、临床疾病期和康复期、残疾或死亡。疾病预防(disease prevention)是指预防疾病、伤害或残疾的发生,阻止或延缓其进一步发展的活动。预防的主要目的是消除疾病,或降低疾病、伤害、残疾对生活质量的影响。

针对疾病自然史的不同阶段,可以把疾病可以分为发病前期、发病期、病后期三个不同阶段,在目标人群中按照三个等级分别采取措施,从而防止疾病的发生,阻止或延缓疾病的发展,最大限度减少疾病造成的危害和损失[①]。

(一)一级预防

一级预防(primary prevention)又称病因预防,针对导致疾病发生的原因采取防治措施,即在疾病、伤害或残疾尚未发生时采取各种措施避免或消除危险因素,提高个体对抗危险因素的能力,预防疾病、伤害或残疾的发生,或至少推迟疾病的发生。一级预防是预防疾病发生和消灭疾病的根本措施。

---

① 詹思延. 流行病学[M]. 8版. 北京:人民卫生出版社,2017:169-171.

（二）二级预防

二级预防（secondary prevention）又称"三早"预防，即早发现、早诊断、早治疗。疾病早期，临床症状或体征尚未表现出来或难以察觉时，及早发现并诊断疾病，及时给予治疗，可以使患者有更大的机会治愈；如果疾病无法治愈，要进行姑息治疗以防疾病恶化。对于传染病来说，除了"三早"，还需要做到早报告、早隔离，即"五早"。二级预防是在发病期阻止病程进展、减缓疾病发展的主要措施。

（三）三级预防

三级预防（tertiary prevention）又称临床预防或疾病管理，是针对已经出现明显的临床症状或体征的患者采取及时、有效的治疗措施，主要是对症治疗，以阻止疾病的进一步发展、恶化，预防并发症和残疾的发生；对于已经丧失劳动能力者，主要进行康复治疗、心理疏导，促进其身心健康以提高生活质量。三级预防旨在降低疾病和残疾给个体、家庭和社会带来的负担。

三级预防贯穿疾病的发展史，两者间的关系如图1-3所示。

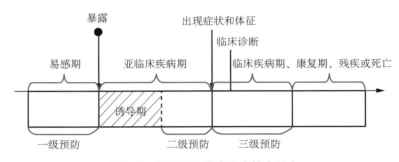

图1-3　三级预防贯穿疾病的发展史

注：图中的诱导期是指从暴露于致病因子到疾病开始所经历的时间。

二、疾病的三级预防策略和措施

三级预防在疾病的防治过程中是一个有机整体，不同疾病的三级预防策略与措施有所侧重。例如，传染病由于病因单一、一级预防措施效果明显，主要依靠一级预防。糖尿病、高血压等慢性非传染性疾病的病因复杂，且为多因素长期作用的结果，完全实现一级预防存在困难，此时二级预防的作用尤为重要。当然，有的时候难以将三级预防完全区分开，同样的预防措施会因为不同的目标而属于不同等级的预防。

（一）一级预防策略措施

一级预防的对象为一般人群，主要目的是阻止疾病发生，降低发病率。世界卫生组织提出的人类健康四大基石"合理膳食、适量运动、戒烟限酒、心理平衡"就是一级预防的基本原则。

一级预防的策略，分为全人群策略和高危人群策略。全人群策略以公共卫生学思维为导向，采取措施消除危险因素或有害暴露，从而降低整个人群有害暴露的水平；高危人群策略以临床医学思维为导向，针对危险因素采取措施，以降低未来发病风险较高的小部分人群中危险因素的暴露水平及其未来发病的风险。

实际工作中，一级预防措施的典型例子如下：

（1）对人群进行健康教育，了解一些常见病的症状体征，在机体出现可疑症状时能够及时就诊，以免耽误疾病的最佳治疗时间。

（2）为个体提供保护屏障，如新冠疫情期间佩戴口罩。

（3）合理膳食，增强体育锻炼，注重心理健康，改变不良行为和生活习惯，如戒烟限酒。

（4）提高个体抵抗或免受有害暴露的能力，例如接种百白破疫苗，预防百日咳、白喉、破伤风的发生。

（5）优生优育，做好婚前检查，禁止近亲结婚，预防遗传性疾病的发生。

（6）贯彻相关法律法规和卫生标准，对环境进行保护和监测，消除环境中的有害物质或将其控制到不会对人体健康造成有害影响的水平，如合理处理、综合利用工业"三废"（废气、废水、废渣）。

（二）二级预防策略措施

二级预防主要针对高危人群，强调早发现、早诊断、早治疗。主要措施如下：

（1）普查：即全面调查，在特定时间，对特定范围的全部人群进行调查，如对某托幼机构所有的儿童进行身高、体重的测量，将生长发育偏离正常的儿童识别出来。

（2）筛检：在疾病早期，运用快速简便的方法，将未察觉、未诊断人群中可能患病或有缺陷的个体识别出来，以发现高危人群和隐匿病例，如对新生儿开展听力筛查出生缺陷筛查等。

（3）进行定期孕妇产前检查和婴幼儿健康检查，及时发现健康问题，对于可治愈的患者尽早治疗、合理用药。

（4）建立灵敏的疾病监测系统，发展高灵敏度的诊断方法和技术。

（5）对于传染病病人早报告、早隔离，采取相应的防疫措施阻止传染病蔓延。

（三）三级预防策略措施

三级预防可以为可治愈疾病的患者提供康复的机会，通过合理的治疗，防止病情恶化以及并发症或后遗症发生；对于无治愈希望的患者，开展姑息治疗以及心理康复，促进其身心健康，延长寿命，提高生活质量。

实训 1.3.1　设计儿童肥胖的一级预防措施

文档

终止儿童
肥胖委员会
的报告

肥胖始于儿童早期，并很大程度上持续存在于青少年期和成人期，会增加慢性病的风险。在生命早期采取必要的一级预防措施，预防儿童肥胖的发生，对于生命全程健康有重要意义。

（一）任务要求

阅读世界卫生组织的《终止儿童肥胖委员会的报告》，找出其中关于儿童肥胖预防的关键内容；分别按照母亲孕前和孕期、儿童早期，在学习单（见表1-3）中依次列出具体的一级预防措施。扫码内容可供参考。

学习单参考

表1-3　儿童肥胖的一级预防措施学习单

	各阶段可以采取的预防措施
母亲孕前和孕期	
儿童早期	

（二）操作方法

请根据一级预防的策略原则，阅读文件并且在学习单中依次列出具体预防措施。

（三）任务评价要点

能够正确理解一级预防的策略原则；在学习单中列出适宜的儿童肥胖一级预防措施，并能够具体阐述。

任务 2 了解先天性遗传性疾病

先天性遗传性疾病是由遗传物质或致病基因所导致的畸形或疾病。本任务内容围绕先天性遗传性疾病的概念和种类、遗传咨询和产前诊断而展开。

一、先天性遗传性疾病的概念

先天性遗传性疾病是指遗传物质发生改变或者致病基因导致的、在个体尚未出生或出生时就表现出来的畸形或疾病。

大多数的先天性疾病是遗传病，如脊柱裂、唇裂、多指等，但有些先天性疾病并非是遗传物质改变或致病基因导致的，而是由于外界致畸因素导致，如怀孕前 3 个月由于孕妇感染了巨细胞病毒而引起的胎儿先天性心脏病。

有些遗传性疾病并不是一出生就表现出来的，而是会后天发病，例如慢性进行性舞蹈病。

二、先天性遗传性疾病的种类

根据遗传物质的结构和功能改变的不同，可以将先天性遗传性疾病分为单基因疾病、多基因疾病、染色体病、线粒体遗传病和体细胞遗传病[①]。

1. 单基因疾病

单基因疾病仅由一对基因导致，这对基因被称为主基因。在一对基因中只要有一个致病基因存在就能表现出性状的称为显性基因，需要两个致病基因同时存在才能表现出性状的称为隐性基因。单基因疾病可分为以下五种：

（1）常染色体显性遗传。遗传病基因位于常染色体上，性质为显性，引起的疾病称为常染色体显性遗传病，如地中海贫血。

（2）常染色体隐性遗传。遗传病基因位于常染色体上，性质为隐性，引起的疾病称为常染色体隐性遗传病，如案例导入中晓琳所患的苯丙酮尿症。

（3）X 连锁显性遗传。遗传病基因位于 X 染色体上，且为显性，一般女性多于男性，如抗维生素 D 佝偻病。

（4）X 连锁隐性遗传。遗传病基因位于 X 染色体上，且为隐性，一般男性多于女性，如色盲。

---

① 胡华麟. 医学遗传学［M］. 苏州：苏州大学出版社，2014：6-7.

（5）Y 连锁遗传。遗传病基因位于 Y 染色体上，致病基因仅由父亲传给儿子，患者全部为男性，如无精症。

2. 多基因疾病

多基因疾病由多对致病基因引起，很多慢性病都是多基因共同作用，但每一个基因的作用相对有限。

3. 染色体病

染色体病是指染色体的数目或结构异常导致的疾病。

（1）染色体数目异常。常染色体数目异常是减数分裂或有丝分裂时染色体不分离导致，如 21 - 三体综合征；性染色体数目异常，主要是指 X 或 Y 染色体数目异常，性染色体疾病具有多种类型，但是共同的特点表现为性腺发育不全或畸形。

（2）染色体结构异常。染色体或染色单体发生断裂，片段缺失或重复、倒位、易位而导致，包括常染色体结构异常（如猫叫综合征）和性染色体结构异常。

4. 线粒体遗传病

线粒体遗传病是指线粒体 mtDNA 突变，引起线粒体功能异常而导致的疾病，如 Leber 遗传性视神经病。

5. 体细胞遗传病

体细胞遗传病是指人的体细胞中不同基因突变的累加效应所致疾病，如黑色素瘤。

三、遗传咨询和产前诊断

（一）遗传咨询

遗传咨询是临床医生或从事遗传学研究的专业人员应用医学和遗传学的基本原理解答患者及家属关于遗传性疾病的问题，包括某病的病因、遗传方式、诊断、治疗、预后以及再发风险，并提出相应的建议和指导。广泛开展遗传咨询可以有效地避免遗传病的发生，降低遗传病的发病率，从而减轻家庭和社会的负担。

遗传咨询主要面向患有遗传病或有遗传病家族史的夫妻或怀疑患有遗传病的个体，其关键步骤包括以下几个方面：①遗传病诊断。根据咨询者病史和症状体征、系谱分析、遗传学检查及分子生物学检查判断其是否患有遗传病及及遗传方式。②估计再发风险。③提出建议及相应措施。

（二）产前诊断

产前诊断又称出生前诊断或宫内诊断，是利用一些专业的技术和方法，在胎儿出生之前对孕妇进行检查，诊断宫内胎儿是否患有遗传病或先天性缺陷。虽然产前诊断不能完全确保生育正常的后代，但是大大降低了后代患某种遗传病或先天畸形的风险。

产前诊断常面向高龄孕妇、有反复流产史孕妇、有害物质暴露史孕妇或有遗传病家族史的孕妇。产前诊断常用方法包括：①B 超检查。其安全无创，是首选方法，主要用于诊断胎儿畸形。②羊膜穿刺术。一般在孕妇妊娠 16～20 周进行，易于获得羊水中胎儿细胞和酶含量，主要用于染色体核型分析、基因诊断及先天性代谢性病诊断，例如案例导入中晓琳所患疾病可通过该方法诊断，从而预防发生。③绒毛取样法。一般在妊娠 10～11 周进行，少量绒毛组织可用于基因检测、先天性代谢病诊断等。④脐带穿刺术。一般在妊娠 18～20 周进行，提取胎儿脐静脉血，用于诊断胎儿先天血液系统疾病、先天性代谢病、染色体分析、基因诊断。

实训 1.3.2 遗传病再发风险估计

有些遗传病会影响子代的身体和智力发育,所以有必要进行遗传诊断,并在遗传病诊断确定后,对再发风险进行估计,从而有效地避免遗传病的发生,降低遗传病的发病率。

(一) 任务要求

1. 了解遗传病再发风险估计的意义。
2. 理解再发风险计算的方法。

(二) 操作方法

以常染色体显性遗传病为例,假定基因型为 Aa 或 AA 时发病。

(1) 夫妻双方均为患者,大多数情况为杂合子,极少数情况为纯合子,即双亲基因型均为 Aa,子代基因型可能为 AA、Aa、aa,只有当基因型为 Aa 或者 AA 时子代才可能患病,所以子代的再发风险为 75%(见图 1-4)。

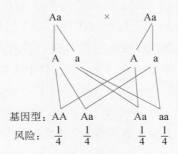

图 1-4 双亲基因型均为 Aa 时子女的再发风险率

(2) 夫妻双方一人为患者,即双亲基因型为 Aa、aa,子代基因型可能为 Aa、aa,只有当基因型为 Aa 时子代才可能患病,所以子女再发风险率为 50%(见图 1-5)。

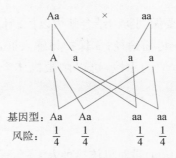

图 1-5 双亲基因型为 Aa、aa 时子女的再发风险率

(3) 夫妻双方均正常而其子女患病,则致病基因是由夫妻双方一人的生殖细胞基因突变所致,在没有该病家族史的情况下,再次生育,子女的再发风险率接近全人群的平均危险率。

【练习】 小红和小方是夫妻,小红是苯丙酮尿症患者,小方正常,请问子代的再发风险是多少?

练习参考

(三) 任务评价要点

能够正确理解遗传病再发风险评估的意义以及计算方法;能够在双亲遗传病确诊并基因分型后,正确计算出子代患病风险。

1974 年，世界卫生组织（WHO）提出在全球开展扩大免疫规划（expanded program on immunization，EPI），要求各成员国发展和坚持计划免疫，并与流行病学监测相结合。我国于 1981 年正式加入 EPI 活动，引入了"免疫规划"的概念，并制定了《全国计划免疫工作条例》，将普及儿童免疫纳入国家卫生计划。

一、免疫规划

所谓免疫规划，就是有针对、有计划地进行预防接种。即根据国家传染病防制规划，综合考虑免疫学原理、人群免疫特点、传染病发生的规律，对易感人群进行有效疫苗的预防接种所制定的规划、计划和策略。依据疫苗的品种、免疫程序或者接种方案，在人群中进行预防接种，可以提高人群的免疫水平，预防、控制和消灭相应传染病。

1990 年，全球 80% 以上的儿童进行了卡介苗、百白破、脊髓灰质炎三型混合疫苗和麻疹减毒疫苗的接种。2007 年，国务院决定实施扩大国家免疫规划，总共包括 14 种疫苗，其中儿童可以接种 11 种疫苗，用于预防乙肝、脊髓灰质炎、麻疹、风疹、流行性腮腺炎、白喉、破伤风、百日咳、甲肝、乙脑流行性脑脊髓膜炎和结核病。

二、预防接种

传染病威胁儿童的身体健康，只要做到防治结合就可以控制传染病的流行。控制传染病的流行主要有三个环节：①控制传染源；②切断传播途径；③保护易感人群，提高易感人群的免疫水平。预防接种往往是提高人群免疫水平经济、方便的手段，可以刺激机体产生特异性免疫，从而预防传染病的发生。

（一）预防接种的概念

预防接种（immunization vaccination）是对机体接种人工制备的抗原或抗体，使机体获得应对某种传染病的特异免疫力，提高个体甚至群体的免疫水平，预防和控制相关传染病的发生和流行。预防接种主要有三种组织形式。

（1）常规接种。预防接种单位按照国家免疫规划、预防接种服务周期、传染病流行规律，定期为适龄儿童和目标人群提供的预防接种服务。

（2）群体性预防接种。在特定范围和时间内，针对可能受某种传染病感染的特定人群，有组织地集中实施预防接种的活动。

（3）应急接种。传染病流行开始或有流行趋势时，为控制疫情蔓延，对易感染人群开展的预防接种活动，例如新冠肺炎疫苗接种。

文档

疫苗分类

（二）疫苗的种类

疫苗是为了预防、控制传染病的发生和流行，用于人体预防接种的生物制品。利用病原微生物及其代谢产物，经过人工减毒、灭活或基因工程等方法制成。

疫苗可以分为免疫规划疫苗（一类疫苗）和非免疫规划疫苗（二类疫苗）。其中，一类疫苗是政府免费向公民提供的疫苗，公民应当按照规定进行接种。针对儿童接种的疫苗如乙肝疫苗、卡介苗、脊髓灰质炎疫苗、百白破疫苗、白破疫苗、麻风疫苗、麻腮风疫苗、乙脑疫苗、流脑疫苗。二类疫苗，是指由公民自费并且自愿接种的其他疫苗，家长可以自行考虑是否给孩子接种，如水痘减毒活疫苗、轮状病毒疫苗、流感疫苗等。关于疫苗分类的详细内容可以扫描二维码阅读。

三、免疫接种注意事项

（一）预防接种禁忌证

每种疫苗的禁忌证各不相同，具体可以参照疫苗说明书。疫苗接种工作人员在实施接种前，应当了解儿童有无过敏史以及禁忌证，对于有过敏史或禁忌证的儿童暂不接种。预防接种禁忌证包括：①绝对禁忌证，指任何生物制品都不能接种，如有明确过敏史，患有自身免疫性疾病、恶性肿瘤、神经病、免疫缺陷等。②相对禁忌证，指患有活动性肺结核、腹泻、发热、急性传染病等，应在病情缓解、恢复健康之后进行接种。③特殊禁忌证，是指不能接种某种或多种生物制品，如惊厥史儿童不能接种百白破三联疫苗，结核病人不能接种卡介苗等。

（二）疑似预防接种异常反应

疑似预防接种异常反应是指在预防接种后发生、怀疑与预防接种有关的反应或事件，包括不良反应、疫苗质量事故、接种事故、偶合症、心因性反应[①]。

（1）不良反应。疫苗合格，与预防接种目的无关的有害反应。一般是在疫苗接种后局部皮肤发红、发痒、肿胀等，通常不需要进行特殊处理，可以硬结热敷、红肿冷敷。如果出现地热、过敏性皮疹等，也不需特别处理。但是重者需对症治疗，高烧不退则需就医治疗。

（2）疫苗质量事故。指接种质量不合格的疫苗之后导致受种者组织器官损害。

（3）接种事故。指预防接种的过程中因为违反了预防接种的工作规范、免疫程序、疫苗使用指导原则和接种方案，而造成受种者组织器官和功能损害。

（4）偶合症。指受种者接种时患有某种疾病，并处于该病的潜伏期或前驱期，接种疫苗后巧合发病，与疫苗的固有性质无关。

（5）心因性反应。指在预防接种的过程中或接种后由受种者心理因素导致的反应，与疫苗的固有性质无关。

 实训1.3.3　制订婴幼儿免疫规划程序

免疫程序（immunization schedules）是指儿童应该接种疫苗的先后次序、起始月（年）龄、剂量、间隔时间和要求，以达到合理使用疫苗的目的[②]。其中接种疫苗的起始月（年）龄、剂量、间隔时间是正确使用疫苗的重要问题。科学的免疫规划程序不仅能够充分发挥疫苗的免疫效果，还可以降

---

① 詹思延.流行病学［M］.8版.北京：人民卫生出版社，2017：212.
② 詹思延.流行病学［M］.8版.北京：人民卫生出版社，2017：211.

低预防接种异常反应发生的风险。

我国儿童的免疫规划程序必须按照规定的时间进行疫苗接种。国家免疫规划疫苗儿童免疫程序表(2021 年版)见表1-4。

表1-4　国家免疫规划疫苗儿童免疫程序表

可预防疾病	疫苗种类	接种途径	剂量	英文缩写	接种年龄														
					出生时	1月	2月	3月	4月	5月	6月	8月	9月	18月	2岁	3岁	4岁	5岁	6岁
乙型病毒性肝炎	乙肝疫苗	肌内注射	10 或 20 μg	HepB	1	2					3								
结核病[1]	卡介苗	皮内注射	0.1 mL	BCG	1														
脊髓灰质炎	脊灰灭活疫苗	肌内注射	0.5 mL	IPV			1	2											
	脊灰减毒活疫苗	口服	1 粒或 2 滴	bOPV					3								4		
百日咳、白喉、破伤风	百白破疫苗	肌内注射	0.5 mL	DTaP				1	2	3				4					
	白破疫苗	肌内注射	0.5 mL	DT															5
麻疹、风疹、流行性腮腺炎	麻腮风疫苗	皮下注射	0.5 mL	MMR								1		2					
流行性乙型脑炎[2]	乙脑减毒活疫苗	皮下注射	0.5 mL	JE-L								1			2				
	乙脑灭活疫苗	肌内注射	0.5 mL	JE-I									1、2		3				4
流行性脑脊髓膜炎	A 群流脑多糖疫苗	皮下注射	0.5 mL	MPSV-A							1		2						
	A 群 C 群流脑多糖疫苗	皮下注射	0.5 mL	MPSV-AC												3			4
甲型病毒性肝炎[3]	甲肝减毒活疫苗	皮下注射	0.5 或 1.0 mL	HepA-L										1					
	甲肝灭活疫苗	肌内注射	0.5 mL	HepA-I										1	2				

注:1. 主要指结核性脑膜炎、粟粒性肺结核等。
　　2. 选择乙脑减毒活疫苗接种时,采用两剂次接种程序;选择乙脑灭活疫苗接种时,采用四剂次接种程序;乙脑灭活疫苗第1、2剂间隔7～10天。
　　3. 选择甲肝减毒活疫苗接种时,采用一剂次接种程序;选择甲肝灭活疫苗接种时,采用两剂次接种程序。

(一) 任务要求

某男宝宝刚出生,请为他制订8月龄之前的免疫规划程序。

(二) 操作方法

1. 参照表1-4国家免疫规划疫苗儿童免疫程序表,为该宝宝确定8月龄之前需要接种的疫苗,列表说明接种年龄、疫苗名称和可预防的疾病、接种剂次、接种途经、剂量和英文缩写、接种的禁忌证等。

2. 接种疫苗时,注意"三查七对"。"三查"即受种人健康状况和接种禁忌证、预防接种证、疫苗注射器外观批号有效期;"七对"即核对姓名、年龄、疫苗名称、规格、剂量、接种部位、接种途径。

3. 疫苗接种后的健康宣教。告知婴幼儿家长疫苗接种后可能会出现的反应和处理方法,如何预防接种部位感染等。

(三) 任务评价要点

制订的免疫规划程序正确,懂得疫苗接种时和接种后的工作要点。

任务 4　掌握合理喂养和良好行为培养的方法

婴幼儿时期的合理喂养和培养良好的饮食、睡眠、卫生等行为习惯对婴幼儿生长发育和未来的健康成长都会起到十分重要的作用。

一、婴幼儿喂养

婴幼儿生长发育所需要的能量和营养素必须通过合理的喂养来获得。喂养方式可分为三种：母乳喂养、人工喂养和混合喂养。应该结合母亲的生理状态和不同月龄段婴幼儿生长发育特点确定科学的婴幼儿喂养方式。

（一）0～6 月龄婴儿喂养

母亲在产后要尽早开奶，坚持新生儿第一口食物是母乳，婴儿出生后数日可以开始补充维生素 D，但不一定需要补钙，同时要帮助婴儿逐渐建立良好的生活规律。由于母乳中含有丰富的营养成分，纯母乳喂养（exclusive breast feeding）能够满足婴儿 6 月龄以内所需要的全部液体、能量和营养素。6 月龄内应坚持纯母乳喂养，除母乳外不给婴儿吃其他食物及饮料，包括水（除药物、维生素、矿物质滴剂外），婴儿可以吃挤出的母乳。

母乳喂养具有以下优点：

第一，营养成分最符合婴儿的需要，消化吸收利用率高。母乳蛋白质含量低于牛奶，以乳清蛋白为主，容易被婴儿消化吸收。母乳中必需氨基酸比例适当，牛磺酸含量较高。母乳中含有的脂肪颗粒小，并且含有乳脂酶，易被消化吸收，且含丰富的必需脂肪酸、长链多不饱和脂肪酸及卵磷脂和鞘磷脂等，有利于智力发育。母乳中富含乳糖，能促进乳酸杆菌生长，有效抑制大肠埃希氏菌等的生长，同时有助于铁、钙、锌等吸收。母乳中的矿物质含量低，可保护婴幼儿尚未发育完善的肾功能，钙磷比例适宜（2∶1），钙的吸收率高，铁和锌的生物利用率高。

第二，含有大量免疫物质，有助于增强婴儿抗感染的能力。母乳中含有免疫球蛋白（包括 IgA、IgG、IgM、IgD）、溶菌酶、乳铁蛋白等多种免疫物质，这些免疫物质构成了婴儿体内的防御系统，可以降低婴幼儿感染的风险。

第三，母乳喂养的婴幼儿不容易发生过敏。婴幼儿肠道功能发育尚不完善，牛乳蛋白质容易成为过敏原引起过敏反应。

第四，促进婴幼儿神经系统发育。母乳喂养可以全面促进婴儿嗅觉、味觉、视觉、听觉、温度觉和触觉的发育。哺乳过程中母亲可通过与婴儿的皮肤接触、眼神交流、微笑和语言以及爱抚等动作增强母婴间的情感交流，有助于促进婴儿的心理和智力发育。

第五，促进母亲产后恢复，降低婴幼儿成年后代谢性疾病的发生风险。哺乳可帮助母亲子宫收缩、推迟月经复潮以及促使脂肪消耗，还可以降低母亲产后发生肥胖、骨质疏松症及乳腺癌的风险。

第六，经济、方便、卫生。母乳喂养与人工喂养相比可节省大量的资源；母乳本身几乎是无菌的，且可直接喂哺，不易发生污染。

在母乳喂养过程中会遇到乳汁不足、急性乳腺炎等问题。在母乳喂养期间产妇应保证合理的饮食和健康的生活规律,家庭中营造和谐愉快的氛围,让产妇有放松的环境及状态分泌乳汁;若产妇母乳不足或其他原因不能进行母乳喂养时,可用婴儿配方奶补充喂养。在哺乳前要清洗乳头,哺乳后挤出残余乳汁,避免发生急性乳腺炎;若发生急性乳腺炎,应及时前往医院就医。

在婴儿 0～6 月龄期间,可以通过观察婴儿小便次数和体重增长判断其是否得到了充足喂养。纯母乳喂养充足的婴儿,24 小时内至少排尿 6～8 次,若婴儿每日排尿小于 6 次,应警惕喂养不足问题。婴儿出生 6 个月内,体重增长超过 500 g/月或 125 g/周,说明他得到了足够的母乳或配方奶。

(二) 7～24 月龄婴幼儿喂养

婴儿 6 月龄后,婴儿的消化吸收功能趋于完善,咀嚼能力增强,可以逐渐适应半固体和固体食物,因而 6 个月起就可添加一些辅助食品,以满足婴儿对营养不断增长的需求,促进婴儿进食及消化能力,培养良好的饮食习惯。

7～24 月龄婴幼儿喂养应注意以下几点:

(1) 继续母乳喂养。在添加辅食期间,母乳喂养仍然是营养素的重要来源,世界卫生组织提倡母乳可喂养至 2 周岁。

(2) 应在婴儿健康、消化功能正常时添加辅助食品。婴幼儿患病期间应暂停添加新的辅食,病愈后及时恢复正常饮食。

(3) 由一种到多种,由少到多,由细到粗。逐一添加食物种类,待婴儿适应数日后再增加新的品种。开始添加的食物可先从每天 1 次开始,逐渐增加次数;每餐食物的数量由少到多,逐步增加。早期添加的辅食应是细软的泥糊状食物,再逐步过渡为粗颗粒的半固体食物。

(4) 单独制作,保证卫生。婴儿辅食宜单独制作,不加盐、糖以及刺激性调味品,同时要注意制作过程的卫生。

(5) 顺应喂养。婴幼儿的饭量、进食节奏均存在个体差异。要观察了解婴幼儿膳食需求和进食状态,适时调整喂养节奏,个体化地满足婴幼儿膳食需求。以积极、主动的态度及时回应婴幼儿进食信号,积极鼓励婴幼儿的进食行为但不强迫进食,避免用食物作为安慰和行为奖励。

二、婴幼儿良好行为习惯的培养

婴幼儿时期养成良好的行为习惯对于身体和心理发育都有着重要的作用,主要包括饮食、睡眠及排泄习惯的培养。根据婴幼儿所处的年龄阶段、身体及心理发育程度应为其选择合适的培养内容和培养时间。

1. 饮食习惯的培养

良好的进食习惯可提供儿童所需的营养素,减少体格发育偏离和患营养性疾病的风险,培养良好的生活自理能力,增进孩子与父母之间的情感交流。[1] 培养方式建议如下:

(1) 安排适宜的进餐时间、地点和场景,根据幼儿特点选择和烹制食物,引导幼儿对健康食物的选择,培养其不挑食不偏食的良好习惯,不限制也不强迫进食。

(2) 规律进餐,每次正餐控制在 30 分钟内,进餐时避免分散注意力。[2]

(3) 鼓励婴幼儿自主进食。培养 6～8 个月的婴儿用手拿着东西吃,8～12 个月婴儿逐渐接受用杯子喝水、用勺喂食,13～18 个月幼儿能够用小勺吃饭,2.5～3 岁的幼儿初步学会独立进餐,并鼓励婴幼

---

① 中华预防医学会儿童保健分会. 婴幼儿喂养与营养指南[J]. 中国妇幼健康研究,2019(4):392-417.
② 内容参考自国家卫生健康委《印发托育机构婴幼儿喂养与营养指南(试行)》。

儿在良好的互动过程中学习自我服务,养成饭前洗手、饭后擦嘴的习惯。

(4) 喂养过程中注意婴幼儿进食安全,避免伤害。不提供易导致呛噎的食物,如花生、腰果等整粒坚果和葡萄、果冻等。

2. 睡眠习惯的培养

婴幼儿处于生长发育的关键期,充足良好的睡眠能够促进其生长发育以及大脑皮层的发育,增进身心健康发育。

(1) 为婴幼儿提供适宜的睡眠环境,包括空气流通、环境安静、温湿度适宜,婴幼儿卧室区域不宜放置电视、电话、电脑、游戏机等设备。

(2) 保障睡眠安全,防止窒息、跌落等意外伤害。

(3) 保证充足的睡眠,世界卫生组织建议0～3个月婴儿的优质睡眠时间为14～17小时,4～12个月为12～16小时,1～2岁为11～12小时,3～4岁为10～13小时。幼儿从1岁起需要逐渐养成规律的睡觉和起床时间。

(4) 尽量将喂奶或进食与睡眠分开,至少在幼儿睡前1小时喂奶。

(5) 培养婴幼儿正确的睡眠姿势,引导其不趴卧、不跪卧,不用被子蒙头睡觉,鼓励侧卧和仰卧,及时纠正错误睡姿。

3. 排泄习惯的培养

要培养婴幼儿良好的排泄习惯,在婴儿7～12个月时,可以在其大小便时用声音以及一定的姿势进行刺激;13～18个月时,提供给幼儿适宜的坐盆,逐步形成一定的排便规律;1岁半时培养幼儿通过声音动作表达大小便的需求;2岁后要培养幼儿用语言主动表达需求,逐渐能够主动如厕。

 实训 1.3.4　婴幼儿辅食的制作

婴儿6月龄后,母乳已不能完全满足其生长发育要求,应当在母乳喂养的基础上引入其他营养丰富的食物。婴幼儿照护者需要掌握婴幼儿辅食添加的时间、顺序以及辅食的种类、制作方式等。

(一) 任务要求

1. 掌握各年龄段添加辅食的正确方法,填写学习单(见表1-5)。

2. 掌握各种婴幼儿辅食的制作方式,选择两种辅食尝试制作。

(二) 操作方法

1. 分年龄段辅食添加。

(1) 6～8月龄。首先补充含铁丰富、易消化且不易引起过敏的食物,如稠粥、蔬菜泥、水果泥、蛋黄、肉泥、肝泥等,可用舌头能压碎的泥糊状逐渐过渡到碎末状,达到每天能均衡摄入蛋类、肉类和蔬果类。由尝试逐渐增加到每日1～2餐,以母乳喂养为主。每餐从10～20 mL(约1～2勺),逐渐增加到约125 mL(约1/2碗)。

(2) 9～12月龄。在8月龄基础上引入禽肉(鸡肉、鸭肉等)、畜肉(猪肉、牛肉、羊肉等)、鱼、动物肝脏和动物血等,逐渐达到每天能均衡摄入蛋类、肉类和蔬果类。食物呈碎块状及婴儿能用手抓的指状。规律进食,每日2～3餐,1～2次加餐,并继续母乳喂养。每餐逐渐增加到约180 mL(约3/4碗)。

(3) 1～2岁。食物种类基本同成人。逐渐增加辅食种类,最终达到每天摄入七类常见食物中的四类及以上。食物呈块状、指状食物及其他小儿能用手抓的食物,必要时切碎或捣碎。每日3餐,2次加餐,继续母乳喂养。每餐从约180 mL(约3/4碗)逐渐增加至约250 mL(约1碗)。

表 1-5　分年龄段辅食添加学习单

年龄段	辅食种类	辅食频次	辅食数量	辅食性状	代表食物
6～8 月龄					
9～12 月龄					
1～2 岁					

2. 辅食制作。

(1) 蔬菜泥：将绿色蔬菜嫩叶部分煮熟或蒸熟后，磨碎、过滤，取 10～20 g 菜泥与少许水到锅中，边搅边煮，快好时加入牛奶以及 1/4 或 1/5 小匙玉米粉和等量水调好的玉米粉水，继续加热搅拌成泥状即可。

(2) 水果泥：选新鲜水果，如苹果、香蕉洗净去皮，用小勺刮成碎泥状，直接喂食。

(3) 蛋黄泥：取新鲜鸡蛋，洗净双手，剥去蛋壳、蛋白，取出蛋黄放在碗内，用匙研碎，再用水调成糊状，用勺喂（切忌放入奶瓶中喂）。为避免宝宝拒食也可用乳汁或奶粉调和，注意不要给有蛋黄过敏的婴儿食用。

(4) 乌冬面：准备乌冬面 10 g、水 1/2 杯、蔬菜泥少量。将乌冬面倒入沸水中煮至熟软捞起备用，煮熟的乌冬面与水同时倒入小锅内捣烂，煮开，起锅后加入少量蔬菜泥即可。

(5) 营养粥：准备大米、荤菜、蔬菜（比例大约为 3∶2∶1）。先将大米煮成粥，加入切碎且预先用油炒过的肉末或鱼泥，最后放入碎菜即可。

(三) 任务评价要点

1. 能够掌握各年龄段添加辅食的种类、频次、数量等，完成学习单，扫码内容可供参考。

2. 正确制作两种婴幼儿辅食，着重评价是否能够判断添加该辅食的年龄段，制作过程是否干净卫生，辅食质地是否合适。

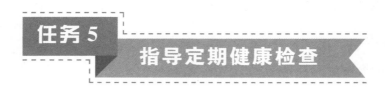

任务5　指导定期健康检查

定期健康检查是指对婴幼儿按一定时间间隔进行的体格检查和神经心理发育的监测，是婴幼儿保健工作的重要内容。

一、定期健康检查的意义

婴儿出生后 2 月龄，就可以开始在社区卫生保健机构开始常规健康体检。出生后一年内的健康检查至少 4 次，每 3 个月检查 1 次（建议在 2 或 3、6、9、12 月龄各检查 1 次）；1～3 岁儿童每年检查≥2 次，每 6 个月检查一次（建议在 18、24、30、36 月龄各检查 1 次）；3 以上岁儿童每年检查≥1 次，以上称之为"4-2-2-1"体检。

定期健康检查的频率也可根据儿童个体情况，结合预防接种时间或所在地区情况，适当调整检查时间和检查次数。通过对婴幼儿进行定期健康检查,对其生长发育进行检测和评价,能及早发现儿童发育偏离和异常的情况,针对家庭护理、喂养、教养和环境中存在的不良因素,及时干预,采取相应措施进行预防和治疗,促进婴幼儿健康成长。

二、定期健康检查的流程

婴幼儿健康检查包括问诊、体格测量、全身体格检查等,医师根据检查结果对婴幼儿进行体格生长和心理发育评价,并针对喂养、体格生长、疾病预防等方面对家长进行科学指导。在健康检查中,基层医院发现婴幼儿体格生长偏离异常、心理行为发育问题,若不能处理的情况,均应进行登记并转诊①。图 1-6 显示的是婴幼儿健康检查服务流程。

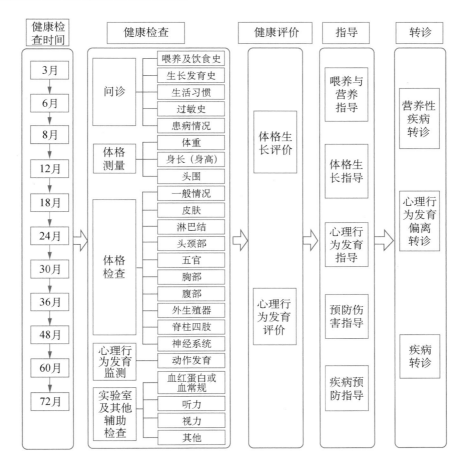

图 1-6　婴幼儿健康检查服务流程

三、定期健康检查的内容

婴幼儿定期健康检查的内容,包括问诊、体格测量及评估、常见疾病的辅助诊断检测等②。

1. 问诊

问诊内容主要包括喂养及饮食史、生长发育史、生活习惯、过敏史、预防接种及患病情况等,各年龄期问诊重点有所不同。

①② 中华人民共和国卫生部. 儿童健康检查服务技术规范(卫办妇社发[2012]49 号)[J]. 中国儿童保健杂志,2012,20(10):956-958.

（1）喂养及饮食史：母乳喂养情况，喂养方式、习惯，添加辅食的时间、种类、数量，营养素补充剂的添加，有无挑食、偏食等不良习惯。

（2）生长发育史：生后有无出血、感染、黄疸，出生体重和孕周，牙齿生长情况，何时抬头、坐、爬、站、走，何时能笑、认人、讲单词，对周围人和物的反应，有无运动或感觉方面的障碍等。

（3）生活习惯：如饮食、睡眠、大小便能力、户外活动、卫生习惯等。

（4）预防接种情况，药物、食物过敏史，两次健康检查之间的患病情况等。

2. 体格测量及评估

所有婴幼儿均应测量身长（身高）和体重，2岁以内儿童可增加头围和胸围的测量。每次测量均应按固定时间进行，测量用具、方法要统一，测量要力求准确。根据测量结果，医师按儿童的年龄对其体格生长情况进行评价。通过健康体检筛选出营养不良的儿童，进行重点管理。

3. 常见疾病的辅助诊断检测

（1）一般情况。观察儿童发育、营养和精神状态，查看面容表情及其对环境的反应。

（2）皮肤。有无苍白、黄染，口唇发绀、皮疹、出血点、血管瘤等。

（3）头颈部。头颅大小有无异常，有无颈部活动受限或颈部包块，6个月内婴儿有无颅骨软化症，对于婴幼儿还要检查前囟门的大小、张力和闭合情况。

（4）眼。外观、眼睑是否正常，巩膜有无黄染，有无分泌物或斜视，眼球有无震颤，眼距是否过宽。

（5）耳。外观有无异常，耳道有无异常分泌物，听力是否正常。

（6）鼻。外观有无异常，有无异常分泌物。

（7）口腔。口唇颜色，口腔黏膜及咽部有无异常，有无唇裂，扁桃体是否肿大，乳牙数目，有无龋齿及龋齿数量。

（8）胸部。胸廓外形是否堆成，有无鸡胸、漏斗胸、肋骨串珠、哈里森（Harrison）沟等。听诊肺部呼吸音是否正常，心脏有无杂音或心律不齐。

（9）腹部。有无腹胀、疝、异常包块、触痛，检查肝脾大小。

（10）外生殖器。有无畸形，男婴有无包茎、隐睾、鞘膜积液；女婴尿道及阴道有无分泌物、外阴粘连等。

（11）脊柱和四肢。脊柱有无侧弯或后突，有无畸形，有无先天性髋关节脱位的体征。

（12）淋巴结。全身浅表淋巴结有无异常肿大。

（13）神经系统。四肢活动对称性、活动度及四肢肌张力有无异常。

4. 实验室及其他检查

根据体格测量和全身体格检查结果，要确定相应的实验室检查项目。一般检查的项目如下：

（1）血红蛋白或血常规检查。6～9月龄检查1次血红蛋白，1岁以后每年检查1次。

（2）听力筛查。对有听力损失高危因素的儿童，可采用便携式听觉评估仪及筛查型耳声发射仪，在婴幼儿6、12、24和36月龄各进行1次听力筛查。

（3）尿常规及粪常规。1岁和2岁时分别检查尿常规1次；2岁以后，每半年检查粪常规1次，了解有无寄生虫卵。

（4）其他检查。必要时可做肝功能、乙肝免疫学检查、微量元素检查等。

实训 1.3.5　婴幼儿体格生长发育测量与评价

视频

婴幼儿体格测量

（一）任务要求

1. 掌握婴幼儿体格测量的方法，学会相关测量仪器的使用。

2. 掌握婴幼儿体格生长或营养状况的评价方法。

（二）操作方法

1. 体格测量。选择5名婴幼儿，按照以下方法正确测量他们的身高（身长）、体重、头围和胸围，将结果记录在表格中。可参考二维码中的视频来操作。

（1）身长（高）的测量。身长（高）是指颅顶点到脚跟的水平（垂直）距离。2岁以下婴幼儿需取仰卧位，脱去鞋袜，穿单衣仰卧于量床底板中线上，测量者扶住婴儿头部，使其面部朝上，两耳在一水平线上，颅顶接触头板[①]。测量者位于幼儿右侧，左手握住幼儿双膝，使腿伸直，右手移动足板使其接触两侧足跟。如果刻度在量床双侧，应注意量床两侧的读数应该一致，然后读刻度，记录到0.1 cm[②]。

（2）体重的测量。为新生儿称体重要求用婴儿磅秤，最大载重为10 kg。1个月至7岁幼儿用的磅秤最大载重为50 kg，准确读数不超过50 g。

测量前应检查磅秤的零点。被测者应脱去外衣、袜子和帽子或扣除衣服的重量。称体重时，婴儿可取卧位，1～3岁幼儿可取坐位。称重前应先熟悉磅秤的读数砝码、游锤或秤锤，将它放置于与幼儿年龄相当的体重附近。称量时应迅速调整游锤，使杠杆置于水平正中位置，所示读数记录以kg为单位，至小数点后两位。

（3）头围的测量。头围是指经眉弓上方至枕后结节绕头一周的长度。使用软尺测量，刻度精确到1 mm；测量前用标准钢卷尺校正。

测量时，儿童取坐位或立位。测量者立于右侧或前方；用左手拇指将软尺零点固定于右侧眉弓上缘处，右手持软尺经枕骨粗隆、左侧眉弓上缘回至零点；测量时软尺应紧贴皮肤，左右位置对称读数，误差不超过0.1 cm[③]。

（4）胸围的测量。胸围指沿乳头下缘水平绕胸一周的长度。使用软尺测量，精度及校正同头围测量。

2岁以下取卧位，测量时被测者两手自然平放或下垂，两眼平视。测量者立于前方或右方，用左拇指将软尺零点固定于乳头下缘，右手将软尺经右侧绕背部，以两间胛下角下缘二维码为准，经左侧面回至零点，取平静呼吸气时的中间读数，误差不超过0.1 cm[④]。

2. 生长发育评价。生长发育水平评价是对儿童个体或群体的发育水平在参照人群中所处的等级或相对位置做出判断的过程。按照评价所使用的生长标准建立方法的不同，又可分为离差法、标准差分（Z分）法、百分位数法，各有其适用范围和优缺点。这里我们主要学习标准差分（Z分）法。Z分＝（测量值－同年龄同性别平均值）/标准差。

通常我们测量婴幼儿当前的身长（身高）、体重，并计算出BMI，即体重（kg）除以身长或身高（m^2）。通过查询当地或者世界卫生组织制定的儿童生长发育评价Z分表[⑤]（见表1-6），根据年龄别身高（长），年龄别体重，身高（长）别体重三个指标来判断儿童的生长发育或营养状况。

①③④　史慧静.学龄前儿童卫生与保育［M］.上海：复旦大学出版社，2013：25-26.

②　World Health Organization. WHO child growth-standards: training course on child growth assessment［EB/OL］.（2008-10-01）［2022-05-02］. https://apps.who.int/iris/handle/10665/43601.

⑤　WHO儿童生长发育评价网址：https://www.who.int/toolkits/child-growth-standards.

表 1-6　Z 评分判断儿童生长发育水平和营养状况的对照表

评价指标	年龄别身长/身高	年龄别体重	身长/身高别体重	年龄别体重指数
Z 评分≥3	注 2		肥胖	肥胖
2≤Z 评分＜3		注 3	超重	超重
1≤Z 评分＜2			有超重的风险	有超重的风险
−1＜Z 评分＜1				
−2＜Z 评分≤−1				
−3＜Z 评分≤−2	发育迟缓	低体重	消瘦	消瘦
Z 评分≤−3	严重发育迟缓	严重低体重	严重消瘦	严重消瘦

注：深色区域代表生长发育正常。

注 2：儿童在这个范围内说明身高非常高，一般不表明生长发育出现问题，除非超出年龄正常值过多。

注 3：儿童在这个范围内，可能是生长发育出现了问题，最好根据身长/身高别体重或年龄别体重指数的 Z 评分来判断。

（三）任务评价要点

1. 体格测量的方法、测量仪器的选择和使用是否正确。

2. 测量时的读数是否准确。

3. 能否运用评价表（见表 1-7）正确评价婴幼儿的生长发育水平。

表 1-7　婴幼儿体格测量及生长发育评价表

姓名	性别	年龄	身高（长）cm	体重 kg	头围 cm	胸围 cm	生长发育评价结果

任务 6　掌握伤害的预防和控制措施

如果说出生后一年内的儿童死亡很大程度上与宫内发育异常、出生缺陷等因素有关，1 周岁以后伤害就成为儿童死亡和伤残的重要原因。

一、伤害的概念

伤害是指任何由于物理、化学、生物因素甚至社会心理因素对人体造成的损伤，可以引起非致命伤残和死亡。《中国儿童伤害报告》对伤害的定义为"由于机械能、热能、电能、化学能以及电离辐射等物质以超过机体总耐受程度的量或速率急性作用于机体所致的急性损伤,也包括在某种情况下(如溺水和冻伤),由于氧气或热能等生命基本物质缺乏所导致的急性损伤"。伤害不仅会导致躯体的损伤,还会产生各种刺激给人体造成心理伤害。

伤害是全球儿童面临的健康威胁,也是中国1～17岁儿童的首位死因。伤害大多数情况下是可以预防的,国内外多年的研究和实践也证明了干预措施的有效性,这是一项非常具有投入产出效益的一项公共卫生措施。

二、婴幼儿伤害的种类

伤害的原因和后果较为复杂,因此伤害的分类方法比较多。目前国际上按照造成伤害的意图,将伤害分为非故意性伤害(unintentional injury)和故意性伤害(intentional injury)两大类。

(一) 常见的婴幼儿非故意性伤害

非故意伤害是指外来的、突发的、非本意的、非疾病的事件导致身体受到的伤害。随着婴幼儿开始学会爬行、走路,活动能力逐渐增强,活动范围增大,受好奇心驱使,攀高、窗外观望、随便吃药物及食品、触摸电器、玩火等,所以容易发生各种非故意性伤害。常见的婴幼儿非故意性伤害包括以下七个方面:

(1) 意外窒息。呼吸道内部或外部障碍引起血液缺氧的状态。不包括新生儿出生时由于缺血缺氧引起的新生儿出生窒息。

(2) 跌落。一个人因跌到地面、地板或其他较低平面上的伤害事件。

(3) 烧(烫)伤。热辐射导致的对皮肤或其他机体组织的损伤。当皮肤或其他组织的部分或全部细胞被热的液体、固体或火焰损害时就发生了烧烫伤。因辐射、放射、电流、摩擦或接触化学物质而导致的发生于皮肤或其他机体组织的损伤也属于烧烫伤。

(4) 溺水。液体进入气道,导致儿童呼吸困难,其结果包括死亡、不同程度的伤残及无伤残。溺水是一个因液体进入而导致呼吸损伤的过程。

(5) 中毒。因暴露于一种外源性物质造成细胞损伤或死亡而导致的伤害。毒物可被吸入、摄取、注射或吸收。

(6) 异物伤害。由于各种因素导致异物进入体内,并对机体造成一定程度损伤,出现各种症状和体征,如气道梗阻、食道穿孔等。婴幼儿异物伤害中常见的异物包括食物、尖锐异物、玩具零件等。

(7) 道路交通伤害。因发生道路交通事故所造成的致命性或是非致命性的伤害。道路交通事故是指发生在公共道路上,至少牵涉一辆行进车辆的碰撞或事件,通常会导致伤害。

(二) 常见的婴幼儿故意性伤害

故意伤害是指有目的的、有意的自我伤害行为或他人加害行为,故意伤害常统称为暴力(violence)。虐待是婴幼儿最常见的故意性伤害,1999年,世界卫生组织(WHO)预防虐待儿童磋商会议对儿童虐待做出以下定义:虐待指对儿童有抚养、监管义务及其操纵权的人做出的足以对儿童的健康、生存、发展或尊严造成实际或潜在的损害,包括所有形式的身体和(或)情绪虐待、性虐待、忽视。

可以分为以下四个方面:

(1) 身体虐待。身体虐待指蓄意对儿童使用躯体暴力,其表达形式包括打、鞭打、踢、摇晃、咬、掐、烫、烧、下毒等。身体虐待是婴幼儿群体中较为常见的虐待行为。

(2) 情感虐待。情感虐待指看护人或亲属对儿童反复且长期地施加伤害情感的言语或行为,如有原因或无原因地辱骂儿童,将儿童视为撒气筒,贬损或轻视儿童等[1]。儿童时期的情感虐待会持续影响该个体的心理认知发展、情绪情感发展,并且在青少年时期出现自伤、自杀意念、自杀行为的风险增加。

（3）性虐待。儿童性虐待指的是施害者以满足其性欲为目的,通过暴力、诱骗、物质引诱等方式,对儿童进行性侵入(如试图或强行与儿童阴道性交、肛交等)或性接触(如在儿童身上故意摩擦其性器官、迫使儿童用口接触侵害者的性器官等)的行为[2]。

（4）忽视。忽视是指父母或者其他监护人在具备完全能力的情况下,在儿童的健康、教育、心理发育、营养、庇护和安全生活条件等方面未能提供应有的帮助。主要包括身体忽视、情感忽视以及医疗和教育忽视等。

三、婴幼儿伤害的发生原因和防控原则

（一）婴幼儿伤害的发生原因

婴幼儿伤害发生所涉及的原因很多,包括婴幼儿自身的原因、整体环境因素等。总体归纳为以下几个方面。

1. 婴幼儿自身因素

伤害的发生与婴幼儿自身因素相关,包括年龄、性别、心理特征、生长发育等因素。婴幼儿在不同年龄阶段都存在发生伤害的危险。

婴幼儿头部、四肢处于生长发育阶段,感知和认知能力尚未发育成熟,对周围视听觉信息的综合处理能力有限,往往不能很好地判断危险,同时好奇心导致他们的冒险行为较多,增加了伤害发生的风险。随着年龄增大,虽然认知、避险能力增加,但活动范围扩大,也会增加伤害发生的风险。例如中毒的发生与年龄就存在很强的关联性,婴幼儿在 2 岁左右活动范围变大,会有更多的途径接触到毒物,发生中毒的危险也会增加。

同时,相关研究[3]表明伤害的发生与性别也存在一定的关联。男童往往比女童更容易受到交通道路、溺水、跌落等伤害,这主要是由于男童的活动频率较高、活动范围较广,活动强度较大且冒险心理普遍高于女童所致。

2. 环境因素

影响婴幼儿伤害的环境因素较多,主要包括自然环境因素、社会环境因素和家庭环境因素。

（1）自然环境因素。在自然环境中,季节、气象条件是婴幼儿伤害发生的重要影响因素。从婴幼儿伤害发生的季节来看,冬季较多是烫伤、冻伤等,夏季较多是跌伤、溺水等。

（2）社会环境因素。社会环境因素包括社会经济水平、公共设施、法律法规和政策等。各类家用电器的普及、城市建筑的高层化、汽车的大量增加,这些因素使得儿童发生伤害的危险因素增加。城市化的发展导致儿童活动场地受限,儿童可能会在道路上玩耍,增加了受到道路交通伤害的可能性。开展经常性安全教育、制定有效的法律和政策都会降低伤害的发生。

（3）家庭环境因素。家庭是婴幼儿的主要活动场所,婴幼儿伤害的主要发生地也是在家中。家庭环境因素对婴幼儿伤害的影响主要涉及家庭环境中存在的危险因素(例如随意摆放杀虫剂等危险物品)和家庭看护者的安全防护意识缺乏。

3. 致伤因素

许多物理环境在伤害发生的过程中都可作为致伤因素发挥重要的作用。如婴儿的摇摇椅、秋千、

---

① 向秀英,邓云龙. 国外儿童心理虐待研究[J]. 中国临床心理学杂志,2008,16(1):43-45.
② 李丽,谢光荣. 儿童性虐待认定及其存在的问题[J]. 中国特殊教育,2012(05):18-23.
③ 高慧,张磊,钱蕾,等. 上海市长宁区中小学伤害发生的流行病学特征分析[J]. 实用预防医学,2022,29(02):216-218.

自行车等是导致婴幼儿跌落伤的主要产品；婴幼儿脖子上的挂饰、果冻等圆滑食品等则会导致婴幼儿的意外窒息。

（二）婴幼儿伤害的防控原则

婴幼儿的伤害具有突发性，人们常常习惯称之为"意外伤害"。但目前国际、国内研究人员普遍认可的观点是伤害不是意外，是可以预防和控制的。通过改善婴幼儿所处的环境，包括家庭、托育机构、社会环境，可以避免大量婴幼儿伤害的发生。

预防和控制伤害发生的基本原则有以下三个方面。

首先，要根据现有的法律和相关规定要求，健全细化安全防护制度，认真执行各项安全措施。例如在托育机构中需要制定和落实预防婴幼儿伤害的管理细则，在公共场所加强对儿童安全的提醒等。时刻防范，保障婴幼儿安全，将伤害减少到最少。

其次，要提高照护者、托育机构工作人员的伤害预防意识和技能。照护不当是婴幼儿伤害发生的关键因素，因此加强照护者的伤害预防意识和技能可以很大程度降低伤害的发生。例如婴幼儿睡眠时，检查其口鼻是否被床上用品、衣物等覆盖，并及时清除；不喂食易引起窒息的食物；婴幼儿进食时保持安静，避免跑跳、打闹等行为；婴幼儿在娱乐运动设备上玩耍时，加强看护，避免拉绳、网格等造成窒息等。

再次，应排除环境安全隐患，提升环境安全水平。环境设施、用品安全的隐患常常是婴幼儿伤害发生的直接祸首，因此要排除环境中的安全隐患，提升环境安全水平，同时要保证婴幼儿的用具符合安全规范。

四、婴幼儿用药安全

婴幼儿的生理解剖特点与成人不同，对药物的吸收、代谢也不同于成人，因此婴幼儿在受到伤害或者患有疾病时，选用药物需小心谨慎。

（一）婴幼儿用药的一般注意事项

第一，婴幼儿须在儿科医生的指导下用药。婴幼儿各器官功能尚未完善，体液与体重比例比成人高，代谢旺盛且容易发生营养紊乱性疾病，因此应用药物品种、剂量、给药方式等与成人有很多不同，稍有不慎容易发生不良反应，需要在儿科医生指导下用药。

第二，采取安全合理的用药方案。合理用药可以简单概括为"安全、有效、经济"，需要根据婴幼儿不同疾病、不同病情选择用药方案。

（二）婴幼儿用药的具体注意事项

婴幼儿安全用药关乎婴幼儿健康，因此需要在医生指导下，熟悉婴幼儿常用的药物，了解不同情况下该如何选用药物。婴幼儿常用的药物主要包括常备急救药物、抗生素类、解热镇痛类、消化用药。以下分别介绍各类常见药物及注意事项。

1. 常备急救药物

（1）消毒物品。棉签、棉球、酒精、碘附、过氧化氢、生理盐水等。

（2）包扎物品及敷料。纱布绷带，医用胶带，三角巾、止血带、网状弹力绷带、夹板等；医用无菌纱布、创可贴等。

（3）器械。医用剪刀、镊子、体温计、一次性无菌手套、安全别针等。

（4）皮质激素软膏、金霉素眼药膏、烫伤药等。由于婴幼儿皮肤、黏膜面积相对较大，吸收功能强，应注意使用剂量。

2. 抗生素、磺胺类、喹诺酮类

（1）青霉素类。婴幼儿3日内未使用青霉素类药物应进行皮试。阳性者禁用。

（2）头孢菌素类。使用前应作皮试，阳性者禁用。

（3）氨基糖苷类。链霉素、庆大霉素、卡那霉素、丁胺卡那霉素均对耳蜗神经有毒性，婴幼儿慎用。

（4）四环素类。该类药物除有肝肾损害以外，还可沉积于牙齿和骨骼中，影响婴幼儿骨骼正常发育，婴幼儿禁用。

（5）大环内酯类。红霉素毒性低，可用。罗红霉素、阿奇霉素使用时应注意剂量。

（6）氯霉素类。主要不良反应有粒细胞及血小板减少、再生障碍性贫血等，慎用。

（7）磺胺类。使用应注意大量饮水防止结晶尿。

（8）喹诺酮类。该类药物可影响软骨发育，婴幼儿慎用。

3. 解热镇痛类

（1）非那西丁类。可引起人体高铁血红蛋白血症和肾损害，对婴幼儿尤其敏感，禁用。

（2）氨基比林。首要损害是粒细胞减少，慎用。

（3）阿司匹林。患有呼吸系统疾病的儿童慎用。

（4）对乙酰氨基酚。相对安全，可用。

4. 消化用药

（1）胃肠解痉药。婴幼儿的急性腹痛，以肠道寄生虫、胆道蛔虫、阑尾蛔虫等多见，不应轻易使用此类药物，避免延误病情，应在全面尤其是腹部检查后酌情应用。

（2）助消化药。乳酶生可用，但不与抗菌药合用。

（3）泻药。婴幼儿一般不用缓泻药，如排便困难可使用开塞露或及时就医。如必须使用，应严格掌握剂量，并配合饮食与运动治疗。

（4）止泻药。蒙脱石散剂疗效好，可用。[①]

 实训1.3.6　婴幼儿伤害紧急处理

　　婴幼儿伤害事故发生时，一定要保持镇定，根据事故发生的原因、受伤部位、受伤幼儿的神情表现初步判断伤情严重程度。伤情不严重可进行紧急处置并通知家长，伤情严重时应拨打急救电话及时送医并通知家长。

　　当伤者出现大量出血、急性气道梗阻、耳内异物堵塞、呼吸或心跳停止等紧急状况时，除了拨打急救电话外还需要进行现场急救，争取时间抢救生命。我们要掌握常用的婴幼儿急救技术，如止血、呼吸道异物清理、耳内异物清理、心肺复苏等。

（一）任务要求

1. 熟悉婴幼儿常见非故意性伤害的应急处理措施和急救方法。

2. 模拟发生急性气道梗阻时的现场急救。

（二）操作方法

1. 止血

出血较多或伤口较深时，应用无菌绷带或干净的衣服牢牢地压迫伤口。伤口在腿上或手上，要抬起受伤肢体，使伤口高于心脏。如果出血不止应采取压迫供应出血区域组织的动脉来止血。血止住后，用肥皂和干净水或无菌的布轻轻地清洗伤口，涂上抗菌软膏以防感染，然后用无菌绷带包扎伤口。

---

① 白城伟.婴幼儿用药的安全性［J］.医学信息（中旬刊），2010,5(05)：1239.

2. 外耳道异物

（1）异物是能动的昆虫时：先用光照，利用活体昆虫趋光性，看昆虫是否能爬出耳道，如果不能自行爬出，用植物油滴入外耳道，使虫子失去活动能力，然后用镊子取出，然后用棉签擦净耳道即可。用此方法难以取出昆虫时，应立即送医院处理。

（2）异物是不能动的小物件时：可将头向有异物的一侧倾斜，单脚跳跃将异物跳出。若仍没有效果应立即就医处理。注意不要用挖耳勺、镊子取异物，特别是圆球形和多棱不规则的物件，这样可能损伤儿童外耳道及鼓膜。

3. 呼吸道异物

婴幼儿发生阵发性呛咳但意识清楚、无严重气急时，应取平卧位，让其自然咳嗽，避免进行剧烈的胸部叩打以免异物异位加重窒息。如果婴幼儿已经出现神志不清、失声、面色发紫的症状，应立即进行如下现场急救：

（1）1岁以内。采用扣背胸部挤压法。将患儿背部朝上，头低于肩胛线，注意不要呈倒立位，一手托住患儿，用另一手的掌根部向头部方向冲击患儿肩胛之间4～5次。然后让患儿面部朝上，用右手食指、中指冲击患儿胸骨下段4～5次，方向同上。清除患儿口鼻部异物或分泌物，如果没有呼吸应立即给予呼吸复苏，若未成功，重复以上步骤（见图1-7）。

（2）1岁以上。采用海姆立克手法（推压腹部法）。患儿骑坐于急救人员两腿上，背朝急救人员，施救人用掌根放于患儿剑突和脐连线的中点，快速向上向内冲击压迫，手法宜轻柔，重复6～10次后清除患者口鼻部异物或分泌物，如果没有呼吸应立即给予呼吸复苏，若未成功，重复以上步骤（见图1-8）[1]。

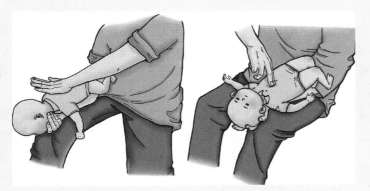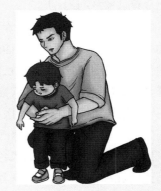

图1-7 1岁以内婴儿呼吸道异物急救手法　　图1-8 1岁以上婴幼儿海姆立克急救手法

（三）任务评价要点

1. 能够准确说出各种婴幼儿常见伤害发生时的应急处理措施。

2. 正确模拟呼吸道异物发生时的急救，着重评价是否判断患儿意识状态，是否根据年龄选择相应的急救方法，动作和角度是否正确等。

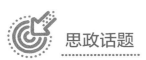 **思政话题**

为保障6～11岁在校学生新冠疫苗接种工作，确保疫苗储存和运输环节质量安全，白云区市场监

① 刘元生.误吸的海氏急救法(149)[J].临床心电学杂志,2017,26(01):75.

管局对辖区各在校学生新冠疫苗临时接种点开展现场检查。截至 2021 年 11 月 22 日,共检查新冠疫苗接种点 15 个,覆盖率 100%,发现问题 3 条,现已全部整改。

在接种现场,执法人员按照《疫苗管理法》和《疫苗储存和运输管理规范》要求,对疫苗的接收、使用记录、冷链交接记录以及冰箱温湿度记录、批签发合格证明,以及冷藏设施、设备和冷藏运输工具的使用情况等进行了全面细致检查,确保疫苗质量安全。执法人员要求接种点要严格履行质量管理责任,规范疫苗储存、运输管理,严格落实疫苗储存温度监测记录制度,保障疫苗的冷藏设施、设备保持良好的运行状态,并及时扫码上传疫苗追溯信息。同时,要求各接种点加强对疫苗预防接种异常反应监测,严格落实预防接种不良反应监测和报告工作。

经检查,各接种点储存、运输的冷链设备运行正常,能够提供详细、完整的冷链运输记录及储存温度记录,验收、入库均能按要求登记。下一步,白云区市场监管局将加大检查力度,全面排查疫苗使用环节中的质量风险和安全隐患,全力护航新冠肺炎疫情防控工作。①

请思考:①接种新冠疫苗属于预防接种的哪种类型？原因是什么？②谈一谈新冠疫苗接种可能出现哪些不良反应。

模块小结

疾病是人体在一定条件下,受致病因素损害作用后,导致正常的生理和心理活动受损而发生的异常生命活动。可以根据疾病的病因、部位、临床表现等对疾病进行分类,更高效、规范地进行临床、科研工作。国际疾病分类(ICD)具有科学性、准确性、完整性、适用性和可操作性的特点,是目前公认的、使用最广泛的疾病分类方法。

生物-心理-社会医学模式在对疾病和健康的深入探索中应运而生,它要求分析疾病与健康状态时从生物、心理、社会三个不同层面综合考虑,揭示疾病发生发展的本质规律,更好地起到防治疾病,促进健康的作用。分析婴幼儿常见疾病病因时,也应依据现代医学模式的思想,结合婴幼儿时期特殊的生长发育特点,全面分析影响其疾病与健康状态的原因。

《黄帝内经》中曾提到,"上医治未病",意思是医术最高明的医生并不是擅长治病的人,而是能够预防疾病的人。因此疾病的"三级预防"便显得格外重要。任何疾病的预防都可以贯彻三级预防的思想,第一级预防为病因预防,第二级预防为"三早"预防,第三级预防为疾病管理。在婴幼儿群体中,更应重视疾病预防和护理,例如免疫规划接种,合理喂养和健康行为培养,定期健康检查等,为婴幼儿健康及其未来健康作保障。

思考与练习

一、单项选择题

1. 以下哪个酒精浓度是用于常规消毒的浓度？（　　　）

   A. 25%　　　　　B. 50%　　　　　C. 55%　　　　　D. 75%

   E. 100%

2. 婴幼儿舌下温度超过多少则认为其出现发热症状？（　　　）

   A. 37.4℃　　　　B. 37.5℃　　　　C. 37.7℃　　　　D. 37.8℃

---

① 信息来源:李永馨、陈康清,《白云区市场监管局:检查学校新冠疫苗接种点 确保疫苗质量安全》,人民网(http://gz.people.com.cn/n2/2021/1129/c400058-35027150.html),2021 年 11 月 29 日。

3. 现代医学模式是指（　　　）。

    A. 生物医学模式　　　　　　　　　　　　B. 分子医学模式

    C. 生物-心理-社会医学模式　　　　　　　D. 机械论医学模式

4. 医学模式的演变经历了以下哪几个阶段？（　　　）

    A. 神灵主义—自然哲学—机械论—生物医学—现代医学模式

    B. 神灵主义—自然哲学—机械论—生物医学模式

    C. 神灵主义—机械论—自然哲学—生物医学—现代医学模式

    D. 自然哲学—机械论—生物医学—现代医学模式

5. 下列哪项不是导致婴幼儿腹泻的非感染性因素？（　　　）

    A. 季节变化　　　　　　　　　　　　　　B. 轮状病毒

    C. 喂养方式不当　　　　　　　　　　　　D. 母乳性腹泻

6. 我国开展的疾病筛查可以预防什么病因引起的疾病？（　　　）

    A. 水污染　　　　　　　　　　　　　　　B. 遗传因素

    C. 早产并发症　　　　　　　　　　　　　D. 不良卫生习惯

7. 以下哪个不是单基因疾病？（　　　）

    A. 地中海贫血　　　　　　　　　　　　　B. 精神分裂症

    C. 苯丙酮尿症　　　　　　　　　　　　　D. 抗维生素 D 佝偻病

8. 婴幼儿喂养指南建议从几个月开始添加辅食？（　　　）

    A. 4 个月　　　　　B. 5 个月　　　　　C. 6 个月　　　　　D. 8 个月

9. 婴幼儿在 1 岁前至少进行几次健康检查？（　　　）

    A. 2 次　　　　　　B. 3 次　　　　　　C. 4 次　　　　　　D. 5 次

10. 婴幼儿发生意外伤害时，以下哪项做法不正确？（　　　）

    A. 检查患儿生命体征　　　　　　　　　　B. 及时送医

    C. 坚持生命第一原则　　　　　　　　　　D. 对骨折患儿进行包扎

二、多项选择题

1. 以下感染引起发热的婴幼儿疾病是（　　　）。

    A. 鼻炎　　　　　　B. 扁桃体炎　　　　C. 肺炎　　　　　　D. 胃肠炎

    E. 食物过敏

2. 生物-心理-社会医学模式具有（　　　）的特点。

    A. 多元论　　　　　B. 二元论　　　　　C. 系统论　　　　　D. 整体论

3. 以下可能导致婴幼儿口腔疾病的原因有（　　　）。

    A. 睡前吃甜食　　　　　　　　　　　　　B. 母亲乳头不清洁

    C. 睡前刷牙　　　　　　　　　　　　　　D. 饭后不漱口

4. 以下哪种疫苗是二类疫苗？（　　　）

    A. 百白破疫苗　　　B. 脊髓灰质炎疫苗　C. 流感疫苗　　　　D. 流脑疫苗

5. 以下属于母乳喂养的优点的是（　　　）。

    A. 含有大量免疫物质　　　　　　　　　　B. 经济、方便、卫生

    C. 减少成年后代谢性疾病　　　　　　　　D. 有利于母亲产后恢复

    E. 母乳喂养的孩子更聪明

6. 以下哪些属于婴幼儿体格检查的内容？（　　　）

    A. 身高（身长）　　B. 体重　　　　　　C. 胸围　　　　　　D. 喂养及饮食史

E. 听力筛查

7. 以下哪些不属于非故意伤害？（　　　）

    A. 道路交通伤　　　　B. 溺水　　　　　　C. 忽视　　　　　　D. 意外窒息

    E. 自伤

8. 母乳喂养的好处有哪些？（　　　）

    A. 母乳营养成分最适合婴儿的需要，消化吸收利用率高

    B. 母乳含有大量免疫物质，有助于增强婴儿抗感染的能力

    C. 母乳喂养的婴幼儿不容易发生过敏

    D. 母乳喂养促进婴幼儿神经系统发育

    E. 母乳喂养促进母亲产后恢复，减少婴幼儿成年后代谢性疾病

9. 下列哪些是婴幼儿禁用或慎用的抗生素？（　　　）

    A. 红霉素　　　　　　B. 四环素类　　　　C. 氨基糖苷类　　　D. 氯霉素类

    E. 喹诺酮类

10. 下列哪些是影响婴幼儿伤害的社会环境因素？（　　　）

    A. 季节　　　　　　　B. 公共设施　　　　C. 社会经济水平　　D. 气象条件

    E. 法律法规

三、判断题

1. 健康的含义包含了生理健康、心理健康和社会适应三个方面。（　　　）

2. 国际疾病分类是多轴心分类方法，它的轴心包括病因、部位、病理三个部分。（　　　）

3. 新的医学模式否定生物因素是影响疾病与健康状态的因素。（　　　）

4. 施工噪音、大气污染、水污染、养育观念都是可能导致婴幼儿疾病的自然环境因素。（　　　）

5. 乙肝疫苗只需要在出生时接种一次。（　　　）

6. 绒毛取样法在妊娠 10～11 周进行。（　　　）

7. 婴幼儿添加辅食后不需要再进行母乳喂养。（　　　）

8. 3 岁以上的幼儿不需要再进行健康检查。（　　　）

9. 伤害包括非故意伤害和故意伤害两大类。（　　　）

10. 无特殊情况下，婴幼儿需要在出生时、1 月龄、6 月龄时按时接种乙肝疫苗。（　　　）

四、简答题

1. 婴幼儿的疾病特点是什么？

2. 引起婴幼儿疾病的病因可以如何分类？

3. 简述婴幼儿辅食添加的原则。

4. 简述定期健康检查的意义。

5. 列举几种婴幼儿常见的意外伤害。

五、操作题

1. 婴幼儿发热病因识别的要点。

2. 婴幼儿肥胖三级预防措施。

3. 7～24 月龄婴幼儿平衡膳食宝塔每层内容。

4. 婴幼儿身高（身长）测量方法。

5. 婴幼儿常备的外用药物包括哪些？

学习模块二
婴幼儿常见症状和检查手段

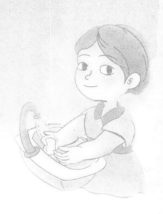

模块导读

　　婴幼儿各器官系统尚未发育成熟,对多种疾病易感。认识和了解婴幼儿常见疾病的症状表现,懂得必要的临床检验检查手段和意义,有助于早期识别婴幼儿疾病和异常,了解病情进展,理解疾病的诊疗过程,及时给予对症的护理措施。

　　本模块主要阐述婴幼儿常见疾病的主要症状、引起该症状的病因以及初步的临床检验检查手段。通过理论知识学习、案例分析及操作视频观看等,帮助学生掌握主要知识点。要求学生在理论学习的基础上进行症状护理的实操训练,完成本模块学习后能独立且熟练地掌握常见症状表现和护理措施。

学习目标

➢ **知识目标**

1. 了解婴幼儿常见疾病症状的病因基础。
2. 熟悉婴幼儿常见疾病症状的临床表现。
3. 掌握婴幼儿常见疾病症状的护理措施。

➢ **能力目标**

1. 能够在托育工作中及时识别婴幼儿的疾病症状表现。
2. 能够就婴幼儿常见疾病的症状,给予家长就医和照护建议。
3. 能够将常见疾病症状的护理方法应用到托育工作中,保障婴幼儿健康。

➢ **思政目标**

具有维护婴幼儿健康、热爱婴幼儿照护工作的职业观和价值观。

内容结构

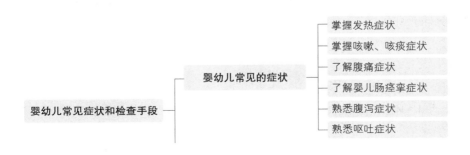

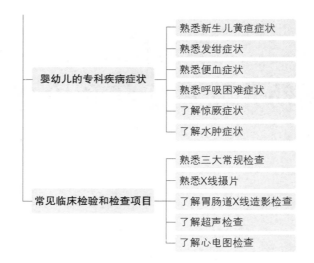

- 婴幼儿的专科疾病症状
  - 熟悉新生儿黄疸症状
  - 熟悉发绀症状
  - 熟悉便血症状
  - 熟悉呼吸困难症状
  - 了解惊厥症状
  - 了解水肿症状
- 常见临床检验和检查项目
  - 熟悉三大常规检查
  - 熟悉X线摄片
  - 了解胃肠道X线造影检查
  - 了解超声检查
  - 了解心电图检查

学习情境 1　婴幼儿常见的症状

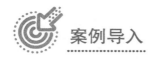
案例导入

朵儿是一名2岁的女宝宝,1周前刚开始幼儿园托班生活。近2天,妈妈觉得朵儿无精打采的,对以往最喜欢的玩具都提不起兴趣,昨晚更是开始咳嗽起来,今早妈妈用手摸了摸她的额头,感觉到有些发热,测了体温有38.3℃,勉强哄着喝了些稀粥,没多久就全吐了出来,之后朵儿就哭闹不止。

问题:你认为朵儿出现了哪些症状? 是什么原因引起的呢? 可以给朵儿妈妈怎样的照护建议?

任务 1　掌握发热症状

发热是婴幼儿阶段最常见的症状之一,照护人员应关注引起发热的原因,准确测量体温,识别发热背后隐匿的"危险",呵护婴幼儿健康。

一、发热的概述

发热(fever)是指在1天中,体温升高超出其正常波动的上限[①],临床上通常以腋温≥37.5℃或肛

---

① National Institute for Health and Clinical Excellence (NICE). Fever in under 5s: assessment and initial management. NICE Guideline 143. London, UK, 2019.

温≥38℃作为发热的临界。婴幼儿的体温通常都会高于青少年和成人;一天内正常体温也会随时间而变化,清晨最低,下午或傍晚最高,平均变化幅度为0.5℃;此外,测量体温前的运动量、外界环境温度也会引起体温波动。

发热本身不是一种疾病,而是一种生理反应。对于6个月以上的婴幼儿,体温升高与疾病的严重程度并不相关。体温适当升高,可缓解一些细菌或病毒的生长或复制,增强免疫功能。但另一方面,发热也会使婴幼儿感到不适,这与代谢增快、氧消耗指数增加、二氧化碳产生增多,以及对心血管系统和呼吸系统要求增加相关。在没有基础疾病的3月龄以下婴儿中体温≥38℃,3~6月龄婴儿中体温≥39℃,需密切关注其发生严重疾病的风险。

为了确定婴幼儿有无发热,需要测量体温。理想的体温测量工具应同时具备以下优点[①]:

(1) 能最大可能接近人体的核心温度(下丘脑温度)。

(2) 操作安全、方便、快捷、舒适、经济、无创,不会造成交叉感染、不受环境温度干扰。

相对而言,使用电子体温计测量腋温是婴幼儿较为理想的体温测量方式。红外线体温计虽操作简便、快捷、舒适、安全,但测温范围较宽,适用于发热的筛查。水银体温计破碎后有汞暴露、汞中毒的风险,不建议婴幼儿使用。

需要强调的是:体温变化和趋势远比单个时点的测得值更加重要。

二、婴幼儿发热的临床特点

婴幼儿阶段,绝大多数为急性发热,持续3~5天。免疫接种反应是3~36月龄婴幼儿非感染性发热最常见的原因。除此以外,一般都由明确的细菌或病毒感染引起,绝大多数是良性、自限性的病毒感染,小部分是隐匿性的细菌感染,以泌尿系统感染最常见。

既往体健的发热婴幼儿,如果精神状态差、生命体征不稳定,应假定为脓毒症或脓毒性休克立即送医治疗。对于精神状态好且未发现明显感染源的发热婴幼儿,则需要关注是否存在以下体征和表现,以便及时送医:

(1) 不明原因的心动过速。

(2) 可确定明确病毒感染的口咽部病变,例如疱疹性龈口炎(前壁溃疡)或柯萨奇病毒感染(咽部囊泡)。

(3) 存在呼吸过快、鼻翼扇动、三凹征(胸骨上、下及肋间凹陷),经皮血氧饱和度≤95%。

(4) 耻骨上或肋脊角压痛。

(5) 骨触诊疼痛或关节被动活动时疼痛。

(6) 皮肤异常表现,例如出现瘀点、蜂窝织炎或病毒疹。

 实训2.1.1　测量婴幼儿体温

(一) 任务要求

1. 掌握婴幼儿发热的评估方法。

2. 掌握体温测量的步骤,能够独立为婴幼儿进行体温测量,测得准确可靠的体温。

(二) 操作方法

1. 体温测量前的评估。评估婴幼儿的神志、心理状态及合作程度,以及是否存在需要注意的具体特征,比如测温前20~30分钟内有无运动、进食、冷热饮、冷热敷、洗澡、坐浴、灌肠等,若有,

---

① 舒敏,罗双红,万朝敏,等. 中国0至5岁儿童病因不明急性发热诊断和处理若干问题循证指南:相关词语定义和体温测量部分解读[J]. 中国循证儿科杂志,2016,11(3):232-234.

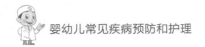

应休息30分钟后再测量。

2. 体温测量的步骤。

通过观察体温的水平和变化,了解婴幼儿的一般情况以及疾病的发生、发展特点,协助医生作出正确的诊断,为预防、治疗、护理提供依据。

(1) 准备好电子体温计(开机显示为正常状态)、75%酒精棉球、一块干净纱布。

(2) 消毒电子体温计:用75%酒精棉球擦拭消毒体温计下⅓处。

(3) 按体温计开关按钮,接通电源。

(4) 用干净纱布擦干婴幼儿腋下汗液,将体温计感温头放于腋窝正中,紧贴皮肤,屈臂过胸,夹紧。

(5) 待体温计蜂鸣声响起,读数。

(6) 整理婴幼儿衣物,使穿戴舒适。

(三) 任务评价要点

1. 体温测量前的初步判断:第一,评估神志、心理状态,取得婴幼儿信任;第二,结合婴幼儿活动状态、衣着、环境温度等确定是否适合即刻测温;

2. 测量体温前用75%酒精棉球擦拭消毒体温计下⅓处;

3. 测量体温时应将体温计感温头放置于正确部位(放于腋窝正中,紧贴皮肤),保证测温准确。

任务 2 掌握咳嗽、咳痰症状

婴幼儿咳嗽咳痰是比较常见的呼吸系统症状之一,但由于年龄小,婴幼儿痰多咳不出来,因此照护者可以采取一些措施帮助婴幼儿排痰止咳,如轻拍婴幼儿的背部等,通过振动肺脏使痰液排出。

一、咳嗽、咳痰的概述

咳嗽是机体的一种保护性反射动作。当呼吸道黏膜受到异物或分泌物刺激时,即可引起咳嗽。咳痰常伴随咳嗽而发生,咳出的分泌物为痰。

咳嗽与咳痰是呼吸系统疾病常见的症状。引起咳嗽与咳痰的原因很多,对于持续性咳嗽咳痰,应作详细的检查,以便及早查明原因,对症治疗[①]。

二、婴幼儿咳嗽咳痰的临床特点

咳嗽表现先是声门关闭、呼吸肌收缩、肺内压升高,然后声门张开,肺内空气喷射而出,通常伴随声音。突然发作的咳嗽,多见于刺激性气体所致的急性上呼吸道炎症及气管、支气管异物。

---

① 毛德西. 常见病中西医诊断与治疗[M]. 北京:中国中医药出版社,1994:15.

咳嗽无痰或痰量很少,称干性咳嗽,常见于急性咽喉炎、急性支气管炎初期;咳嗽伴有痰液,称湿性咳嗽,常见于慢性支气管炎、肺炎等。

 实训 2.1.2　拍背

视频

婴幼儿拍背

通过拍背使肺部产生振动,促进肺部血液循环,以利于肺部炎性分泌物的吸收;同时通过拍背产生的振动,使肺部分泌物松脱,促使痰液排出,使肺部湿啰音尽早消失,缩短病程。

(一) 任务要求

1. 掌握婴幼儿拍背的手法。
2. 掌握婴幼儿拍背的顺序。

(二) 操作方法

1. 拍背前的评估。评估婴幼儿的神志、心理状态及合作程度,以及是否存在需要注意的具体特征。

2. 拍背的步骤[①]。

(1) 婴幼儿取侧卧位。

(2) 操作者将五指并拢,手心向内合掌成空心状(见图 2-1)。

(3) 从肺底由外向内、由下向上有节奏地轻轻叩拍婴幼儿背部,这样拍背使痰液滚动,痰与支气管分离,更易于咳出。

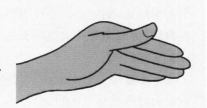

图 2-1　拍背手法

(4) 用力不可过重,每次 15~20 分钟,每日 3 次,直至湿啰音消失。

(5) 一边叩拍,一边给婴幼儿讲故事或看动画片等,使婴幼儿更易接受。

(三) 任务评价要点

1. 拍背时操作者手势需做到五指并拢,手心向内合掌成空心状。
2. 拍背的顺序从肺底由外向内、由下向上有节奏地轻轻叩拍。
3. 一边叩拍,一边与婴幼儿交流,缓解其恐惧、焦虑的情绪。

任务3　了解腹痛症状

腹痛是婴幼儿时期最常见的症状之一,不同年龄婴幼儿的腹痛,其引发的疾病亦各异。通过观察婴幼儿腹部疼痛时的面部表情、举止等判断疼痛的部位、程度、持续时间等,可为婴幼儿及时就医及诊疗提供有效的依据。

---

① 李素娟,聂新兰. 宝宝营养保健 1000 问[M]. 北京:中国妇女出版社,2007:451.

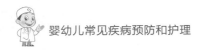

一、腹痛的概述

腹痛是婴幼儿时期较为常见的一种临床表现,可由多种原因引起,常见的有胃肠道平滑肌痉挛、腹部炎症(如急性胃肠炎、阑尾炎、痢疾等)、肠套叠、肠梗阻、腹型过敏性紫癜、肠道寄生虫感染以及便秘等。了解腹痛开始时间、疼痛性质、部位,对分析腹痛病因有重要意义。

二、婴幼儿腹痛的临床特点

多数婴幼儿因无法自述腹痛情况,需要照护者仔细观察和检查。腹痛发作时婴幼儿表现哭吵、面色苍白,如将奶头放在嘴里仍有啼哭,会伴有出汗、精神萎靡、腹部较紧张。有的幼儿虽能指出疼痛部位,但不一定可靠,需要观察腹部检查时婴幼儿的面部表情,以温暖的手抚摸腹部,动作要轻柔,反复比较按压各部位时的反应。

此外,要注意腹痛伴随的症状,如:呕吐、腹泻、便血和发热等,有助于判断引起腹痛的原因[1]。

1. 腹痛与呕吐同时出现

若为婴儿,则应考虑急性胃肠炎、肠套叠、腹股沟嵌顿疝、肠扭转及其他消化道梗阻。

若为幼儿,则应考虑急性胃肠炎、周期性呕吐、急性阑尾炎等,后者早期多先有反射性呕吐,然后则仅有腹痛,待阑尾穿孔成腹膜炎后,呕吐又再出现。

2. 腹痛伴有腹泻

应考虑急性胃肠炎或牛奶过敏;较大幼儿则有急性胃肠炎、节段性坏死性小肠炎或溃疡性结肠炎等肠道炎症疾病存在的可能。

3. 腹痛伴有便秘

首先考虑为进食后的痉挛性腹痛或习惯性便秘,若与腹部膨胀同时存在,要排除先天性巨结肠的可能。此外也需要鉴别机械性肠梗阻(异物引起)、麻痹性肠梗阻、弥漫性腹膜炎等疾病。

4. 腹痛伴有鲜红黏稠血便

肠套叠排果酱样血便;痢疾排脓血便;坏死性肠炎排果浆色血水便,并混有肠粘膜;上消化道出血排柏油样便;过敏性紫癜排暗红色血便。

5. 腹痛伴有发热、咳嗽、气促

应考虑上呼吸道炎合并肠系膜淋巴结炎、大叶性肺炎、胸膜炎等。

6. 腹痛伴有泌尿道症状

腹痛出现尿频、尿急、尿痛或排尿时突然尿流中断,应考虑泌尿道感染及结石。腹痛伴有血尿、尿闭或肾功能不全时,要注意磺胺结晶阻塞的可能。

 实训 2.1.3   疼痛评估

婴幼儿对疼痛感受的差异性较大,受影响因素较多,且对疼痛的描述方法也不尽相同,因此应以整体的观点看待婴幼儿的疼痛,从身体、心理等多方面进行综合评估。

(一) 任务要求

1. 掌握婴幼儿疼痛评估的方法。

2. 掌握评估步骤。

---

① 孙克武,齐家仪. 临床理论与实践 儿科分册[M]. 上海:上海科学普及出版社,1993:953.

（二）操作方法

1. 询问与观测。幼儿或家长的口头描述是评估疼痛的重要方面,但幼儿对疼痛的理解和反应与他们的年龄、发育阶段及家庭、文化背景等因素有关。对于不会说话或无法用语言确切表达疼痛的婴幼儿,可通过对其发出的声音、行为动作等的细致观察、记录和分析做出判断,有时这些行为能更真实地反应疼痛的信息[1]。不同年龄阶段婴幼儿对疼痛的行为反应和语言表述见表 2-1。

表 2-1 不同年龄阶段婴幼儿对疼痛的语言表述和行为反应

年龄组	语言表述	行为反应
婴儿		
<6 个月	哭	身体移动,下颚颤抖,表情痛苦,喂养困难
6~12 月	哭	对刺激的反应减退,表情痛苦,间断的睡眠,易激惹,不安宁
幼儿		
1~3 岁	哭闹,尖叫,不能描述疼痛的强度及类型	局部退缩,全身抵抗,有攻击行为,间断的睡眠

2. 选用不同年龄和认知水平婴幼儿的疼痛评估工具。

（1）新生儿疼痛评估量表。新生儿疼痛评估量表（Neonatal Infant Pain Scale,NIPS）（见表 2-2）,包括面部表情、哭闹、呼吸类型、上肢、腿部、觉醒状态 6 项。总分最低为 0 分,最高为 7 分,分值愈高表示疼痛愈严重。

新生儿疼痛评估与镇痛管理专家共识(2020 版)

表 2-2 新生儿疼痛评估量表（NIPS）

	0 分	1 分	2 分
面部表情	肌肉放松:面部表情平静,中性表情	皱眉头:面部肌肉紧张,眉头和下巴都有皱纹(负面的面部表情-鼻子、嘴巴和下巴)	
哭闹	不哭:安静、不哭	呜咽:间断的、轻微的哭泣	大哭:大声尖叫,声音不断地响亮、刺耳、持续
呼吸形态	放松:孩子平常的状态	呼吸形态改变:不规则、比平常快、噎住、屏气	
上肢动作	放松或受限:没有肌肉的僵直,偶尔手臂随机地运动	屈曲、伸展:紧张,手臂伸直,很快地伸展或屈曲	
下肢动作	放松或受限:没有肌肉的僵直,偶尔腿部随机地运动	屈曲、伸展:紧张,手臂伸直,很快地伸展或屈曲	
觉醒状态	入睡、觉醒:安静、平和、入睡或觉醒是平静的	紧急、局促不安:激惹	

（2）脸、腿、活动、哭闹、安抚评估量表。脸、腿、活动、哭闹、安抚评估量表（face, legs, activity, cry, consolability, FLACC）用于评估 2 月~3 岁患儿的术后疼痛情况（见表 2-3）,包括 5 项内容,分别是面部、腿部、活动度、哭闹、可安慰的程度,根据具体情况每项给予 0~2 分,以各项分数之和来评估疼痛情况,总分为 10 分,得分越高疼痛越严重。

---

① 崔焱.儿科护理学[M].4 版.北京:人民卫生出版社,2006:80-82.

表2-3　脸、腿、活动、哭闹、安抚评估量表

条目	分值		
	0分	1分	2分
面部表情	表情自然或微笑	偶尔皱眉、面部扭歪、表情淡漠	经常下颌颤抖或紧咬
腿	自然体位、放松	不自然、紧张、不安静	踢腿或腿部僵直不懂
活动	静卧或活动自如	局促不安、来回动	身体屈曲、僵直或急扭
哭	无	呻吟、呜咽、偶诉	持续哭、哭声大、经常抱怨
安慰	无需安慰	轻拍可安慰	很难安慰

3. 记录疼痛评分。NIPS得分为1~2分为轻度疼痛；3~4分为中度疼痛；5~7分为重度疼痛；FLACC得分1~3为轻度疼痛；4~6为中度疼痛；7~10为重度疼痛。

4. 采取措施缓解疼痛。轻度疼痛可采用非药物治疗措施，如游戏，听音乐等；中重度疼痛在非药物治疗基础上遵医嘱。

（三）任务评价要点

1. 根据婴幼儿的年龄选择合适的疼痛评估表。

2. 使用正确的评估工具获得精准的评估结果。

任务4　了解婴儿肠痉挛症状

婴儿肠痉挛是儿童急性腹痛中最常见的功能性腹痛，发作时会影响婴儿肠道的舒适度，造成睡眠不安，同时也会使家长产生焦虑的情绪，采取适宜的干预手段可以有效地减轻疼痛的性质，缩短痉挛的时间。

一、婴儿肠痉挛的概述

婴儿肠痉挛主要表现为一个健康的婴儿出现连续的、反复的哭泣或烦躁不安。

通常用韦斯的"3的规则"来定义婴儿肠痉挛，即婴儿哭闹每天至少持续3小时，每周至少3天，在出生后的最初3个或4个月内至少有3周出现这种情况。

在许多病例中，婴儿肠痉挛的干预手段收效甚微，仅仅只能等待症状的自然缓解[①]。

二、婴儿肠痉挛的临床特点

婴儿肠痉挛可具有以下表现：过度的哭泣，高声尖叫，阵发性的激动或烦躁，涨红的脸，蹬脚，弓背，

---

① 胡雁、李晓玲. 循证护理的理论与实践[M]. 上海：复旦大学出版社，2007：307.

紧握双拳,难以安慰;因尖叫而导致腹壁紧张,因哭吵时吞入大量空气而导致胃肠胀气或呃逆,最常在傍晚时发生。

 实训 2.1.4　缓解痉挛

视频

缓解婴幼儿
肠痉挛

（一）任务要求

1. 掌握婴儿肠痉挛的评估方法。
2. 掌握解痉的措施,缓解婴儿的疼痛。

（二）操作方法

1. 实施解痉措施前的评估:评估婴儿的疼痛部位、性质、开始时间,引起腹痛的原因,了解腹痛持续时间、规律性,痛点是否转移,以及疼痛发展的过程,并观察婴儿对疼痛的反应。

2. 保持婴儿体位舒适:仰卧时,上半身抬高,腘窝处放枕头,使膝关节微曲;侧卧时,背部用枕头支撑。

3. 热敷:除急腹症外,可用热水袋进行热敷或增加婴儿衣服,胃肠道暖和些可减轻疼痛。

4. 按摩:可以用手按摩、揉搓脐部及小腹部,以增加腹部的血液循环,从而缓解肚子疼痛的症状。

5. 禁食、禁水:腹痛时一般宜禁食,待腹痛完全缓解、胃肠功能恢复后再给予适宜的饮食。

（三）任务评价要点

1. 对于肠痉挛的初步判断要包括:评估疼痛的性质,评估婴儿的一般情况。
2. 保持婴儿体位舒适。
3. 采取合适的方式有效缓解婴儿的疼痛。

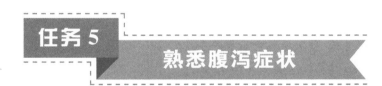

任务5　熟悉腹泻症状

腹泻是婴幼儿的常见症状,特点主要是大便次数增多和大便形状的改变。同时婴幼儿的皮肤比较柔嫩,如果腹泻次数比较多或者是每次排泄后处理不及时,对婴幼儿臀部皮肤的刺激性加大,容易导致臀部皮肤出现发红、破溃的情况,因此一定要做好防护工作,保证婴幼儿臀部皮肤的完整性。

一、腹泻的概述

腹泻,是以大便次数增多和大便性状改变为特点的一组临床综合征,严重者可引起脱水和电解质紊乱。多见于 2 岁以下、1 岁以上的幼儿,对婴幼儿的健康影响非常大。

按致病原因腹泻可分为感染性腹泻与非感染性腹泻。前者主要由病毒感染和细菌感染引起,后者主要由于饮食不当或气候突然变化引起。

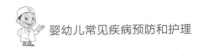
二、婴幼儿腹泻的临床特点

轻型腹泻多由饮食因素或肠道外感染引起,主要表现为大便次数增多,一般每日在 10 次以内,每次大便量不多,稀薄或带水,呈黄色或黄绿色,有酸味,无脱水,多在几日内痊愈。

重型腹泻多由肠道内感染引起,常伴有明显的脱水,水、电解质和酸碱平衡紊乱,以及全身中毒症状。可选用米汤、口服补液盐等来预防脱水并对症治疗。

实训 2.1.5 臀部护理

视频

婴幼儿臀部护理

婴儿出生后,除了要掌握正确的喂养方法以外,还要多注意婴儿臀部的护理,尤其是大便次数增多的时候,不然容易出现红臀。

(一)任务要求

1. 掌握婴幼儿臀部皮肤的评估方法。
2. 掌握臀部皮肤护理的步骤,能够独立为婴幼儿进行皮肤护理,保护臀部皮肤的完整性。

(二)操作方法

1. 观察婴幼儿臀部皮肤,评估有无发红、破损、皮疹等异常情况。
2. 及时用清水从前到后冲洗臀部。
3. 用干爽的毛巾蘸干水分,让宝宝的臀部在空气中或阳光下晾一下,不要马上包上尿片,以保持皮肤干燥[1]。
4. 根据臀部皮肤的情况,采取以下合适的护理方法:
(1)臀部皮肤完整,无发红。可使用温和无刺激的护臀霜保护皮肤。
(2)臀部皮肤发红。可使用含有亚油酸、亚麻酸的液体敷料。
(3)臀部湿疹。应及时就医,在医生指导下使用抗真菌乳膏。

(三)任务评价要点

1. 观察臀部皮肤情况,每次操作前后要洗手。
2. 动作迅速、轻柔,避免过度暴露婴儿皮肤。
3. 评估结果正确,能采取合适的护理措施。

任务6 熟悉呕吐症状

大多数家庭都遇到过婴幼儿呕吐,引起这一症状的原因错综复杂,有时是消化不良造成的,有时是

---

① 郑东旖.婴儿护理百科全书[M].长春:吉林科学技术出版社,2012:71.

因为疾病而产生的连带反应。家长发现婴幼儿呕吐不止时,要进行有效的判断,及时送婴幼儿就医,配合医生的诊断和治疗。同时在呕吐过程中婴幼儿有可能将呕吐物误吸入气道而引起窒息,家长必须及时清理气道呕吐物,保持呼吸道通畅,保障婴幼儿的生命安全。

一、呕吐的概述

呕吐是胃内容物和部分小肠内容物不自主地通过贲门、食管自口腔吐出体外的一种复杂反射动作,可排除胃内有毒物质,从而起保护性作用。

呕吐是婴幼儿常见症状之一,可见于不同年龄的多种疾病。引起呕吐的原因甚多。反复呕吐易导致水、电解质代谢紊乱;长期呕吐影响营养的吸收,可致营养不良和多种维生素缺乏症[1]。

呕吐可分为两类:①反射性呕吐:呕吐时婴幼儿常伴有迷走神经兴奋现象,表现恶心、面色苍白、出汗、流涎、血压降低及心率缓慢等;②中枢性呕吐:指呕吐中枢直接受刺激或通过化学感受器受到刺激,如颅内疾病或异常代谢产物所致。

二、婴幼儿呕吐的临床特点

呕吐时婴幼儿食道或胃内容物自口中涌出,幼儿呕吐前可有恶心,咽部、上腹部不适等先兆症状,并伴有头晕、流涎、出汗、面色苍白等症状。新生儿和小婴儿呕吐前无恶心先兆,表现为烦躁不安,呵欠或深吸气,面色苍白,拒奶等症状。

1. 发病的年龄

新生儿期呕吐的原因多为先天性系统发育异常和生产性颅脑损伤;婴儿期以喂哺不当和感染性疾病常见;幼儿期除感染和后天性消化系统疾病外,还应考虑习惯性和再发性呕吐等。

2. 呕吐方式

(1) 溢乳:表现为胃内乳汁由口角少量外溢。

(2) 一般呕吐:最多见,常伴有恶心,见于非梗阻性消化道疾病、消化道外感染性疾病、药物或食物中毒等。

(3) 喷射性呕吐:常见于喂药刺激、吞入大量空气、幽门肥厚及中枢神经系统疾病,表现为大量胃内容物由口、鼻喷涌而出。

3. 呕吐物性质

呕吐物中无胆汁者,多见于幽门痉挛及梗阻、十二指肠上端梗阻;呕吐物含胆汁者见于剧烈呕吐者及外围小肠梗阻。

呕吐物带粪汁则多见于下段或更低位的肠梗阻;呕吐物有血性液时应考虑到消化道溃疡、食管下端静脉曲张症。

4. 伴随症状

如伴有神经系统体征阳性则提示其有颅内疾病;伴有腹痛、腹泻、血便,应考虑消化系统疾病及过敏性紫癜等;以不明原因的反复呕吐者应考虑其有颅内肿瘤、结核性脑膜炎等[2]。

 实训 2.1.6　预防误吸

在婴幼儿呕吐的过程中,有可能会造成异物进入气管引起咳嗽、窒息、呼吸困难的发生,所以一定要注意预防婴幼儿误吸。

---

① 陈淑英,戴慰萍,蒋红.临床护理实践[M].上海:复旦大学出版社,2007:48.
② 郝德华.儿科常见病诊疗[M].长春:吉林科学技术出版社,2019:2.

(一)任务要求

1. 掌握婴幼儿呕吐发生时采取的合适体位。

2. 掌握保持呼吸道通畅的方法。

(二)操作方法

1. 出现恶心等前驱症状或发生呕吐时，要协助婴幼儿坐起，使呕吐物吐入容器内。不能坐起者，可协助婴幼儿侧卧位，两膝稍弯曲；或仰卧位，头侧向一边。以免呕吐物吸入气道而发生窒息或引起吸入性肺炎。

2. 呕吐时可以轻拍婴幼儿背部，协助其把呕吐物吐出。

3. 保持呼吸道通畅，及时清理口、咽部的呕吐物，必要时用手掏出。

4. 若婴幼儿有异物吸入，应采取以下方法清除异物：

(1) 对于意识清醒的婴幼儿，应立即采用如本书第40页图1-7、1-8所示的海姆立克法清除异物。具体方法为：①反复做4次背部叩击和4次胸部冲击。在做背部叩击时，婴幼儿应取头低脚高位，使用掌根叩击两肩胛之间。背部叩击的目的是使吸入气道的异物松动；②随后将婴幼儿翻转为仰卧位，使用与做胸外心脏按压同样的技术和位置行四次胸部冲击，目的是使胸腔内压力增高，迫使异物外移；③切忌盲目地用手指在其口腔内寻找异物，只有做完四次胸部冲击后，才可使婴幼儿口腔张开并取出看得见的异物；④任何情况下都不要用手指盲目地去清除异物，因为这样会将异物推向气道深处；只有仅仅在看到异物的情况下，才可用手指清除异物。

(2) 对于意识丧失的婴幼儿，应使用腹部冲击法。具体方法为：将其置于仰卧位，救治者跪着靠近婴幼儿，用一手掌根部以向上向前的力量在婴幼儿的中腹部作6～10次的冲击，冲击的位置在婴幼儿的脐部和肋弓之间。

5. 呕吐停止或操作结束后应给婴幼儿漱口，清理被污染的衣服和环境。

(三)任务评价要点

1. 呕吐发生时应将婴幼儿头偏向一侧或取坐位。

2. 呕吐后要及时清理呕吐物，协助婴幼儿漱口，开窗通风。

3. 要准确评估婴幼儿恶心和呕吐发生的时间、频率、原因或诱因，呕吐的特点及呕吐物的颜色、性质、量、气味及伴随的症状等。

思政话题

2021年9月，国务院办公厅印发了《中国儿童发展纲要2021—2030年》。内容重点是把培养好少年儿童作为一项战略性、基础性工作，坚持儿童优先原则，大力发展儿童事业，保障儿童权利的法律法规政策体系进一步完善，党委领导、政府主责、妇女儿童工作委员会协调、多部门合作、全社会参与的儿童工作机制进一步巩固，儿童发展环境进一步优化。其中，本纲要特别提到：覆盖城乡的儿童健康服务体系更加完善，儿童医疗保健服务能力明显增强，儿童健康水平不断提高；新生儿、婴儿和5岁以下儿童死亡率分别降至3.0‰、5.0‰和6.0‰以下，地区和城乡差距逐步缩小。①

请查阅资料并思考：在过去70多年，我们国家的婴儿死亡率和5岁以下儿童死亡率出现了怎样的变化？产生这种变化的主要原因有哪些？与国际上同类国家相比，这种变化体现出怎样的制度和政策优势？

---

① 信息来源：中华人民共和国中央人民政府，《国务院关于印发中国妇女发展纲要和中国儿童发展纲要的通知》，中国政府网（http://www.gov.cn/zhengce/content/2021-09/27/content_5639412.html），2021年9月27日。

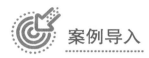

学习情境 2　婴幼儿的专科疾病症状

案例导入

豆宝是一名刚出生 7 天的女宝宝,昨天刚住进母婴保育中心。豆宝足月、顺产、出生体重 4 kg,妈妈觉得豆宝看上去不太精神,一直在睡,皮肤也变黄了,总感觉有些不对劲,于是保育中心的阿姨今天给豆宝测了体温,37.0℃,妈妈说豆宝这几天吃奶的量和平时差不多,大小便也正常。

问题： 你知道豆宝出现了哪些症状? 是什么原因引起的呢? 可以给妈妈怎样的照护建议呢?

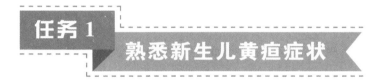

任务 1　熟悉新生儿黄疸症状

黄疸是新生儿临床常见症状之一。新生儿黄疸可能是生理性的,也可能是病理性的。生理性黄疸不需要过多干预,也不会对健康造成影响,病理性黄疸需要尽早干预。因此,学习新生儿黄疸的临床特点,掌握新生儿黄疸评估方法对新生儿照护很重要。

一、新生儿黄疸的概述

新生儿黄疸又称为新生儿高胆红素血症,是胆红素在体内积聚而引起,表现为胆红素沉积导致皮肤和(或)结膜明显黄染(可扫码看彩图)。

胆红素是血红素分解代谢的产物。80%～90%的胆红素是在红细胞或无效红细胞生成的血红蛋白分解过程中产生的。其余 10%～20%的胆红素来源于其他含血红素蛋白质(如细胞色素和过氧化氢酶)的分解。

新生儿黄疸图

新生儿胆红素代谢存在胆红素生成较多、运转胆红素的能力不足、肝功能发育未完善、新生儿期肠肝循环的特点,上述因素会导致新生儿摄取、结合、排泄胆红素的能力仅为成人的 1%～2%,因此新生儿极易出现黄疸,尤其当新生儿处于饥饿、缺氧、胎粪排出延迟、脱水、酸中毒、头颅血肿或颅内出血等状态时,黄疸会加重[1]。

二、新生儿黄疸的临床特点

发生黄疸的原因很多,有生理和病理之分,重度黄疸有可能导致中枢神经系统受损,产生胆红素脑

---

[1]　张玉侠.实用新生儿护理学手册[M].北京:人民卫生出版社,2019:393.

病,引起死亡或严重后遗症。

1. 生理性黄疸

生理性黄疸受到个体差异、种族、地区、遗传及喂养方式的影响,目前并没有统一标准。一般来说,生理性黄疸有以下特点:①一般情况良好。②足月儿生后2～3天出现黄疸,4～5天达高峰,5～7天消退,最迟不超过2周;早产儿黄疸多于生后3～5天出现,5～7天达高峰,7～9天消退,最长可延迟到3～4周。③每日血清胆红素升高<85 μmol/L(5 mg/dL),或每小时升高<0.85 μmol/L(0.5 mg/dL)。

2. 病理性黄疸

病理性黄疸的发生与新生儿感染性和非感染性疾病有关,包括新生儿肝炎、新生儿败血症等感染性疾病,也包括新生儿溶血症、胆道闭锁等非感染性疾病。常有以下特点:①黄疸在出生后24小时内出现。②黄疸程度重,血清胆红素>205.2～256.5 μmol/L(12～15 mg/dL),或每日上升超过85 μmol/L(5 mg/dL)。③黄疸持续时间长(足月儿>2周,早产儿>4周)。④黄疸退而复现。⑤血清结合胆红素>34 μmol/L(2 mg/dL)。

实训2.2.1 评估新生儿黄疸

(一) 任务要求

1. 熟悉新生儿黄疸的评估方法。

2. 熟悉经皮胆红素测量的步骤,能够独立为新生儿进行黄疸测量,测得准确可靠的经皮胆红素值。

(二) 操作方法

1. 经皮胆红素测量前的评估。评估新生儿的神志、面部及前胸皮肤的黄染情况,检查经皮胆红素测量仪的情况。

2. 经皮胆红素测量的步骤。通过测量经皮胆红素的值,了解新生儿胆红素水平和一般情况,为疾病的观察提供参考。

(1) 着装整洁,洗手,戴口罩。

(2) 向家长解释操作的目的,核对身份,将新生儿平卧于婴儿床上。

(3) 打开经皮胆红素测量仪,检查经皮胆红素测量仪的功能状态。

(4) 将测量仪的测量探头轻放于新生儿眉心上方,轻轻垂直下压测量仪,听到"咔嗒"声即可,记录显示的数据,按下复位开关。

(5) 同法在两侧面颊部、胸骨上端部位进行测量。

(6) 测量完毕,清洁测量仪探头,备用。

(7) 整理新生儿衣物,使穿戴舒适。

(8) 整理用物、洗手、记录。

(三) 任务评价要点

1. 经皮胆红素测量前的初步判断:第一,评估神志、新生儿黄疸的程度;第二,结合新生儿活动状态、衣着、环境温度等确定是否适合即刻测量胆红素。

2. 测量胆红素前应规范完成手卫生;测量胆红素后,细心整理新生儿衣物,处理用物。

3. 测量部位是新生儿眉心上方,并轻轻垂直下压测量仪,确保测得准确可靠的经皮胆红素值。

任务2　熟悉发绀症状

发绀与循环系统疾病有关。在儿科领域,紫绀往往需要紧急处理,学习紫绀发生的原因,将紫绀这一症状与儿科临床常见疾病相关联,可以帮助照护者尽早开展干预,提高照护者水平。

一、发绀的概述

发绀是指血液中还原血红蛋白增多,致皮肤、黏膜呈青紫色,广义上还包括少数因异常血红蛋白所致青紫。通常表现为皮肤较薄、色素较少和血流丰富的部位呈现紫色,例如唇、颊部、鼻尖、甲床,婴幼儿常表现为口唇青紫(可扫码看彩图)。

口唇青紫图

任何原因导致的气体交换障碍,引起血红蛋白氧合作用减低,或者心内及大血管之间存在右向左分流,使动脉血中还原血红蛋白量增多,或末梢血流缓慢、淤滞,使氧合血红蛋白被组织过多摄氧,还原血红蛋白增多,均可出现青紫。

发绀可分为中心性和周围性[1]。中心性紫绀的特点是发绀分布于周身皮肤黏膜,皮肤温暖,可见于先天性心脏病(如法洛四联症),各种严重呼吸系统疾病(如肺炎、气胸);周围性发绀的特点是发绀见于肢体末梢的下垂部位,皮肤温度低,经按摩、加温可消失,可见于右心衰竭,血栓闭塞性脉管炎。

二、青紫型先天性心脏病的临床特点

青紫型先天性心脏病是引起新生儿中心性紫绀的常见原因,特别是对于存在主动脉缩窄、左心发育不良综合征、肺动脉闭锁等病变的婴儿,其肺血流量依赖于未闭的动脉导管,因此可在动脉导管闭合时(通常是出生后1~2周)出现严重紫绀。

5种较为常见的青紫型先天性心脏病病有:大动脉转位、法洛四联症、永存动脉干、完全性肺静脉异位连接、三尖瓣异常。

其中,法洛四联症是1岁以后儿童最常见的青紫型先天性心脏病,由肺动脉狭窄、室间隔缺损、主动脉骑跨、右心室肥厚共四种畸形组成,其中以肺动脉狭窄最常见,对婴幼儿的病理生理和临床表现有重要影响[2]。这些婴幼儿出生时的紫绀大多不明显,3~6个月后逐渐明显,并随着年龄的增加而加重。也有些婴幼儿因肺动脉狭窄严重或闭锁,出生后不久即有紫绀,由于血氧含量下降导致婴幼儿活动耐受力差,稍一用力,如吃奶、哭闹、走动等,即出现呼吸急促和紫绀加重。法洛四联症的婴幼儿除了会有紫绀的表现,因其肺动脉的狭窄,在晨起吃奶或大便、哭闹后会出现阵发性呼吸困难、烦躁、紫绀加重,严重者可引起突然昏厥、抽搐或脑血管意外。此外婴幼儿还可能会有蹲踞表现,蹲踞时婴幼儿下肢屈曲受压,体循环阻力增加,使右向左分流减少,缺氧症状暂时得到缓解。

---

[1]　张玉侠.实用新生儿护理学[M].北京:人民卫生出版社,2015:158-159.
[2]　崔焱,仰曙芬.儿科护理学[M].6版.北京:人民卫生出版社,2017:321.

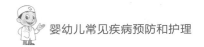

 实训 2.2.2　体位护理

体位,是指休息状态时身体所处的位置,通过帮助患病的婴幼儿安置舒适的体位,可以让婴幼儿处于最适合休息的身体状态。

（一）任务要求

掌握体位护理的操作步骤,能够独立为婴幼儿进行体位护理,帮助婴幼儿安置舒适的体位。

（二）操作方法

1. 体位护理前的评估。评估婴幼儿的神志、心理状态及合作程度,以及是否存在需要注意的具体特征。

2. 体位护理的步骤。

（1）洗手,戴口罩。

（2）准备床单位,床上放置婴幼儿喜欢的被服和玩具。

（3）将婴幼儿轻轻抱到床上。

（4）帮助婴幼儿盖毯子。

（5）抬高床头至60°～90°。

（6）安置婴幼儿置于膝胸屈曲位。

（7）整理床单位。

（三）任务评价要点

1. 安置体位前需要评估婴幼儿的神志、心理状态,配合程度。

2. 安置体位的过程中需要动作轻柔,体现人文精神。

3. 安置至舒适体位后需整理床单位。

任务3　熟悉便血症状

便血是儿科常见症状,发生便血往往会引起照护者的恐慌。学习便血的原因和临床特点可以帮助照护者提高现场应对能力,让照护者可以妥善处理便血。

一、便血的概述

粪便颜色呈鲜红、暗红或柏油样（黑便）,均称为便血[①]。多见于下消化道出血,特别是结肠与直肠病变的出血,但也可见于上消化道出血。便血的颜色取决于消化道出血的部位、出血量及血液在胃肠道停留的时间。

学习便血的症状前需要先掌握正常婴幼儿的排便情况。食物进入消化道至粪便排出时间因年龄

---

① 陈美月.实用消化内科学［M］.天津:天津科学技术出版社,2018:59.

及喂养方式而异，母乳喂养儿平均为 13 小时，人工喂养儿平均为 15 小时①。

母乳喂养儿粪便呈黄色或金黄色，糊状，偶有细小乳凝块，或较稀薄、稍绿、不臭，呈酸性反应（pH4.7～5.1）。母乳喂养儿每日排便 2～4 次，一般在添加换乳期食物后次数即减少。人工喂养儿粪便呈淡黄色或灰黄色，较干稠，有臭味，呈中性或碱性反应（pH6～8），每日排便 1～2 次，易发生便秘。部分母乳喂养儿粪便与人工喂养儿粪便相似，但较软、黄。婴幼儿添加蛋、肉、蔬菜、水果等食物后，粪便性状逐渐接近成人，每日排便 1 次。

当婴幼儿消化系统功能异常时，胃肠黏膜受到累及，可能会表现为大便异常。发现婴幼儿出现血便时，要了解便血的发生和发展过程，分清便血的性状、出血方式、颜色和出血量，仔细观察异常大便的性状，如外观、颜色、黏液脓血的量等。当婴幼儿排便为柏油样，首先应仔细回顾近 3 天的饮食，是否补充铁剂，是否食用血制品，是否有鼻腔出血，当排除饮食造成的因素后，多考虑上消化道病变，应尽早就医，完成进一步的检查。

二、婴幼儿便血的原因与临床特点

婴幼儿便血仅是疾病的伴随症状，当原发病得到控制后便血症状会减轻。引起婴幼儿便血的原因很多，最常见的有如下四种②：

1. 急性肠套叠

这是婴幼儿最常见的急腹症，也是引起便血的常见原因。多发于 2 岁以内的婴幼儿，尤其是 4～10 个月的婴儿。该病的主要症状是大便带血，呈果酱样，同时因伴有腹痛导致的哭闹和呕吐，进行腹部检查时可扪及腊肠形、表面光滑、稍可活动、具有一定压痛的肿块，多位于脐右上方。

2. 美克尔氏憩室出血

此憩室多位于回肠下端，是一种先天性肠道畸形，多发于 2 岁以内的婴幼儿。其特点为突然出现大量血便，先黑后红，并常伴有呕吐及腹痛。憩室因可能含有异位的胃黏膜或胰腺组织，从而导致溃疡出血，如果出血量大会引起休克，反复出血可致贫血。

3. 急性坏死性肠炎

这是一种局限于小肠的畸形出血性坏死性肠炎，病变部位在空肠或回肠。通常在夏秋季出现，若婴幼儿有不洁饮食史，发病急骤，表现为急性腹痛，多由脐周或上中腹开始，疼痛为阵发性绞痛或持续性疼痛伴有阵发性加剧，血便呈赤汤或"洗肉水"样，有腥臭味，如果不及时治疗会发生休克。

4. 肛裂

多发于 2 岁左右的婴幼儿，其特点为少量点滴鲜血便，大便干硬，同时伴有排便痛，因此婴幼儿不愿排便，从而加重症状。

除以上疾病外，消化道肿瘤、食管裂孔疝、流行性出血热、痢疾、血液病等也可引起便血，当婴幼儿出现便血时，需要及时记录便血的情况并留取粪标本，尽快到医院进行诊治。

 实训 2.2.3　留取粪标本

（一）任务要求

1. 掌握婴幼儿便血的评估方法。
2. 掌握粪标本留取的步骤，能够独立为婴幼儿进行留取粪标本的操作。

（二）操作方法

1. 粪标本留取前的评估。评估婴幼儿的生命体征，排便的频率、量，异常粪标本的色、质、量。

---

① 崔焱,仰曙芬. 儿科护理学［M］. 6 版. 北京：人民卫生出版社,2017：261.
② 易康. 人体疾病速查手册［M］. 哈尔滨：黑龙江科学技术出版社,2015：314.

2. 留取粪标本的步骤。

(1) 准备用物(粪便常规标本盒,棉签,一次性手套)。

(2) 洗手,戴口罩。

(3) 携用物至婴幼儿床旁,注意隐私保护。

(4) 戴手套,留取粪便:用棉签挑取 3～5 g 左右的粪便放入标本盒中,尽量选择带黏液、脓、血等外观异常的病理部分,粪便隐血化验者,需挑取 2 处以上的粪便。

(5) 整理床单位,合理安置婴幼儿。

(6) 及时送检粪便标本。

(7) 处理用物,洗手。

(三) 任务评价要点

1. 留取粪标本操作过程中注意保护婴幼儿隐私。

2. 留取粪标本注意采集异常粪便。

3. 标本采集结束后完成手卫生。

任务 4　熟悉呼吸困难症状

呼吸困难往往提示病情严重,需要开展紧急救治。本项任务包含婴幼儿呼吸困难的临床特点和主要护理措施,照护者需要识别异常呼吸,帮助争取救治时间。本项操作任务为雾化吸入,是临床操作的重点与难点。

一、呼吸困难的概述

呼吸困难是指患者主观上感觉空气不足、呼吸费力,客观上表现为呼吸频率、节律和深度的改变,进而出现张口呼吸、鼻翼翕动、端坐呼吸、发绀等辅助呼吸肌参与呼吸运动。呼吸困难是呼吸衰竭的主要临床表现之一[1]。

婴幼儿呼吸肌发育不全,胸廓活动范围小,呈腹式呼吸。因此,呼吸频率加快(2 月龄以下婴幼儿,呼吸≥60 次/分;2～12 月龄,呼吸≥50 次/分;1～5 岁,呼吸≥40 次/分[2])是其呼吸困难的第一征象,年龄越小表现越明显。

二、婴幼儿呼吸困难的主要护理措施

婴幼儿呼吸困难的主要护理措施是保持呼吸道通畅,具体如下:

(1) 及时清除口鼻分泌物。

(2) 经常变换体位,以减少肺部淤血,促进炎症吸收。

---

① 刘亚莉. 健康评估[M]. 上海:第二军医大学出版社,2015:26.

② 崔焱,仰曙芬. 儿科护理学[M]. 6 版. 北京:人民卫生出版社,2017:290.

（3）根据病情给予相应的体位，利于肺的扩张及呼吸道分泌物的排出。

（4）指导进行有效的咳嗽，排痰前协助转换体位，帮助清除呼吸道分泌物。

（5）密切监测生命体征和呼吸窘迫程度，以帮助了解疾病的发展情况。

 实训 2.2.4 雾化吸入

雾化吸入，就是利用高速氧气气流，使药液形成雾状，再由呼吸道吸入，以治疗呼吸道感染，消除炎症和水肿，达到解痉、稀化痰液、帮助祛痰的作用。

（一）任务要求

1. 掌握婴幼儿雾化吸入的评估方法。

2. 掌握雾化吸入的步骤，能够独立为婴幼儿进行雾化吸入操作。

（二）操作方法

1. 雾化吸入前的评估。评估婴幼儿的神志、心理状态及合作程度，以及是否存在需要注意的具体特征。雾化吸入前 30 分钟内有无运动、进食等，若有，应休息 30 分钟后再开始该操作。评估雾化装置的功能状态。

2. 雾化吸入的步骤。

（1）洗手、戴口罩。

（2）连接雾化器。

（3）抽取药液，注入雾化罐内（注意药液剂量准确）。

（4）启动雾化器，将雾化面罩将婴幼儿口鼻罩住，调节松紧带。

（5）吸入时间为 10～15 分钟（根据药物剂量及挥发情况决定），完毕后摘下面罩。

（6）观察婴幼儿的面色、呼吸情况。

（7）整理床单位，合理安置婴幼儿，清洁婴幼儿面部、漱口。

（8）处理用物并洗手（雾化器用流动水冲洗干净并晾干备用）。

（三）任务评价要点

1. 雾化吸入前的初步判断：首先，评估神志、心理状态，取得婴幼儿合作；其次，结合婴幼儿饮食活动情况判断是否可以进行雾化吸入操作。

2. 雾化吸入后应给婴幼儿清洁面部。

3. 雾化吸入结束后应将雾化器用流动水冲洗干净并晾干备用。

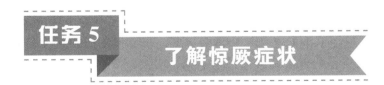

任务 5 **了解惊厥症状**

惊厥起病急、发展迅速，需要就地抢救。本节任务包括了惊厥的概述和对婴幼儿惊厥临床特点的学习。要求照护者掌握惊厥发作时的防范措施，避免因操作不恰当对婴幼儿造成二次伤害。

一、惊厥的概述

惊厥是婴幼儿常见的急症,表现为突然发作的全身性或局限性肌群强直性和痉挛性抽搐,伴有意识障碍。婴幼儿感染性和非感染性疾病、颅内疾病和颅外疾病均可引起惊厥,其中以神经系统以外的感染所致的高热惊厥多见。3岁以内婴幼儿发病较多,发作次数和持续时间不尽相同,而严重的、长时间的、反复的惊厥发作,可致明显脑损伤并留有严重的后遗症。

一旦发现惊厥,首先应争取在最短时间内止痉,其次要评估婴幼儿惊厥发生时的详细情况,了解惊厥持续的时间,是否是高热时发作,抽搐的部位、惊厥的严重程度、有无意识障碍,及早查明惊厥的原因,同时也要动态观察呼吸和循环功能,以及生命体征变化[1]。

二、婴幼儿惊厥的临床特点

惊厥常突然起病,其典型临床表现为意识丧失、头向后仰、眼球固定上翻或斜视、口吐白沫、牙关紧闭、面部或四肢呈阵痉或强直性抽搐,严重者可出现青紫、呼吸不整、颈强直、角弓反张、大小便失禁,持续时间数秒至数分或更长,继而转入嗜睡或昏迷状态,发作时或发作后不久检查,可见瞳孔散大、对光反应迟钝,病理反射阳性等体征,发作停止后不久意识恢复[2]。

婴幼儿与新生儿惊厥表现有所区别。新生儿惊厥的表现没有无固定形式,异常动作形式多样,如呼吸暂停、不规则、两眼凝视,阵发性苍白或发绀;婴幼儿惊厥有时仅表现口角、眼角抽动,一侧肢体抽动或双侧肢体交替抽动。新生儿惊厥表现为全身性抽动者不多,常表现为呼吸节律不整或暂停,阵发性青紫或苍白,两眼凝视,眼球震颤,眨眼动作或吸吮、咀嚼动作等。

热性惊厥(高热惊厥)是婴幼儿最常见的神经系统疾病,在5岁以下的幼儿中发生率为2%～4%。这是一种年龄依赖性现象,并有很强的遗传倾向。惊厥多在发热早期发生,持续时间短暂,在一次发热疾病中很少连续发作多次,常在发热12小时内发生,发作后意识恢复快,无神经系统阳性体征,热退1周后脑电图恢复正常,属单纯性高热惊厥,预后良好。

知识卡片

惊厥发作时的
处置措施

📎 实训 2.2.5　开放气道

当婴幼儿惊厥发作持续,引起呼吸暂停,需要第一时间开放气道以保持呼吸通畅。

(一)任务要求

1. 掌握开放气道前的评估要点。
2. 掌握开放气道的方法,能够独立为婴幼儿开放气道。

(二)操作方法

1. 开放气道前的评估。开放气道有抬颏法和(或)托颌法两种方法,而开放气道的操作目的是使气道处于中间位置,使舌头和软腭组织远离咽后壁。此操作常在紧急状态下实施,需要快速判断儿童的情况,选择最适合的方法是紧急而重要的。当施救者怀疑婴幼儿存在头部或颈部损伤时,不应使用仰头抬颏法开放气道。

---

① 中华医学会儿科学分会神经学组. 热性惊厥诊断治疗与管理专家共识(2017实用版)[J]. 中华实用儿科临床杂志,2017:1379-1382.
② 张琳琪,王天有. 实用儿科护理学[M]. 北京:人民卫生出版社,2018:515.

2. 开放气道的步骤。

(1) 抬颏法(见图 2-4)。确定没有颈部损伤时,一只手放在婴幼儿下颌骨下,轻轻向上抬起使下巴向前移动;同时,拇指轻轻按压婴幼儿下唇来打开口腔;拇指也可以放在婴幼儿下切牙后方轻轻地提起下巴,使下中切牙位于上颌中切牙前;另一只手可放在婴幼儿额部轻轻地将头仰至中间位。

(2) 托颌法(见图 2-5)。双手于婴幼儿两侧下颌角;向前移动婴幼儿下颌骨,使下中切牙位于上中切牙前。

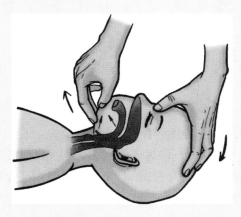

图 2-4　抬颏法开放气道

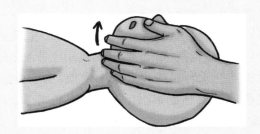

图 2-5　托颌法开放气道

(三) 任务评价要点

1. 在进行抬颏期间,务必注意避免婴幼儿口腔关闭、按压颏下软组织或使颈部过伸,这些操作会导致气道梗阻;

2. 如果怀疑婴幼儿头颈部有创伤时,首选的气道开放方法为托颌法,在这种情况下,还应该维持颈椎固定。

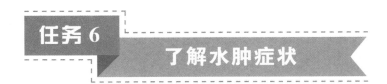

任务 6　了解水肿症状

水肿往往逐步加重,需要照护者在日常照护中对婴幼儿动态评估。本节的任务包含对婴幼儿水肿的临床特点和护理要点的掌握,学习水肿分度的评估,提高照护技能。

一、水肿的概述

水肿是以局部或全身性组织间液量增多和组织肿胀为特征的临床病症,其中局限性组织间隙积液包括腹水和胸腔积液。局限性水肿的常见病因是静脉受压而阻塞(如深静脉血栓形成),而全身性水肿的常见病因是肾病。

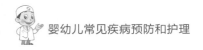

二、婴幼儿水肿的临床特点和护理要点

全身性水肿常开始于眼睑和下肢,逐渐波及全身,严重时除皮肤、皮下组织浮肿外,常易合并胸水、腹水及包皮、阴囊、阴唇水肿。常见有下列原因。

(1)肾脏疾病:浮肿自眼睑、面部较疏松结缔组织开始,以后波及全身,如急、慢性肾炎、肾病综合征。

(2)心脏疾病:浮肿自腰部以下开始,出现在下肢臀部受重力影响部位,如各种心脏病、急慢性心功能不全。

(3)肝脏疾病:全身轻度浮肿,以下肢明显,同时有腹水,如重症肝炎、肝硬化等。

(4)营养性疾病:浮肿常由下肢开始呈凹陷性浮肿,常见于肺结核、迁延性肝炎、营养性贫血、营养不良等消耗性疾病所致。

(5)内分泌疾病:如肾上腺皮质功能亢进、先天性呆小病等。

(6)电解质紊乱:如低钠、高钠血症或补液量过多所致的全身性浮肿。

由于高度水肿可致皮肤张力增加,皮下血液循环不良,加上容易伴随营养不良,婴幼儿的皮肤容易受损及继发感染,应注意保持皮肤清洁、干燥,及时更换内衣;保持床铺清洁、整齐、被褥松软,经常翻身;水肿严重时,臀部和四肢受压部位可衬棉圈或用气垫床;水肿的阴囊可用棉垫或吊带托起①。

水肿评估过程
的考虑因素

 实训 2.2.6　水肿分度的评估

(一)任务要求

1. 掌握不同程度婴幼儿水肿的评估方法。
2. 掌握水肿评估的步骤,对婴幼儿的水肿情况有整体把握的能力。

(二)操作方法

1. 水肿分度评估前的准备。评估婴幼儿的神志、心理状态及合作程度,以及是否存在需要注意的具体特征。

2. 水肿分度评估的步骤。通过评估水肿的分度情况,了解婴幼儿的一般情况以及疾病的发生、发展规律,协助医生作出正确的诊断,为预防、治疗、护理提供依据。①洗手、戴口罩;②暴露婴幼儿皮肤;③观察婴幼儿水肿发生的部位;④确定水肿的程度:轻度水肿(眼睑或下肢踝部附近有水肿);中度水肿(全身性水肿,大腿以下明显);重度水肿(皮肤紧张发亮);⑤记录评估结果;⑥整理婴幼儿衣物,使其穿戴舒适。

(三)任务评价要点

1. 水肿分度的评估标准。
2. 评估过程中注意给予宝宝保暖。

---

① 崔焱,仰曙芬.儿科护理学[M].6 版.北京:人民卫生出版社,2017:344.

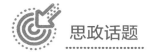

思政话题

　　2022年3月28日,国务院发布文件,明确3岁以下婴幼儿照护费用纳入个税专项附加扣除的具体办法,自2022年1月1日起实施。这项重要政策落地,将有效减轻家庭生育、养育负担。它明确了具体规则,通过税收调节作用,降低家庭生育、养育等成本。值得关注的是,政策规定采用定额扣除的方式,明确纳税人照护3岁以下婴幼儿子女的相关支出,按照每个婴幼儿每月1000元的标准定额扣除。定额扣除的方式大大提高了计税的便利性。除了将3岁以下婴幼儿照护费用纳入个税专项附加扣除,减轻群众生育、养育、教育负担,还需要一系列经济社会政策打出"组合拳",比如完善托育服务体系、扩大普惠性学前教育资源供给、差异化租赁和购房优惠政策、严格落实产假哺乳期假制度等。通过各方面政策的共同发力,推动生育、养育、教育成本显著降低,方能促进人口长期均衡发展。①

　　请思考:①为保持人口的健康、均衡发展,遏制不断下降的生育率,中国已经出台怎样的政策? 还可能在哪些方面出台政策? ②作为一名婴幼儿照护者,可以为此做出怎样的贡献?

---

　　① 信息来源:经济日报,《3岁以下婴幼儿照护专项附加扣除传递哪些积极信号?》,学习强国(https://www.xuexi.cn/lgpage/detail/index.htmlid=12703644390420732718&item_id=12703644390420732718),2022年3月22日。

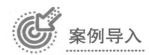
学习情境3 常见临床检验和检查项目

案例导入

小新是一名3岁的男宝宝,近3天晚上睡觉时和早晨起床后频繁咳嗽,虽然不剧烈,但已经影响到了他的睡眠,妈妈考虑后决定还是带他去医院就诊。医生耐心询问了小新的病史,并听诊了肺部,建议再做一下血尿常规及拍摄胸部正侧位片,用以协助诊断。

问题:你知道送检血尿常规的目的和意义吗?可以给小新妈妈怎样留取标本的建议?

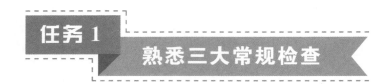

任务1 熟悉三大常规检查

三大常规是临床普遍采用的检验方法,用于帮助医生进行疾病的初步判断,观察疾病治疗效果,在疾病诊治中起着重要作用。

一、三大常规的概述

血常规、尿常规和粪常规常被简称为三大常规,是临床最基本的实验室检查项目,可以辅助医生及早发现和诊断某些疾病,也可以反映一些疾病的治疗效果。

血常规是通过对血细胞数量和形态分布进行检验与分析,判断血液状况及疾病的检查,对机体许多病理改变都有敏感反映。检查内容通常包括白细胞计数、红细胞计数、血小板计数和血红蛋白含量。

尿液是人体排泄物中最易得到的化验标本,反映了机体的代谢状况,其中正常成分量的变化和有形成分的出现是肾脏或尿路疾病的征兆。检查内容通常包括尿液颜色、透明度、尿酸碱度、尿比重以及镜检下细胞成分等。

粪常规是消化道检查的一种,可以了解胃肠道功能,其中某些致病菌、病毒、虫卵等的检出可对疾病的诊断起决定作用,对寄生虫疾病及肠道感染的诊断有很大帮助。检查内容通常包括粪便颜色、软硬度、形状以及细胞成分等。

二、三大常规检验结果的临床判断

1. 血常规检查指标含义

血常规中的红细胞计数(RBC)、血红蛋白浓度(HBG)以及平均红细胞体积(MCV)、平均血红蛋白含量(MCH)、平均血红蛋白浓度(MCHC),可客观判断贫血的程度和类型。如婴幼儿在出生后 2～3 月内发生的生理性贫血是正细胞正色素性贫血,6 月龄至 3 岁的婴幼儿常见的缺铁性贫血是小细胞低色素贫血。

白细胞总数及其分类计数通常包括白细胞总数以及中性粒细胞、淋巴细胞、单核细胞、嗜酸性粒细胞和嗜碱性粒细胞的百分率计数,常用于辅助诊断造血系统疾病以及感染性疾病。如中性粒细胞增多常见于急性细菌感染,淋巴细胞增多常见于病毒感染,嗜酸性粒细胞增多常见于过敏性疾病、寄生虫等。

血小板减少可引起出血。如当血小板计数<$50×10^9$/L 时,轻度损伤可引起皮肤黏膜紫癜,手术后可能容易出血;当血小板计数<$20×10^9$/L 时,则易发生自发性出血。

2. 尿常规检查指标含义

正常尿液应淡黄澄清。发现尿色异常应先了解是否有由食物或药物引起的可能性,如食用甜菜可致红色尿,服用复合维生素 B 可见黄色尿。在冬季,婴幼儿尿排出后会变混浊,可能是由于磷酸盐或尿酸盐沉淀而致。

尿比重对估计肾脏的稀释和浓缩功能有实际意义。尿比重过低往往考虑为肾脏疾病、肾曲管病变或抗利尿激素分泌异常而影响尿浓缩功能。

尿中白细胞增加提示尿路感染;红细胞增加表示肾脏或尿路出血,其中尿沉渣中的红细胞形态又可以帮助鉴别血尿来源。

3. 粪便常规检查指标含义

根据粪便的一般形状如色、质、量和气味,往往可做出疾病的初步判断,如菌痢的脓血便,肠套叠的果酱样便,消化道出血的柏油样便,胆道梗阻的陶土色便等。

患有蛔虫病、蛲虫病的婴幼儿的粪标本里可查到虫卵或虫体,被轮状病毒或诺如病毒感染的婴幼儿则可在其粪标本中检出相应病毒。

 实训 2.3.1　采集足跟血

(一) 任务要求

1. 熟悉毛细血管取血的原则。

2. 掌握足跟血采集的步骤,能够独立为婴幼儿进行足跟采血,确保检验结果真实反映实际情况。

(二) 操作方法

1. 毛细血管取血的原则[①]。婴幼儿常从耳垂或指尖取血,新生儿可从足跟取血,穿刺针应避开发炎、水肿部位,刺入皮肤宜稍深(约 2～3 mm),以使血液自然流出,切忌强行挤压,因会使组织液混入或产生溶血而影响结果的准确性。

2. 足跟采血的步骤。婴儿皮肤透薄、柔软,采血前可先温暖其足部,并稍加摩擦皮肤使血液通畅易于流出。

(1) 准备好采血针,保存容器和皮肤消毒液。

(2) 评估预穿刺部位局部皮肤情况。

(3) 使用皮肤消毒液对足跟部皮肤进行消毒。

---

① 江载芳,申昆玲,沈颖. 诸福棠实用儿科学[M]. 8 版. 北京:人民卫生出版社,2015:190.

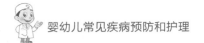

(4) 左手捏婴幼儿足跟,大拇指在足跟后,食指在足底,余三指跨过足背,固定婴幼儿足部。

(5) 右手用采血针刺入足跟两个侧边缘部位。

(6) 用拇指与食指轻压出血留取于标本容器中。

(三) 任务评价要点

1. 采血前应用消毒液对穿刺处周围皮肤进行消毒。

2. 足跟应固定妥善后方进针,以防过度自由活动使采血失败。

3. 对有血液病或有出血倾向的宝宝,针刺不宜过深,以防流血不止。

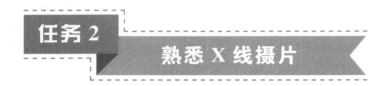

任务 2 熟悉 X 线摄片

X 线摄片是最传统且常用的影像学检查,常用于辅助检查婴幼儿骨骼肌和呼吸体统疾病,需要注意婴幼儿期对 X 线较为敏感,检查中需进行有效防护。

一、X 线摄片的概述

X 线摄片是影像学检查的一种,指 X 射线通过人体被检查的部位,在数字成像板上形成影像的过程。X 线摄片是最传统的放射影像检查技术,适用于骨骼、胸腹部等自然对照较好的部位,只能反应静息影像,不能显示脏器活动状态。

目前最常应用的技术为计算机射线照相检测技术(computed radiography,CR)和数字化 X 线照相检测(digital radiograpy,DR)[1],优点在于可对图像进行多种后处理以及数字化存储,一方面使图像观察更清晰,另一方面节省耗材成本和存放胶片的空间。

需要注意的是,婴幼儿期尚处于器官发育阶段,对 X 线相对敏感,因此在检查时要视情况对性腺和甲状腺等器官进行有效防护。

二、X 线摄片的临床应用

在中枢神经系统,X 线摄片常用于脊柱畸形、外伤和骨质病变的辅助检查,患侧摄片,对体位往往没有特殊要求,只有脊柱侧弯的首次摄片,需要在婴幼儿可取立位时进行。

在骨骼肌肉系统,X 线摄片是骨折外伤、骨髓炎、先天性畸形和遗传代谢性骨病的首选检查方法,应选择患肢摄片;若为测定骨龄则通常选择一侧手腕正位片,婴儿可选择膝部或足部摄片,对体位没有特殊要求。

在呼吸系统中,肺、胸膜及横膈病变的放射影像学检查也首选 X 线摄片。新生儿胸部 X 线摄片,常规取仰卧位或水平位,视疾病诊断需要,选择正位片和(或)侧位片。幼儿常取仰卧前后位,在

---

① Lane FD. Pediatric Imaging: The Fundamentals[M]. New York: Saunders,2009:37.

068

相对平静状态的吸气瞬间完成,若幼儿哭闹不止,难以安抚,则最佳完成时间应为哭声间隙的深吸气瞬间。

心血管系统中,胸部 X 线摄片只可协同诊断心脏位置的异常、心脏形状、大小及肺血管的改变,通常取正位和(或)侧摄片。

消化系统中,腹部 X 线摄片通常用于观察肠内外气体分布,有无软组织包块、腹腔积液、钙化灶等,常规采用仰卧位和(或)侧卧位摄片。

 实训 2.3.2　护理配合婴幼儿胸部 X 线摄片

(一) 任务要求

1. 了解胸部 X 线摄片的婴幼儿准备。

2. 掌握胸部 X 线摄片的护理配合和健康指导,能独立协助 X 线摄片,为婴幼儿家长提供相关健康教育。

(二) 操作方法

1. 胸部 X 线摄片的婴幼儿准备。婴幼儿摄片常取仰卧位,胸部饰品和敷料应尽量去除。如幼儿可配合,向其示范吸气及呼气动作,引导其能够在吸气末屏住呼吸,不然应先安抚幼儿使其情绪平稳。

2. 护理配合的步骤。注意对甲状腺进行适当防护。

(1) 评估婴幼儿生命体征、意识状态,以及对检查要求的配合程度;

(2) 协助婴幼儿取仰卧位;

(3) 帮助婴幼儿脱去外衣,除去胸部饰品;

(4) 引导婴幼儿听从检查指令,深吸气后屏气或安慰以保持平静;

(5) 检查完成后,协助整理婴幼儿衣物。

(三) 任务评价要点

1. 检查开始前应评估婴幼儿意识状态,如有异常情况,应与检查医生沟通,暂缓检查。

2. 衣物过厚或有胸部饰品,会干扰成片图像,在检查前应予以适当减少衣物并去除胸部饰品。

3. 婴幼儿独自卧于摄片机器时,应视情况做好约束或陪护在旁,以防坠床的发生。

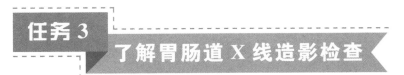

任务 3　了解胃肠道 X 线造影检查

X 线造影常用于婴幼儿胃肠道疾病和功能性病变的检查,以口服法和灌肠法两种方式进行,对于婴幼儿,实施口服法应注意预防误吸危险。

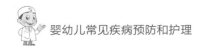

一、胃肠道 X 线造影检查的概述

胃肠道 X 线造影检查分为口服法胃肠道造影检查和灌肠法结肠检查。

口服法胃肠道造影检查通常称为钡餐检查,包括食管钡餐造影检查、上消化道钡餐造影检查和全消化道钡餐造影检查。

灌肠法结肠检查包括钡剂灌肠、气钡灌肠、空气灌肠与水溶性碘剂对比剂灌肠等。该方法通过人为将对比剂引入胃肠道,侧重于观察胃肠道管腔和管腔内壁的形态学改变以及对比剂充盈和通过时的胃肠道功能变化。儿童胃肠道 X 线造影检查通常选用不同浓度的医用硫酸钡混悬液作为对比剂;对于新生儿或(和)担心有可能产生误吸,以及担心对比剂可能泄漏至胃肠道以外时,可改用水溶性碘剂对比剂来确保安全。

二、胃肠道 X 线造影检查的临床应用

口服法胃肠道造影检查临床应用范围较为广泛,可用于诊断食管、胃、十二指肠、空肠、回肠以及回盲部等各部位的畸形、肿瘤、炎症、结核等各种器质性疾病和功能性病变;还能用以鉴别引起胃肠道不全梗阻症状的病因以及诊断不清的腹部包块性病变与胃肠道的关系。

 实训 2.3.3　了解钡剂灌肠的肛管插入

(一) 任务要求

1. 了解钡剂灌肠的适应征和禁忌征。

2. 懂得肛管插入的步骤,能够为婴幼儿家长提供钡剂灌肠相关的健康教育。

(二) 操作方法

1. 了解钡剂灌肠的适应征和禁忌征。

(1) 适应征包括:结肠肿瘤、息肉、溃疡、憩室等器质性病变及腹腔肿瘤,鉴别低位小肠梗阻与结肠梗阻,肠套叠,结肠先天性异常。

(2) 禁忌征包括:存在活动性结肠出血、穿孔、坏死,急性肠炎、阑尾炎,结肠病理活检后 24 小时内。

2. 医护人员实施的肛管插入步骤:

(1) 评估婴幼儿意识状态、合作程度,评估环境安全和室温,询问婴幼儿是否有钡剂过敏史。

(2) 准备物品:肛管、血管钳、液体石蜡、手套、一次性尿垫,温度计。

(3) 去除被检部位的金属物件及可能存在高密度伪影的衣物。

(4) 协助婴幼儿取左侧卧位,臀下铺一次性尿垫,脱裤至膝部,注意其他部位遮盖,保暖。

(5) 戴手套,测量灌肠液温度后,将准备好的灌肠液充分搅拌后倒入灌肠机水封瓶内,连接好管道和肛管。液状石蜡应润滑肛管前端 8~10 cm。

(6) 左手暴露肛门,用液状石蜡润滑肛门,右手持肛管轻轻插入肛门;后协助婴幼儿取平卧位。

(三) 任务评价要点

1. 懂得检查开始前应评估婴幼儿意识状态,如有异常情况,应与检查医生沟通,暂缓检查。

2. 确定婴幼儿有无其他检查,如同时进行腹部 CT 检查,应先做 CT,再做钡剂灌肠。

3. 懂得医护人员插管时动作轻柔,避免损伤直肠黏膜而引起出血与疼痛。

任务4　了解超声检查

超声检查无辐射,要适合婴幼儿,但需婴幼儿在检查前配合准备。B型超声常用来检查脏器或肿块的位置、形状及大小,彩色多普勒超声则常用于小儿先天性心血管疾病。

一、超声检查的概述

超声是超出人耳听力范围的高频声波,它具有良好的方向性,可以一定的速度在液体和实性介质中传导。超声检查时,先通过仪器产生超声向人体器官组织内部发射,而后接收其回声信号形成图像,从而协助疾病诊断。

其中,B型超声又称二维超声,是将回声信号以光点的形式显示所构成的实时二维声像图,它具有真实性强、直观性好、容易掌握、诊断方便的优点,是目前儿童超声诊断应用最广泛、最重要的一种。它所形成的图像,纵断以左侧代表小儿的头侧结构,右侧代表足侧结构;横断则以左侧代表小儿右侧结构,右侧代表其左侧结构[①]。

彩色多普勒超声,为超声的另一种类型,是用自相关技术进行多普勒信号处理,把获得的血流信号做彩色编码后实时叠加于二维图像,而形成彩色多普勒血流显像(又称多普勒彩色血流图)。不同的颜色表示血流的方向及湍流程度,颜色的辉度表示血流速度。一般而言,朝向探头方向的血流为红色,背离的为蓝色,红或蓝单色表示血液以层流为主,颜色向绿色转变即表示湍流程度逐渐增加,湍流的前端颜色接近黄色,后端则接近紫色,若五彩斑斓则表示血流方向、速度不一致。

二、超声检查的临床应用

由于超声是一种非侵入性的影像技术,且无辐射线,特别适用于婴幼儿。

B型超声常用来检查脏器或肿块的位置、形状及大小,如观察肝脏、肾脏、脾脏和胆囊的形态有无异常,有无肿大或缩小,有无重复或缺失。由于通过超声探头的位置和方向,可以得到任何切面的图像,且实时超声亦可以观察动态的改变,因此还可以用来确定肿块的来源。

彩色多普勒超声,则常用于小儿先天性心血管疾病的辅助诊断。如了解心脏位置及其与其他内脏的位置关系;探查心脏的房室腔、室壁、瓣膜、流出道、大动脉、体静脉等的病变,心内结构的异常;监测心脏血流动力学的改变,返流及分流的流速,是否存在异常通道;定量或半定量狭窄,半定量心包积液;评估心脏收缩和舒张功能等。此外,由于婴幼儿皮肤及皮下脂肪厚度薄,也可用其鉴别消化系统和泌尿系统肿块的性质。

---

① 江载芳,申昆玲,沈颖.诸福棠实用儿科学[M].8版.北京:人民卫生出版社,2015:230.

实训 2.3.4　B超检查的护理配合

(一) 任务要求

1. 了解B超检查的婴幼儿准备。

2. 掌握B超检查的护理配合和健康指导,能独立协助B超检查,为婴幼儿家长提供相关健康教育。

(二) 操作方法

1. B超检查的婴幼儿准备。如果进行胆囊胰腺检查,新生儿需禁食4小时,婴幼儿禁食6小时。如需胃部充盈,可给予婴幼儿饮水、奶或不含气的饮料。泌尿、生殖系统检查时婴幼儿需憋尿,若其无法配合憋尿,则可其多饮后稍等即行检查。哭闹不合作的婴幼儿,如可安抚,可用玩具、声光哄逗,或边喂奶、糖水边检查,如因哭闹而使检查不能进行,可考虑遵医嘱口服10%水合氯醛,待其入睡后再行检查。如同时需要做胃肠造影检查,则B超应在X线造影前进行,或造影后3天进行。

2. 护理配合的步骤。

(1) 评估婴幼儿意识状态、合作程度。

(2) 协助婴幼儿取仰卧位。

(3) 暴露婴幼儿待检查部位,同时注意保暖。

(4) 用玩具、音乐或视频分散婴幼儿注意力。

(5) 检查完成后,协助整理衣物。

(三) 任务评价要点

1. 检查开始前应评估婴幼儿意识状态,如有异常情况,应与检查医生沟通,暂缓检查。

2. 婴幼儿摄片常取仰卧位,显露检查部位,注意适当遮盖以防着凉。

3. 婴幼儿独自卧于检查床时,尤其在哄逗婴幼儿以分散其注意力时,应注意安全以防坠床的发生。

任务5　了解心电图检查

心电图检查简单易行,通过描计心脏的生物电活动来辅助诊断心律失常等。常规采用12导联,实施时需要婴幼儿配合。

一、心电图检查的概述

心脏在每个心动周期中,起搏点、心房、心室相继兴奋,引起生物电的变化。心电图检查是指通过心电描记器(心电图机)来监测、记录人体心脏收缩和舒张的生物电流的变化状况。在临床,心电图检查通常分为常规体表心电图检查、动态心电图检查等。它对婴幼儿心律失常、心肌炎、各种先天性心脏病等的诊断有非常重要的作用。此外,心电图检查还能检查药品毒性作用,如洋地黄对心脏的影响,还可反映血液中钾离子和钙离子浓度[1]。

心电图检查常规 12 导联电极位置如下[2]：

（1）左腕、右腕、右踝、左踝各一。

（2）V_1：胸骨右缘第四肋间。

（3）V_2：胸骨左缘第四肋间。

（4）V_3：V2 与 V4 连线的中点。

（5）V_4：左锁骨中线与第 5 肋间交点处。

（6）V_5：左腋前线与 V4 同水平。

（7）V_6：与腋中线 V4 导联在同一水平处。

二、心电图的临床意义

正常心电图包括 P 波、QRS 波群、T 波和 U 波（见图 2-6）。

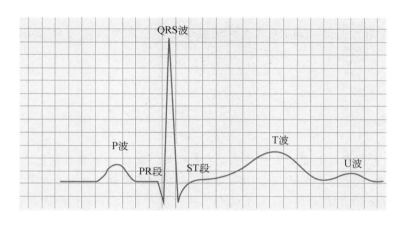

图 2-6　正常心电图

其中，P 波代表右心房的除极电位变化，在大部分导联呈钝圆形。QRS 波群代表左右心室与室间隔的除极电位变化，实际上包括三个波（Q 波、R 波和 S 波）。T 波代表两心室复极过程的电位变化，方向与 QRS 主波相同。U 波是有时出现在 T 波后的低而宽的小波，方向与 T 波相同。T 波低平或倒置，常见于心肌缺血、低血钾等。Q-T 间期延长见于心动过缓、心肌损害、心脏肥大、心力衰竭、低血钙、低血钾、药物作用等。Q-T 间期缩短见于高血钙、洋地黄作用、应用肾上腺素等。

 实训 2.3.5　心电图检查的护理配合

（一）任务要求

1. 了解心电图检查的婴幼儿准备。

2. 掌握心电图检查的护理配合和健康指导，能独立协助心电图检查，为婴幼儿家长提供相关健康教育。

①　崔天国,杨冬,冯鹏. 全科医师手册[M].7 版. 郑州:河南科学技术出版社,2018:1045.
②　方丕华,张澍. 心电学新进展[M]. 北京:中国协和医科大学出版社,2008:86.

（二）操作方法

1. 心电图检查的婴幼儿准备。婴幼儿心电图检查常取平卧位,给婴幼儿着宽松开衫,去除其身上金属与导电物质,检查过程使保持平静呼吸。

2. 护理配合的步骤。

（1）评估婴幼儿意识状态、合作程度,评估环境安全。

（2）协助婴幼儿取仰卧位。

（3）解开胸口衣扣,同时注意其他部位保暖。

（4）用玩具、音乐或视频分散婴幼儿注意力。

（5）检查完成后,协助整理衣物。

（三）任务评价要点

1. 检查开始前应评估婴幼儿意识状态,如有异常情况,应与检查医生沟通,暂缓检查。

2. 暴露婴幼儿待检查部位时,应注意为其保暖。

3. 婴幼儿独自卧于检查床时,尤其在哄逗婴幼儿以分散其注意力时,应注意安全以防坠床的发生。

思政话题

宁寿葆教授是我国著名的儿童心血管专家,主要从事儿童心血管专业临床与研究工作,为我国儿童心血管专业的发展做出了重要的贡献。1979年底,国家教委选派宁教授去加拿大多伦多的病童医院(The Hospital for Sick Children)进修,他也成为了这家医院心脏科接收的第一位来自中国大陆的医生。出国之前,加拿大的科主任曾写信告诉宁教授,由于没有在加拿大的行医执照,在医院里,他只能做观察者,不能行医。而当宁教授开始工作2周后,科主任认为他的业务和语言都没有问题,同意为他写推荐信。宁教授参加考试,最终拿到了官方颁发的许可证,参加指导住院医生、实习医生、负责科室之间的会诊等。在他回国后,将胸心外科与心血管内科联合,建立了国内第一个小儿心血管中心,大大提高了工作效率和专业化程度,在国内开创了先例。"如果有下辈子,我还是选择当儿科医生。"这是宁寿葆对儿科事业的告白。他将为病人服务的思想落实在了行动上。能帮到病人的,他总是尽力去做。[①]

请你思考: 宁教授传递给我们怎样的精神力量? 如何理解"如果有下辈子,我还是选择当儿科医生"?

模块小结

婴幼儿因免疫系统未完善、器官功能未完全,容易受到疾病的困扰,尤其是消化系统疾病和呼吸系统疾病。症状是伴随疾病出现的临床表现之一,有些有疾病的特异性,但更多的是多种疾病共存的症状。婴幼儿阶段,因认知和沟通能力差,无法用语言说明自身不适,因此照护者了解并掌握常见疾病的症状尤为重要,对更好地理解疾病的发生发展过程及提供更有针对性的护理,起到了事半功倍的作用。

---

① 信息来源:福建卫生报,《我国著名儿科学家宁寿葆教授》,腾讯新闻(https://view.inews.qq.com/a/20220207A0337X00), 2022-02-07。

思考与练习

在线练习

一、单项选择题

1. 咳嗽伴有痰液多见于(　　)。
   A. 急性咽喉炎　　　　　　　　　　　　B. 急性支气管炎初期
   C. 胸膜炎　　　　　　　　　　　　　　D. 肺炎
   E. 肺结核初期

2. 临床上腋温超过(　　)说明患者已经存在发热症状。
   A. 37.7℃　　　　　　　　　　　　　　B. 38.2℃
   C. 38.5℃　　　　　　　　　　　　　　D. 39℃
   E. 40℃

3. 轻型腹泻多由(　　)因素或肠道外感染引起。
   A. 个人卫生　　　　　　　　　　　　　B. 饮食
   C. 气候　　　　　　　　　　　　　　　D. 过敏
   E. 药物

4. 腹痛的伴随症状包括(　　)。
   A. 发热　　　　　　　　　　　　　　　B. 呕吐
   C. 腹泻　　　　　　　　　　　　　　　D. 便血
   E. 以上都是

5. 反射性呕吐不包括的症状有(　　)。
   A. 恶心、发热　　　　　　　　　　　　B. 面色苍白
   C. 出汗、流涎　　　　　　　　　　　　D. 血压降低及心率缓慢
   E. 喷射性呕吐

6. 急腹痛的婴儿,肠痉挛往往在婴儿(　　)以前会自愈。
   A. 1个月　　　　　　　　　　　　　　B. 6个月
   C. 12个月　　　　　　　　　　　　　 D. 24岁
   E. 未经治疗不会痊愈

7. 关于足月儿生理性黄疸描述正确的是(　　)。
   A. 生后即刻出现　　　　　　　　　　　B. 生后1天出现
   C. 生后2天出现　　　　　　　　　　　D. 生后1周出现
   E. 生后2周出现

8. 关于发绀常见部位的描述不正确的是(　　)。
   A. 甲床　　　　　B. 唇　　　　　C. 颈部　　　　　D. 颊部
   E. 鼻尖

9. 关于惊厥描述不正确的是(　　)。
   A. 不同于低钙抽搐　　　　　　　　　　B. 可能会有脑损伤
   C. 小婴儿不常见　　　　　　　　　　　D. 持续时间不确定
   E. 发作时意识丧失

10. 关于水肿描述不正确的是(　　)。
    A. 水肿可表现为腹水　　　　　　　　　B. 水肿可表现为胸腔积液

C. 水肿只会表现在局部　　　　　　　　　　D. 水肿可能危及生命

E. 新生儿也会有水肿

11. 关于呼吸困难描述不正确的是(　　　)。

A. 主观上感觉空气不足、呼吸费力

B. 客观上表现为呼吸频率、节律和深度的改变

C. 呼吸困难往往只是心理因素导致

D. 呼吸困难可表现为张口呼吸

E. 吸困难可表现为鼻翼翕动、端坐呼吸

12. 关于便血描述不正确的是(　　　)。

A. 粪便颜色呈鲜红

B. 粪便颜色呈暗红

C. 是一种严重的疾病

D. 便血的颜色取决于消化道出血的部位、出血量与血液在胃肠道停留的时间

E. 粪便颜色呈柏油样(黑便)

二、多项选择题

1. 痰的性质可分为(　　　)。

A. 黏液性　　　　　　　　　　　　　　　B. 浆液性

C. 脓性、黏液脓性　　　　　　　　　　　D. 浆液血性

E. 血性

2. 以下对于发热的描述正确的是(　　　)。

A. 发热本身不是疾病,是一种生理反应

B. 6个月以上的婴幼儿,体温升高与疾病的严重程度不相关

C. 婴幼儿的体温通常会低于儿童和成人

D. 一天内体温会随时间而变化

E. 跑步后,体温会升高

3. 非感染性腹泻多见于(　　　)。

A. 饮食不当　　　　　　　　　　　　　　B. 天气突然变化,过热

C. 气候突然变化,过凉　　　　　　　　　D. 病毒性肠炎

E. 细菌性肠炎

4. 对分析腹痛病因有重要意义的因素包括(　　　)。

A. 疼痛开始时间　　　B. 疼痛性质　　　C. 疼痛部位　　　D. 睡眠

E. 饮食

5. 对于婴幼儿呕吐,表述正确的是(　　　)。

A. 新生儿期呕吐的原因以喂哺不当为最常见

B. 呕吐物无胆汁者,多见于幽门痉挛及梗阻、十二指肠上端梗阻

C. 呕吐物带粪汁则多见于更低位的肠梗阻

D. 呕吐与进食无关者,见于消化道疾病

E. 伴有腹痛、腹泻、血便等症状,可考虑为消化道感染

6. 婴儿急腹痛中韦斯的"3的规则"包括的内容有(　　　)。

A. 婴儿每小时哭闹3次　　　　　　　　　B. 婴儿哭闹每天至少持续3小时

C. 每次哭闹不小于3分钟　　　　　　　　D. 每周至少3天

E. 在出生后的最初 3 个或 4 个月内至少有 3 周出现这种情况

7. 关于早产儿生理性黄疸描述正确的是（   ）。

    A. 生后 3～5 天出现
        B. 生后 5～7 天达高峰

    C. 最长可延迟到 3～4 周
        D. 最迟不超过 3 周

    E. 生后 8 周消退

8. 关于中心性发绀的说法正确的是（   ）。

    A. 发绀分布于周身皮肤黏膜
        B. 皮肤温暖

    C. 可见于先天性心脏病
        D. 发绀见于肢体末梢于下垂部位

    E. 皮肤温度低

9. 关于惊厥的说法正确的是（   ）。

    A. 新生儿惊厥表现为无固定形式

    B. 新生儿惊厥可表现为异常动作如呼吸暂停

    C. 新生儿惊厥可表现为两眼凝视、阵发性苍白或发绀

    D. 婴幼儿惊厥有时仅表现口角、眼角抽动

    E. 新生儿惊厥表现为全身抽动者不多

10. 关于水肿的说法正确的是（   ）。

    A. 全身性水肿常开始于眼睑和下肢,逐渐波及全身

    B. 水肿严重时除皮肤、皮下组织浮肿外,常易合并胸腔积液

    C. 包皮、阴囊、阴唇水肿也会表现出水肿

    D. 下肢水肿可较早呈凹性浮肿

    E. 眼睑更易出现明显浮肿,且会随体位而改变

11. 关于呼吸急促的说法正确的是（   ）。

    A. 婴幼儿＜2 个月,呼吸≥60 次/分
        B. 2～12 个月以下,呼吸≥50 次/分

    C. 1～5 岁以下,呼吸≥40 次/分
        D. 婴幼儿＜2 个月,呼吸≥40 次/分

    E. 1～5 岁以下,呼吸≥20 次/分

12. 关于便血的说法正确的是（   ）。

    A. 当孩子消化系统功能异常时,胃肠黏膜受累,可能会表现为大便异常

    B. 发现患儿出现血便时,应尽早了解便血的发生和发展过程

    C. 发现患儿便血后要分清便血的性状、出血方式

    D. 要仔细观察异常的大便的性状

    E. 要观察并记录外观、颜色、黏液脓血的量

三、判断题

1. 咳嗽是儿童呼吸道疾病最常见的症状之一,是机体的一种保护性反射动作。（   ）

2. 体温适当升高,可缓解一些细菌或病毒的生长或复制,增强免疫功能。（   ）

3. 小儿腹泻发病年龄多在 2 岁以下,对婴幼儿的健康影响甚大,一年四季皆可发病,但以春季发病数最高。（   ）

4. 年龄较大的幼儿能自述腹痛情况,并能指出疼痛部位,可作为可靠的判断依据。（   ）

5. 喷射性呕吐表现为大量胃内容物由口、鼻喷涌而出,常见于胃药刺激、吞入大量空气,幽门肥厚及中枢神经系统疾病。（   ）

6. 婴儿急腹痛在男婴比女婴的发病率高 40％,在许多病例中,其干预手段多且效果良好,能有效缓解肠痉挛。（   ）

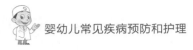

7. 生理性黄疸也需要积极治疗。 （　　）

8. 发绀是一种很严重的疾病。 （　　）

9. 婴幼儿惊厥最常见的伴随症状是发热。 （　　）

10. 婴幼儿肾脏疾病引起的水肿最常见的水肿部位是下肢。 （　　）

四、简答题

1. 什么是干性咳嗽和湿性咳嗽？请举例说明。

2. 婴幼儿腹泻的临床特点是什么？

3. 婴幼儿呕吐的分类是什么？

4. 婴幼儿病理性黄疸的特点是什么？

5. 热性惊厥的特点是什么？

6. 肺炎的呼吸系统症状和体征是什么？

五、操作题

1. 体温测量的操作要点。

2. 疼痛面部表情分级评分操作步骤是什么？

3. 缓解婴幼儿胃肠道痉挛操作步骤。

4. 体位护理操作要点。

5. 粪标本留取的操作要点。

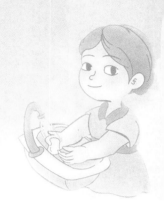

学习模块三
感染性和传染性疾病

模块导读

　　婴幼儿免疫系统未成熟，免疫接种也尚未完成，对许多感染性和传染性疾病抵抗力差，很容易感染，且年龄越小，所患疾病越凶险，病情严重或有严重并发症则预后不良。

　　本模块主要讲述婴幼儿常见感染性疾病和传染性疾病的临床表现、护理和预防要点。通过理论知识、案例分析及操作视频观看等，帮助学习者掌握主要知识点。要求学习者在理论学习的基础上进行症状护理的实操训练，完成本模块学习后能独立且熟练地掌握疾病临床表现和护理措施。

学习目标

➤ 知识目标

1. 了解婴幼儿感染性疾病和传染性疾病概念和预防原则。
2. 熟悉婴幼儿常见感染性和传染性疾病的临床表现。
3. 掌握婴幼儿常见疾病的基本护理操作。

➤ 能力目标

1. 能够在托育服务工作中及时识别婴幼儿常见感染性和传染性疾病。
2. 能够就婴幼儿常见传染性和感染性疾病的照护，给予家长照护建议。
3. 能够将常见传染性和感染性疾病的预防和照护应用到托育服务工作中，保障婴幼儿健康。

➤ 思政目标

树立疾病预防意识，强化细心、责任心，提升婴幼儿照护职业素养。

内容结构

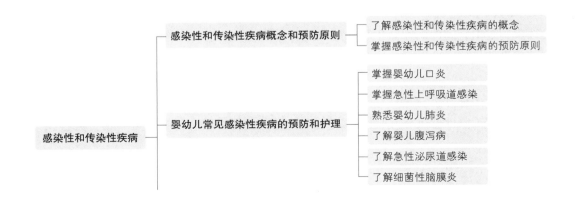

```
                                    ┌─ 掌握流行性感冒
                                    ├─ 掌握手足口病
                                    ├─ 熟悉水痘
        婴幼儿常见传染性疾病的预防和护理 ─┼─ 熟悉麻疹
                                    ├─ 了解寄生虫病
                                    └─ 了解流行性脑脊髓膜炎
```

学习情境 1 感染性和传染性疾病概念和预防原则

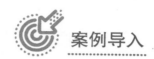

案例导入

小明,8月龄,发热3天后全身开始出现皮疹,体温38～39.5℃,精神差,咳嗽明显,头面部及躯干有红色皮疹,眼结膜红,眼部分泌物多,口唇红,口腔颊黏膜有白色点状物附着,医院检查胸片提示有支气管肺炎,医生建议他住院治疗。

问题:你知道小明身上的皮疹是什么原因引起的吗? 日常应怎么照护? 如何预防?

任务1 了解感染性和传染性疾病的概念

婴幼儿因自身免疫功能未健全,易发生感染性和传染性疾病。了解疾病发生发展的各个阶段、常见类型和转归,有助于更好地对其进行日常照护。

一、感染性和传染性疾病的含义

1. 感染性疾病的含义

感染性疾病是由特定的病原微生物在感染途径和宿主相互作用的复杂过程中发生的疾病。广义上包括病毒感染性疾病,细菌感染性疾病,螺旋体、支原体、衣原体、立克次体感染性疾病,真菌感染性疾病和寄宿生虫病。

感染性疾病有多种分类,按感染部位可分为局部感染和全身感染;按感染结局可分为病原体被清除、病原体携带状态、隐性感染、潜伏性感染和显性感染;按是否具有传染性可分为传染性疾病和非传染性疾病[1]。

---

① 袁岚,吕晓菊,邓蓉.感染性疾病科普读本[M].成都:四川科学技术出版社,2016:1-2.

2. 传染性疾病的含义

传染性疾病属于感染性疾病的广义范畴，是指由各种病原体引起的，能够在人与人、人与动物、动物与动物之间互相传播的一类疾病。由于婴幼儿的年龄特点，决定了其疾病谱和临床特点与大龄儿童乃至成人有所不同。

传染病本身有其自身的特征：①每种传染病都有其特殊的病原体；②有传染性、流行性、地方性和季节性；③有免疫性、再感染性和重复感染性；④病程发展有一定的规律可循；⑤有特殊的临床表现。

二、婴幼儿感染性疾病的特点

婴幼儿的免疫状态是感染性疾病发生和发展的重要影响因素。多种途径均可感染其病，如直接接触是葡萄球菌感染的主要途径，空气传播是呼吸道疾病的主要感染途径，污染的水或食物是痢疾、伤寒等疾病的主要感染途径，血液和血制品是丙肝、艾滋病等疾病的主要传播途径。

发热是婴幼儿感染性疾病最常见的症状，大多数为急性发热，约半数为持续性发热。发疹虽不是感染性疾病所特有的，但亦是感染性疾病的常见症状，通常为皮疹或黏膜疹。毒血症是除发热、发疹以外的其他感染性疾病共有症状的总称，因感染的病原体不同，其症状也不尽相同，通常轻症表现为不舒适、乏力、肌肉关节酸痛、头痛、食欲不振，重症表现为意识障碍，呼吸、循环衰竭等。

三、婴幼儿传染性疾病的特点

1. 病程发展的阶段性

传染性疾病的临床经过一般分为 4 个阶段。

（1）潜伏期。指病原体侵入机体至出现临床症状的阶段。每种传染病都有一定的潜伏期范围，根据潜伏期可以推断出感染病原体的大致时间，有助于追踪传染源，判断传播途径、播散范围，确定需要检疫的人群和检疫期。

（2）前驱期。指起病至开始出现明显症状的阶段。有些婴幼儿起病急或者存在免疫力缺陷，会出现前驱期缩短或缺如。

（3）症状明显期。会出现疾病特有的临床表现，是最为严重的阶段。同时，由于病原体被大量排出，这时候患病婴幼儿具有较强的传染性。

（4）恢复期。是患儿主要临床症状、体征开始消退至完全恢复正常的阶段。有些传染病会遗留后遗症，则还有后遗症期，多见于神经系统传染病。

2. 常见临床类型

根据临床特征，可以分为典型和非典型两类；根据疾病和病情进展，可分为急性、亚急性和慢性；根据病情严重程度，可分为轻型、普通型、重型、极重型或暴发型。

3. 转归

很多急性传染病由于其病原体抗原性强，婴幼儿可在病后获得持久的特异性免疫力，使其在一定时间内或终身不再感染同一病原体，例如麻疹、流行性腮腺炎等。而有些病原体由于抗原性变异等原因不能产生强而有效的病后免疫力，日后还会再次感染，如手足口病、流感等。

任务 2
掌握感染性和传染性疾病的预防原则

感染性和传染性疾病均有感染或传染源,经由传播途径,传入易感者。婴幼儿是主要的易感人群,照护者掌握感染性疾病的预防原则,以及传染性疾病的预防措施和检验检疫,有助于照护者更好地保护婴幼儿健康。

一、感染性疾病的预防原则

感染性疾病的疾病过程是病原体从感染者或隐性感染者排出,经过一定的传播途径,传入易感者而形成感染的全部过程。感染性疾病得以传播,必须具备感染源、传播途径和易感人群三个基本环节,因此根据其传播特点,及时采取有效干预措施,阻断基本环节,即可以阻断感染性疾病的流行。以下聚焦传染性疾病预防措施详细叙述。

二、传染性疾病的预防措施

传染源(病人、病原携带者、受感染的动物)、传播途径(空气、饮食、接触、虫媒、血液等)和易感人群是传染病发生和流行的 3 个基本环节。预防和控制传染病的发生和流行,就在于对这 3 个基本环节采取综合性措施,控制传染源、切断传播途径和保护易感人群。

1. 控制传染源

传染病患儿、携带病原体的隐性感染者和健康人是传染病的传染源;对于某些人畜共患的传染病来说,患病动物及携带病原体的动物也是传染源。

控制传染源的有效措施即为实施隔离。根据病原体的传播途径不同,常用的隔离方法如下。

(1)呼吸道隔离。需将患儿置于单人负压病房,免疫功能受损的患儿需隔离整个病程。病房每小时换气,离开房间须戴口罩,并保持口罩干燥。工作人员处理呼吸道分泌物时应戴手套。

(2)消化道隔离。同种病原体感染者可同住一室,有独立卫生间,可能污染时应穿隔离衣。接触污染物时,必须戴手套,患儿的食具便器应专用,严格消毒。

(3)接触隔离。患儿住单间或同种病住一间,接触患儿须戴帽子、口罩、手套,穿隔离衣。

(4)严密隔离。患儿需住单间,根据所患疾病种类决定是否需要单人负压病房。通向过道的门窗须关闭,室外有明显标志,同种病原体感染的患儿可同住一室,禁止探视,接触患儿须戴好口罩、帽子和手套,穿隔离衣。

2. 切断传播途径

主要包括切断病原体经肠道、呼吸道和经由虫媒传播的途径。与之对应的方法众多,其中最基本的为消毒和杀虫。消毒是采用物理、化学方法,杀灭和清除环境中的病原体;杀虫即杀灭传播传染病的媒介昆虫。

肠道传染病多通过污染的饮用水、食物和手,经口传入人体。当照护者可能接触血液、体液、分泌物或排泄物时,应戴手套或其他防护用品以免受污染。患有传染病的婴幼儿所用的床单和废弃物、污染物应与其他物品分开,严格消毒。粪便和污水经消毒处理达到无害化后方可排放。饮用水如需消毒可用加氯(漂白粉)或煮沸消毒法。应不吃腐败变质食物、不吃未用洁净水洗过的生瓜果;食具应消毒,饭前坚持洗手。

虫媒传染病多通过媒介昆虫(蚊、虱、蚤、螨)及鼠等传播,使用杀虫剂、灭鼠药需注意给药安全,不要放置在幼儿伸手易触及的地方,可考虑多采用物理措施,如用蚊帐、驱蚊剂防蚊,诱蚊灯灭蚊;捕鼠夹、捕鼠笼捕鼠;加强对猫、狗等的管理,使之佩戴灭虱项圈等。

3. 保护易感人群

婴幼儿本身是多种传染病的主要易感者,这是因为,从母亲处获得的对某些传染病的免疫力在出生后被不断耗损,至 6 月龄时已消失殆尽。而此时,婴幼儿自身的免疫功能又尚未完善,即使随年龄增大免疫功能渐趋增强,但需至 10～12 岁方可达到成人水平。

预防接种是保护婴幼儿人群最有效的方法,分为人工主动免疫和人工被动免疫两类。

人工主动免疫是将已经过减毒或灭活处理的特异性抗原物质接种到小儿体内,激发其免疫系统,使之产生类似自然感染的免疫过程,由此产生特异性免疫力。此种免疫力产生虽较慢,但维持较持久,可达半年到数年,若隔一定时间复种还可使小儿免疫力加强,并持续更久。人工主动免疫是迄今应用最广,也最经济、最安全、最可靠的保护易感人群的方法。我国儿童计划免疫中,既包括常年进行的基础免疫项目,如卡介苗、脊髓灰质炎疫苗、百白破混合制剂和麻疹疫苗等,也包括疾病流行前期进行的免疫项目,如流感疫苗、新冠疫苗。所用免疫制剂有菌苗、疫苗及类毒素等,还可几种联合制成混合制剂。

人工被动免疫是把含有生物抗体的制剂注射到人体,使之获得短暂的免疫以抵抗感染。此法可及时发挥免疫作用,但由于注射后机体自身免疫系统未经触动,并不能产生特异性抗体,且 3 周后注入的抗体已耗损大半,不能继续发挥保护作用,因此并非理想的选择,仅用于已密切接触传染病的易感儿及体液免疫有缺陷的患儿。

因此,儿童保健服务机构除了做好控制传染源和切断传播途径工作外,还要特别注意通过预防接种、加强体育锻炼和营养等措施,提高儿童免疫能力,降低传染病易感性。

三、传染性疾病的检疫

凡与传染源有过接触、有可能受到感染的人称为接触者。

鉴于某些传染病在其潜伏期的后段已有传染性,如不及早对其进行检疫,有可能将疾病传给他人。接触者的检疫期限,须从最后接触之日算起,相当于该病的最长潜伏期。以麻疹为例,如易感儿接触传染源后应医学观察 21 天,并及时注射丙种球蛋白进行被动免疫;如未接受过被动免疫者,医学观察可延长至 28 天。百日咳接触者应医学观察 21 天,观察期如发现早期症状,应立即隔离。

对于托育机构的工作人员,应坚持任职前的体检制度;幼儿在入托前,也应体检。对托育机构的所有人员,应坚持晨检制度,争取早发现、早隔离、早治疗、早报告,以控制传染病的蔓延。

 实训 3.1.1 桌椅表面消毒

托育机构的桌椅表面,婴幼儿活动时会经常触碰,也是多种病菌容易滋生的地方。维护桌椅表面的清洁、定期进行合理消毒,非常必要。

(一) 任务要求

掌握托育机构内桌椅表面消毒的要求,能够独立进行桌椅表面消毒。

（二）操作方法

1. 自身准备。开始消毒工作前应做好相应的个人防护。擦拭消毒时应穿戴工作服、一次性外科口罩和乳胶手套或长袖加厚橡胶手套。若采用喷洒消毒,应在之前基础上加穿防水隔离衣或防护服、更换 KN95/N95 及以上颗粒物防护口罩,戴长袖加厚橡胶手套,防护面屏,必要时佩戴防护眼镜。

2. 操作步骤:

（1）稀释含氯消毒液（或消毒片）至 250～500 mg/L 或过氧化氢消毒液至 100～200 mg/L。

（2）将清洁的布巾浸入消毒液,用力来回擦拭桌椅表面。

（3）或者使用（1）所述消毒液喷擦桌椅表面进行消毒。

（4）作用 30 分钟。

（5）用清水将残留消毒剂擦净。

（6）晾干后使用。

（三）任务评价要点

1. 使用的消毒液应在有效期内。

2. 按产品的有效成分配置消毒液,应现配现用,配置消毒液的容器宜加盖,配置场所应通风透气。

3. 如若物体表面过脏,应先用清水擦拭干净,再用消毒液擦拭。除采用表面擦拭外,也可选择采用如无防护眼镜可用游泳镜代替。

思政话题

2020 年 10 月 17 日,中华人民共和国第十三届全国人民代表大会常务委员会第二十二次会议再次通过《中华人民共和国未成年人保护法》的修订,其中的重点之一,即为强化家庭监护责任。包括:①加强家庭监护指导帮助,推动构建家庭教育指导服务体系。②完善家庭监护支持政策。加强家庭照护支持指导,增强家庭科学育儿能力。③推进家庭监护监督工作。村（居）民委员会等相关组织发现未成年人的父母或者其他监护人拒绝或者怠于履行监护责任时,要予以劝阻、制止或者批评教育,督促其履行监护职责;情节严重导致未成年人处于危困状态或造成严重后果的,要及时采取保护措施并向相关部门报告。④依法处置监护人侵害未成年人权益行为。[①]

请思考:①如何看待国家对于家庭在未成年人保护中的监护责任? 请你以传染病预防和控制为例,进行简要描述。②从托育机构人员角度出发,谈一谈如何立足本职工作保护婴幼儿免受传染病侵袭?

---

① 信息来源:《国务院未成年人保护工作领导小组关于加强未成年人保护工作的意见》,无锡市湖滨区人民政府(http://www.wxbh.gov.cn/doc/2022/01/11/3577931.shtml),2022 年 1 月 11 日。

学习情境 2 婴幼儿常见感染性疾病的预防和护理

 案例导入

小雪是一名 2 个月大的女宝宝,近 3 天喝奶量减少,原本每 3 小时 90 mL 15 分钟喝完,现在只能喝 60 mL,出现哭闹,无发热及呕吐,大小便正常。口腔内可见黏膜覆盖大片白色乳凝块样物,不易擦去。小雪为人工喂养,平时 2 个奶瓶轮换使用,每次用完后开水烫 3～5 分钟。

问题: 你知道小雪喝奶减少是什么原因引起的吗? 日常怎么照护? 如何预防复发?

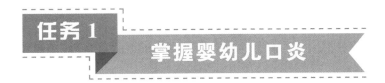

任务 1 掌握婴幼儿口炎

口腔是人体的重要器官,位于消化道的起始部分,具有咀嚼、分泌唾液、吞咽食物等初步消化功能。婴幼儿口腔黏膜干燥、薄嫩,血管丰富,唾液腺发育不够完善,因此容易损伤和发生局部感染。需关注婴幼儿的口腔卫生健康的影响。

一、口炎的概述

口炎[①](stomatitis)是指口腔黏膜由于各种感染引起的炎症,若病变限于局部,如舌、齿龈、口角则分别称为舌炎、齿龈炎、口角炎等。本病多见于婴幼儿,可单独发病,亦可继发于全身性疾病,如急性感染、腹泻、营养不良、维生素 B 或维生素 C 缺乏等。常有病毒、细菌及真菌引起感染。不注意食具及口腔卫生或各种疾病导致机体抵抗力下降等均可导致口炎的发生。而鹅口疮是常见的口炎之一。

鹅口疮(thrush, oral candidiasis)又名口腔念珠菌病,为白色念珠菌感染所致,多见于新生儿和婴幼儿(可扫码看彩图)。营养不良、慢性腹泻、体质虚弱、长期应用广谱抗生素或激素的宝宝常有此症。新生儿多由产道感染,也可能因哺乳时乳头不洁或奶嘴不卫生、喂养者手指污染而感染。

口炎的发生是内在因素和外在因素共同作用的结果。

(1)内在因素。婴幼儿的口腔黏膜柔嫩、血管丰富,婴儿唾液腺分泌少、口腔黏膜干燥,有利于微生物繁殖。

(2)外在因素。食具、奶瓶和奶嘴消毒不严格;不注意口腔卫生;不适当擦拭口腔或食物、饮料过烫,外伤、创伤等造成口腔局部黏膜损伤和感染;各种疾病导致的机体抵抗力下降等因素均可引起口炎。

鹅口疮图片

---

① 孙锟,沈颖. 小儿内科学[M]. 5 版. 北京:人民卫生出版社,2014:197.

二、婴幼儿鹅口疮的临床特点

婴幼儿鹅口疮的特征是口腔黏膜上会出现白色或灰白色乳凝块样小点或小片状物,可逐渐融合成大片,不易拭去,若强行擦拭剥离后,局部黏膜会潮红、粗糙、有溢血。婴幼儿不痛、不流血,一般不影响婴幼儿吃奶,无全身症状。重症时婴幼儿整个口腔均被白色斑膜覆盖,甚至可蔓延至咽、喉头、食管、气管、肺等处而危及生命,此时可伴有低热、拒食、吞咽困难等表现。

鹅口疮的主要治疗措施如下[①]。

(1)保持口腔清洁。可用 2‰碳酸氢钠溶液在哺乳前后清洁口腔。

(2)局部用药。局部可涂抹 10 万～20 万 U/mL 制霉菌素鱼肝油混悬溶液,每天 2～3 次。

此外,在居家护理过程中还需要注意以下情况。

(1)病情观察。观察婴幼儿口腔黏膜、舌面白屑的增减,吸乳、呼吸及体温情况;婴幼儿出现高热、烦躁、吸乳时啼哭、气促、吞咽、吮奶困难,甚至呼吸困难等征象,立即就医。

(2)注意产前保健,孕产妇有念珠菌感染者应及时治疗。

(3)重视婴幼儿口腔护理,避免过烫、过硬和辛辣食物损伤口腔黏膜。

(4)定时进行奶瓶、奶嘴、玩具等的清洁消毒。每次喂奶或水时都要用消毒奶嘴和奶瓶,每用一次后洗净并煮沸消毒 15 分钟。

(5)哺乳的母亲,内衣要经常更换,哺乳前要清洁乳头。

(6)注意婴幼儿的营养摄入。均衡营养对提高机体抵抗力的重要性,避免婴幼儿偏食、挑食,培养良好的饮食习惯。

实训 3.2.1　口腔护理

为患口炎的婴幼儿进行口腔护理,可以保持其口腔清洁,预防口臭,促进食欲,使婴幼儿舒适,预防口腔感染及其他并发症;另外,也可观察婴幼儿口腔黏膜病变变化,以便为进一步预防、治疗、护理提供依据。

(一)任务要求

1. 掌握口腔护理前的评估。

2. 掌握口腔护理的步骤,能够独立为婴幼儿进行口腔护理。

(二)操作方法

1. 口腔护理前的评估。评估婴幼儿的神志、心理状态及合作程度,以及检查口腔情况,有无出血、溃疡、感染等。如果口腔及牙龈出血,可采用局部止血法;溃疡的话,可涂冰硼散或其他混合粉剂;真菌感染的话,可局部应用制霉菌素或 1‰～4‰碳酸氢钠溶液;厌氧菌感染的话,可用氯己定或甲硝唑;铜绿假单胞菌感染时可用 0.1‰醋酸溶液。[②]

2. 口腔护理的步骤。

(1)准备好手电筒、水杯(盛温开水)、棉签、纸巾、治疗碗 2 个(分别盛制霉菌素甘油、0.9‰等渗氯化钠溶液或根据需要选择合适的漱口溶液棉签)、压舌板(或家用筷子等)、弯盘。

---

①　申昆玲,黄国英. 儿科学[M].北京:人民卫生出版社,2016:296.

②　张琳琪,王天有. 实用儿科护理学[M].北京:人民卫生出版社,2018:815.

（2）摆放体位：先让婴儿侧卧位或斜抱怀中，用小毛巾或围嘴围在小儿的颌下，防止沾湿衣物，弯盘置于口角旁。

（3）用棉签蘸温开水湿润口唇。

（4）以0.9％氯化钠溶液或根据需要选择合适的漱口溶液棉签擦洗峡部、牙龈、硬腭、舌面（勿触及咽部、横向擦洗）。

（5）以制霉菌素甘油棉签擦洗峡部（弧形擦洗）、牙龈、硬腭、舌面（勿触及咽部、横向擦洗）。张口不合作的婴幼儿，照护者可用左手的拇指、食指捏婴幼儿的两颊，使其张口，必要时也可用勺子柄或筷子帮助撑开口腔。

（6）清洗后护理：口腔护理后，用小毛巾把婴幼儿嘴角擦干净。口唇有干裂的可为婴幼儿涂消毒过的干净的植物油；口腔溃疡者应遵医嘱涂药物。

（7）整理婴幼儿衣物，使其穿戴舒适。

（三）任务评价要点

1. 口腔护理前的初步判断：首先，评估婴幼儿神志、心理状态，取得婴幼儿合作；然后，检查婴幼儿口腔是否存在溃疡、出血、感染等。

2. 擦洗时动作应轻柔，应保持使用的物品清洁卫生，不被污染，每擦洗一个部位后及时更换棉签。

任务2　掌握急性上呼吸道感染

呼吸系统疾病是婴幼儿常见病，在门诊患儿中急性上呼吸道感染最为常见。由于婴幼儿鼻根扁而宽，鼻腔相对较短，后鼻道狭窄，黏膜柔嫩，血管丰富，无鼻毛，因此易受感染，感染后鼻腔易堵塞而导致呼吸困难和吸吮困难。

一、急性上呼吸道感染的概述

人体的上下呼吸道是以喉环状软骨作为分界线，其以上称为上呼吸道，包括鼻、咽、扁桃体和喉部，这些部位的感染统称为上呼吸道感染，是由各种病原引起的上呼吸道的急性感染，简称"上感"，俗称"感冒"，是婴幼儿最常见的疾病。[1]

各种病毒和细菌均可引起婴幼儿急性上呼吸道感染，但以病毒多见，约占90％以上，主要有鼻病毒、呼吸道合胞病毒、腺病毒、冠状病毒等。病毒感染后可继发细菌感染，最常见的是溶血性链球菌，其次为肺炎球菌、流感嗜血杆菌等，肺炎支原体也可引起。

由于上呼吸道的解剖生理和免疫特点，婴幼儿易患上呼吸道感染。营养不良、缺乏锻炼或过度疲劳以及有过敏体质的儿童，由于身体抵抗能力下降，易患上呼吸道感染。上呼吸道感染的发生发展不仅取决于入侵病原体的种类、毒性和数量，与宿主的防御功能和环境因素也密切相关。因此增强体质，改善营养状况，提高环境卫生对预防婴幼儿上感十分重要[2]。

① 江载芳,申昆玲,沈颖.诸福棠实用儿科学[M].8版.北京:人民卫生出版社,2015:1247-1248.
② 崔焱,仰曙芬.儿科护理学[M].6版.北京:人民卫生出版社,2017:291.

二、急性上呼吸道感染的临床特点

上感的症状轻重不一,与年龄、病原体和机体抵抗力有关,年长儿童症状较轻,而婴幼儿较重。

1. 一般类型上感

对婴幼儿来说,一般类型上感的局部症状不显著,而全身症状重,多骤然起病,高热、咳嗽、食欲差,可伴有呕吐、腹泻、烦躁,甚至热性惊厥。年龄大一点的幼儿症状较轻,常于受凉后1～3天出现鼻塞、喷嚏、流涕、干咳、咽痒、发热等;有些患儿在发病早期可有阵发性脐周疼痛,与发热所致阵发性肠痉挛或肠系膜淋巴结炎有关。婴幼儿上呼吸道感染最常见的阳性体征为咽部充血、扁桃体充血及肿大,化脓性扁桃体炎时可见脓性分泌物。病程3～5天。

2. 两种特殊类型上感

(1)疱疹性咽峡炎:主要由柯萨奇A组病毒所致,也可由其他肠道病毒引起,好发于夏秋季。起病急,表现为高热、咽痛、流涎、厌食、呕吐等。咽部充血,咽腭弓、悬雍垂、软腭处有直径2～4 mm的疱疹,周围有红晕,破溃后形成小溃疡。病程1周左右。

(2)咽-结合膜热:由腺病毒3、7型所致,常发生于春夏季,可在儿童集体机构中流行。以发热、咽炎、结合膜炎为特征。多呈高热、咽痛、眼部刺痛、咽部充血、一侧或两侧滤泡性眼结合膜炎,颈部、耳后淋巴结肿大,有时伴有胃肠道症状。病程1～2周。

上呼吸道感染可引起很多并发症,尤其是婴幼儿应注意相关的症状及体征。并发症分为三类:①感染自鼻咽部蔓延至附近器官,如鼻窦炎、中耳炎、颈淋巴结炎、结膜炎等,向下蔓延导致气管炎、支气管炎,甚至肺炎;②病原通过血液循环播散到全身,引起病毒血症,细菌感染时引起败血症,可导致化脓性病灶,如皮下脓肿、脓胸、骨髓炎、脑膜炎等;③由于感染和变态反应对机体的影响,可发生风湿热、肾炎、紫癜、类风湿病等。

上呼吸道感染一般不需使用抗生素,除非有细菌感染的证据,主要是对症治疗。如果婴幼儿是一般发热,可用物理降温,如退热贴和温湿敷;当婴幼儿体温≥38.5℃时,可给予口服退热药物,如布洛芬、对乙酰氨基酚,需间隔4～6小时使用;婴幼儿高热时易发生高热惊厥,可应用止惊镇静处理。

实训 3.2.2 婴儿口服喂药

(一)任务要求

1. 掌握喂药前的评估方法。
2. 掌握喂药的具体步骤。

(二)操作方法

1. 喂药前的评估。评估婴幼儿意识状态、吞咽能力;婴幼儿年龄、对服药的心理反应和配合程度;婴幼儿用药史和过敏史。

2. 口服喂药的步骤。

(1)准备。准备好喂服需要的物品[药片、磨药器(见图3-1)、搅拌棒、温开水、一次性棉柔巾、婴幼儿喂药滴管]。

(2)使用喂药滴管抽吸口服药。

(3)体位摆放。抬高婴幼儿头部,头偏向一侧,垫好棉柔巾。

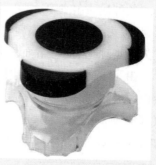
图 3-1 磨药器

（4）喂服。左手固定婴幼儿头部并轻捏双颊，右手拿注射器从口角沿齿槽方向慢慢滴入，防止呛入，注射器在口角旁停留片刻，直至药液都咽下。

（5）喂服适量温开水。

（6）整理婴幼儿衣物，使其穿戴舒适。

（三）任务评价要点

1. 服药前的初步判断：第一，评估婴幼儿神志、心理状态，取得婴幼儿合作；第二，评估婴幼儿的用药史、过敏史。

2. 服药过程中应将药片制成药液，将药液给婴幼儿喂服，确保不浪费药液、不引起呛咳。

3. 服药后应整理婴幼儿衣物，照顾婴幼儿情绪，做好人文关怀工作。

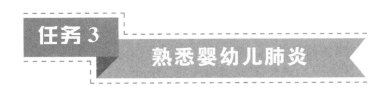

婴幼儿呼吸道的非特异性和特异性免疫功能较差，如咳嗽反射弱、纤毛运动功能差等，易患呼吸道感染。在住院患儿中，呼吸道感染疾病占60％以上，其中绝大部分为肺炎。小儿肺炎是婴幼儿时期的常见病，也是婴幼儿死亡的常见原因。

一、肺炎的概述

肺炎[①]（pneumonia）是指不同病原体及其他因素（如吸入羊水、过敏原等）所引起的肺部炎症。临床上以发热、咳嗽、气促、呼吸困难和肺部固定湿啰音为主要表现。严重者可出现循环、神经、消化系统的相应症状。

肺炎是小儿的一种主要常见病，尤多见于婴幼儿，也是婴幼儿时期的主要死亡原因。一年四季都可发病，以冬春寒冷季节及气候骤变时多见，多由急性上呼吸道感染或支气管炎向下蔓延所致。

婴幼儿时期容易发生肺炎的原因，主要是由于呼吸系统生理解剖上的特点，如气管、支气管管腔狭窄，黏液分泌少，纤毛运动差，肺弹性组织发育差等，加上婴幼儿机体的免疫功能不健全，使得婴幼儿不仅容易发生肺炎，且一旦发生大多病情严重。常见的病原体为病毒和细菌。病毒中最常见的是呼吸道合胞病毒，其次是人鼻病毒、副流感病毒；细菌以肺炎链球菌多见。

二、肺炎的临床特点及护理

婴幼儿肺炎起病大多较急，发病前数日大多有上呼吸道感染史。早期体温多在38～39℃，也有高达40℃。弱小的婴儿大多起病慢，发热不高，咳嗽和肺部体征均不明显，拒食、呛奶、呕吐或呼吸困难的

---

① 崔焱，仰曙芬.儿科护理学［M］.6版.北京：人民卫生出版社，2017：296.

情况比较常见。

呼吸系统症状及体征表现为咳嗽及咽部痰声，呼吸增快，常见呼吸困难，严重者呼气时有呻吟声、鼻翼翕动、吸凹征的凹陷处（吸气时可见胸骨上下、两侧锁骨上、下部肋间隙均显凹陷，见图 3-

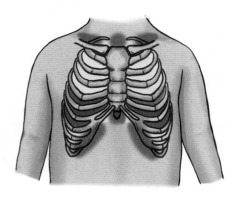

图 3-2　吸凹征的凹陷处

2）、口周或甲床发绀。有些婴幼儿头会向后仰，以使呼吸通畅。胸部体征早期不明显，有时仅呼吸音粗糙，以后可听到中、粗湿啰音。

除此之外，婴幼儿常有精神不振、食欲减退、烦躁不安、轻度腹泻或呕吐等全身症状。重症除全身症状及呼吸系统的症状加重外，还会出现循环、神经、消化等系统功能障碍的临床表现。

肺炎的治疗上采用综合的治疗措施，原则是控制炎症，改善通气功能，对症治疗，防治并发症。有缺氧症状时应及时吸氧；发热、咳嗽、咳痰者，应给予退热、祛痰、止咳，保持其呼吸道通畅；喘憋严重者可用支气管解痉剂；纠正患儿水、电解质、酸碱平衡紊乱；中毒症状明显或严重喘憋者，可短期使用糖皮质激素。

肺炎患儿的主要护理措施如下。

（1）改善呼吸功能。婴幼儿应卧床休息，减少活动，减少机体耗氧量；有烦躁、口唇发绀等缺氧表现的婴幼儿应尽早给氧，以改善低氧血症；遵医嘱可给予抗生素治疗，促进气体交换。

（2）保持呼吸道通畅。及时清除婴幼儿口鼻分泌物；经常变化婴幼儿体位，减少肺部淤血，促进炎症吸收；指导婴幼儿有效排出痰液的咳嗽，必要时可以雾化吸入使痰液稀释有利于咳出。

（3）降低体温。密切监测婴幼儿体温变化，采取相应的护理措施。

（4）补充营养及水分。给予婴幼儿足量的维生素和蛋白质，少量多餐，婴儿喂养时须抬高头部或抱起，以防呛入气管发生窒息；必要时可静脉补充营养。

（5）密切观察病情变化。注意观察婴幼儿神志、面色、呼吸、心音、心率等变化；密切观察婴幼儿意识、瞳孔、囟门及肌张力等变化；观察其有无腹胀、肠鸣音是否减弱或消失、呕吐物的性质、是否有便血等；若病情突然加重，出现剧烈咳嗽、呼吸困难、烦躁不安、面色青紫、胸痛等，即提示婴幼儿出现了脓胸、脓气胸，及时告知医务人员。

（6）健康教育：指导家长加强婴幼儿的营养，培养良好的饮食和卫生习惯；婴幼儿要少去人多的公共场所，尽可能避免接触呼吸道感染患者；按时预防接种等。

 实训 3.2.3　鼻导管吸氧

通过吸氧，可以改善患儿的缺氧症状，改善他的呼吸功能。

（一）任务要求

1. 掌握吸氧前的评估方法。
2. 掌握吸氧的具体步骤。

（二）操作方法

1. 吸氧前的评估。评估婴幼儿的病情、意识、呼吸状况、合作程度及缺氧程度；评估婴幼儿鼻腔状况有无鼻黏膜损伤、鼻息肉、鼻中隔偏曲或分泌物阻塞等。

2. 鼻导管吸氧的步骤。

（1）准备好吸氧用物[氧气瓶或墙式氧气流量表、一次性湿化瓶、鼻导管、棉签、安全别针、皮筋、胶带、手电筒、小药杯（含冷开水）、导管标签]。

（2）用干棉签蘸取冷开水后清洁婴幼儿鼻腔。

（3）连接氧气流量表，连接鼻氧管。

（4）根据医嘱调节氧流量并检查氧气流出是否通畅：将鼻导管放入冷开水中看有无气泡溢出，或将鼻导管靠近手腕内侧感觉有无气流。

（5）将鼻导管插入婴幼儿鼻孔中，从耳后绕至下颌处固定，必要时用安全别针固定在床单位上，留出活动余地并保持导管通畅。

（6）导管末端贴上标签贴，注明日期、时间并签名。

（7）观察婴幼儿吸氧后面色、呼吸及呼吸困难有无改善。

（8）安全教育并整理婴幼儿衣物，使其舒适。

（三）任务评价要点

1. 吸氧前的初步判断。首先，评估神志、心理状态，取得婴幼儿合作；其次，评估婴幼儿鼻腔情况，选择合适的吸氧方式；最后，评估用氧环境是否安全。

2. 吸氧时检查氧流量及氧气流出是否通畅，并观察婴幼儿的吸氧后面色、呼吸及呼吸困难有无改善。

3. 吸氧后，适当整理婴幼儿衣物，以及指导用氧安全。

任务4　了解婴儿腹泻病

婴幼儿正处于生长发育阶段，所需要的总能量相对较成人更多，而消化器官发育尚未完善，如胃肠道受到某些轻微刺激，比较容易发生功能失调。婴幼儿肠壁较薄，通透性高，屏障功能较弱，容易引起全身性和变态反应性疾病。因此，我们不能忽视婴儿的腹泻。

一、婴儿腹泻的概述

婴儿腹泻（infantile diarrhea）是一组由多病原、多因素引起的，以大便次数增多和大便性状改变为主要表现的消化道综合征，又称腹泻病（diarrhea disease），是我国婴幼儿最常见的疾病之一，也是我国重点防治的儿童疾病之一。6月龄～2岁的婴幼儿发病率最高，1岁以内婴儿约占半数，是造成儿童营养不良、生长发育障碍的常见原因之一。肠道内感染可由病毒、细菌、真菌、寄生虫引起，前两者多见，尤其是病毒。病毒性肠炎主要有轮状病毒肠炎、诺如病毒肠炎、肠道腺病毒肠炎等。

婴幼儿时期容易发生腹泻病，主要与以下五个方面有关。

（1）消化系统发育尚未成熟。婴幼儿对食物的耐受力较差，不能适应食物质和量的较大变化，容易发生消化道功能紊乱。

（2）生长发育快。婴幼儿所需营养物质相对较多，且食物以液体为主，摄入量较多，胃肠道负担重。

（3）机体防御功能较差。婴幼儿胃酸低、胃排空快，对细菌的杀灭能力较弱；肠黏膜的免疫防御能力和口服耐受机制不完善。

（4）肠道菌群失调。出生后新生儿尚未建立正常肠道菌群，饮食改变使肠道内环境改变，或滥用抗生素等，使肠道正常菌群失调，使婴幼儿易患肠道感染。

（5）人工喂养。人工喂养的婴幼儿肠道感染发生率明显高于母乳喂养儿。这是因为，母乳中含有大量 SIgA、乳铁蛋白、巨噬细胞、溶菌酶等，有很强的抗肠道感染作用。其他动物乳中虽有这些成分，但在加热过程中容易被破坏，再加上人工喂养的食物和食具易受污染，故人工喂养儿肠道感染发生率明显高于母乳喂养儿。

二、婴儿腹泻的临床特点

不同病因引起的腹泻，临床表现和临床过程各有其特点。

1. 轮状病毒肠炎

这是婴幼儿秋冬季腹泻最常见的病因，多发生在 6～24 个月婴幼儿，4 岁以上开始少见。潜伏期为 1～3 天，起病急，常伴发热和上呼吸道感染症状，一般无明显重度症状。病初 1～2 天婴幼儿会先发生呕吐，随后出现腹泻。大便次数多，每日多在 10 次以内，少数达数十次，呈黄色或淡黄色，粪便含水分多，呈水样或蛋花汤，无腥臭味。常并发脱水、酸中毒及电解质紊乱。该病为自限性疾病，数日后呕吐渐停，腹泻减轻，自然病程 3～8 天，少数较长。

2. 诺如病毒肠炎

这种疾病易爆发于寒冷季节，是集体机构急性暴发性胃肠炎的首要致病原。潜伏期为 1～2 天，急性起病。首发症状为阵发性腹痛、恶心、呕吐和腹泻，全身症状有畏寒、发热、发力、头痛和肌肉痛等，可有呼吸道症状。大便量中等，为稀便或水样便。该病为自限性疾病，症状持续为 1～3 天。

腹泻病的治疗原则包括继续喂养，预防和纠正脱水，合理用药，加强护理，预防并发症。急性期腹泻应多注意维持水、电解质平衡。从婴幼儿腹泻开始，就要给予其口服足够的液体以预防脱水，建议在婴幼儿每次稀便后补充，可选用口服补液盐等。

三、腹泻宝宝的饮食护理和预防原则

1. 腹泻婴幼儿的饮食护理原则[①]

母乳喂养的婴幼儿，可以继续母乳喂养。小于 6 月龄的人工喂养婴幼儿可继续喂配方乳，病毒性肠炎可损害小肠黏膜，导致婴幼儿体内双糖酶（主要是乳糖酶）缺乏，对疑似患儿可暂时给予其低（去）乳糖配方奶，时间为 1～2 周，腹泻好转后转为原有配方。大于 6 个月的婴幼儿，可继续食用已经习惯的日常食物，如粥、面条、稀饭、蛋、鱼末、肉末、新鲜果汁。

要鼓励婴幼儿进食，如婴幼儿进食量少，可增加喂养餐次；避免给婴幼儿喂含粗纤维的蔬菜和水果以及高糖食物。

2. 腹泻病的预防

腹泻病的预防，关键要把好"病从口入"关。要讲究婴幼儿的饮食卫生，做好食具消毒，食物本身也要注意消毒。日常生活中预防腹泻病需要做到以下四点。

（1）合理喂养，提倡母乳喂养，避免在夏季断奶，按时逐步添加换乳期食物，防止过食、偏食及饮食

---

① 申昆玲，黄国英. 儿科学[M]. 北京：人民卫生出版社，2016：305.

结构突然变动。

（2）注意婴幼儿饮食卫生，食物要新鲜，食具要定时消毒。

（3）教育幼儿饭前便后要洗手，勤剪指甲，培养良好的卫生习惯。

（4）加强婴幼儿体格锻炼，适当户外活动；注意气候变化，防止受凉或过热；避免长期滥用广谱抗生素。

 实训3.2.4　食具器皿消毒和配方奶冲配

（一）任务要求

1. 掌握婴幼儿食器皿的消毒方法。

2. 掌握配方奶的冲配方法。

（二）操作方法

1. 选用能耐高温消毒的奶瓶，包括玻璃材质奶瓶或能耐高温的塑料材质奶瓶，例如PP材质、PES材质、PPSU材质奶瓶等。

2. 消毒器皿的步骤。一般婴儿奶瓶的消毒方式，可以分为煮沸法、蒸汽锅消毒法和微波消毒法，以下以煮沸法为例。

（1）准备好消毒用具（消毒锅、水、器皿夹、清洗刷子）。

（2）洗净双手，将器皿用刷子彻底清洗干净，清水冲净。

（3）将（玻璃）器皿放入消毒锅中，加入冷水，等水煮沸5～10分钟后再将奶嘴、瓶盖等塑料用具放入锅中，盖上锅盖再煮15分钟即可关火；若塑料器皿，不宜久煮，等水煮沸后再将塑胶器皿一同放入开水中，煮15分钟。

（4）使用器皿夹将器皿夹出，置于干净通风处，倒扣晾干备用。

3. 配方奶的冲配方法。

（1）准备好冲配用物（配方奶、清洁备用奶瓶、40℃温开水、消毒量杯及消毒搅拌勺）。

（2）洗手、戴口罩。

（3）检查配方奶有效期，打开奶粉容器用奶粉勺取出所需的奶粉量。

（4）取出消毒量杯及消毒搅拌勺。

（5）倒入备好的清洁的温开水，量好需要的量，测水温40～45℃（或根据配方奶的冲配水温要求），将奶粉倒入准备好的量杯中（根据配方奶说明书要求，如1勺奶粉配30 mL水），用消毒过的搅拌勺将奶粉完全溶解，放置于奶瓶中。

（6）检查奶嘴孔的大小是否合适，并再次试温，可以滴1～2滴奶液至手腕内侧试温。

（7）整理用物，清洁桌面。

（三）任务评价要点

1. 器皿高温消毒前应判断器皿的材质能否进行高温消毒、以及器皿是否清洗干净，高温消毒应根据器皿材质选择不同的煮沸时间。

2. 配方奶冲配时应检查水温为40～50℃，选择合适流速的奶嘴，控制乳汁的流量，孔径大小以倒置奶瓶时，液体能一滴一滴滴出为宜。

任务 5 了解急性泌尿道感染

泌尿系统疾病是我国儿童的常见病和多发病,其中泌尿系统感染仅次于肾小球疾病。泌尿系统包括肾脏、输尿管、膀胱及尿道。婴幼儿输尿管较长且弯曲;膀胱黏膜柔嫩,防尿返流能力差;女婴尿道短加之外口暴露且接近肛门,易引起细菌感染。

一、急性泌尿道感染的概述

泌尿道感染(urinary tract infection,UTI)是指细菌、真菌等病原体直接侵入泌尿道,在尿液中生长繁殖,并侵犯尿路黏膜或组织而引起的泌尿道急性或慢性炎症[1]。UTI 是儿童最常见的感染性疾病之一。按病原体侵袭部位的不同,分为肾盂肾炎、膀胱炎、尿道炎。肾盂肾炎又称为上尿路感染,膀胱炎和尿道炎合称为下尿路感染。由于儿童时期感染局限在尿路某一部位者较少,且临床上又难以准确定位,故常统称其为泌尿道感染。可根据有无临床症状,分为症状性尿路感染和无症状性菌尿。

泌尿道感染发病率与年龄相关,婴儿出生第 1 年内未割包皮的男婴发生率为 2.7%,1 岁以后女童发生 UTI 的概率高于男童[2]。但新生儿、婴幼儿早期,男孩发病率却高于女孩。

无症状性菌尿是儿童泌尿道感染的一个重要组成部分,在常规的尿筛检中,可以发现健康儿童存在着有意义的菌尿,但无任何尿路感染症状。这种现象可见于各年龄组,在儿童中以学龄女孩常见。无症状性菌尿婴幼儿常同时伴有尿路畸形和既往有症状的尿路感染史。

因婴儿使用尿布,尿道口常受粪便污染,加之女婴尿道短,男婴包茎、包皮长均易导致婴幼儿出现泌尿道感染。此外,儿童时期如有能导致泌尿系统梗阻的解剖异常(如包茎、膀胱输尿管反流等)或膀胱排空功能异常(如多种原因致神经性膀胱等),则常有尿潴留或残余尿,而尿液是细菌的良好培养基。此外,不及时更换尿布,蛲虫由肛周移行至外阴,便秘等,也都是引起婴幼儿泌尿道感染的因素。

二、婴幼儿泌尿道感染的临床特点

婴幼儿尤其是新生儿的泌尿道感染,症状极不典型,有时仅表现为发热、呕吐、烦躁、拒乳、病理性黄疸或生长缓慢,很容易漏诊。

(一)不同年龄婴幼儿的泌尿道感染症状表现

在婴幼儿中,泌尿道感染的临床表现不典型,常以发热最突出,拒食、呕吐、腹泻等全身症状也比较明显。局部排尿刺激症状有时不明显,但细心观察可发现患儿有排尿时哭闹不安、尿布有臭味和顽固性尿布疹等。

因而,对病因不明的发热婴幼儿都应为其反复做尿液检查,争取在用抗生素治疗前进行尿培养、菌

---

① 沈茜. 儿童泌尿道感染诊治规范[J]. 中华实用儿科临床杂志,2021,36(5):337.
② Arshad M, Seed P C. Urinary tract infections in the infant[J]. Clin Perinatol, 2015, 42(1): 1728.

落计数和药敏试验。尿细菌培养及菌落计数是诊断泌尿道感染的主要依据。

（二）婴幼儿泌尿道感染的预防措施

婴幼儿急性泌尿道感染经合理抗菌治疗，大多数于数日内症状会消失、治愈，但有50％可能性会复发或再感染。

婴幼儿泌尿道感染的预防措施如下。

（1）注意婴幼儿个人卫生，特别是会阴部清洁，不穿紧身内裤、尽量不穿开裆裤。

（2）及时发现和处理男孩包茎、女孩处女膜伞、蛲虫感染等；对于男孩的生理性包茎，可注意经常适当清洗。

（3）避免一切不必要的导尿、长期保留导尿管或泌尿道器械检查。

（4）及时矫治婴幼儿尿路畸形，防止尿路梗阻或肾瘢痕的形成。

 实训 3.2.5　婴幼儿尿标本留取

通过检查婴幼儿尿液的颜色、透明度，测定尿比重，检查有无红细胞、白细胞、上皮细胞、各种管型及结晶等，协助医生作出正确的疾病诊断，为预防、治疗、护理提供依据。

（一）任务要求

1. 掌握婴幼儿会阴清洁的方法。

2. 掌握尿标本的采集步骤。

（二）操作方法

1. 采集前的评估。评估婴幼儿的神志、心理状态及合作程度。应在婴幼儿喝完奶后30分钟开始留取尿标本。评估婴幼儿是否排空大便，避免采集尿标本时与大便混合，影响检查结果。

2. 留取尿标本的步骤。

（1）准备好一次性棉柔巾、清水、集尿袋（适用于不会把尿的婴幼儿）、无菌棉球、清洁的尿管、乳胶手套。

（2）使用"七步洗手法"做好操作者的手卫生。

（3）戴手套。

（4）会阴清洁。使用一次性棉柔巾清洗婴幼儿外阴并保持干燥；女孩清洗外阴时从前向后擦洗，单独使用洁具；男孩清洗外阴时，翻开包皮，清洗包皮垢。

（5）贴集尿袋。集尿袋中置入一颗无菌棉球；撕去集尿袋粘口；将集尿袋开口对准尿道口（男婴幼儿：将集尿袋套于阴茎上），使棉球置于尿道口及尿袋开口之间；将胶条紧压于婴幼儿外生殖器四肢的皮肤上。

（6）每隔15分钟观察集尿袋中是否成功留取尿液，尿液量需在5 mL以上。

（7）将留取成功的尿液倒入清洁尿管中送检（注意应2小时内送检）。

（8）整理婴幼儿衣物，使其穿戴舒适。

（三）任务评价要点

1. 留取尿标本前的初步评估。评估婴幼儿状态是否适宜留取尿标本，婴幼儿是否完成臀部清洁，臀部清洁手法是否正确。

2. 留取尿标本量是否充足，操作前后是否做好手卫生，避免尿液与大便混合。

3. 留取尿标本后，是否整理婴幼儿衣物。

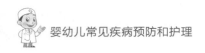

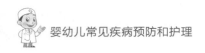

任务6 了解细菌性脑膜炎

神经系统调节人体所有的生理功能以及学习、记忆和思维等高级神经活动。婴幼儿的神经系统发育最早也最快。婴幼儿正常出生后即有觅食、吸吮、吞咽、拥抱、握持等反射,其中有些条件反射应随年龄增长而消失。一旦致病因素侵入中枢神经系统,将造成婴幼儿不同程度的功能损害。

一、细菌性脑膜炎的概述

我国将细菌性脑膜炎[①](bacterial meningitis,BM)分为脑膜炎奈瑟菌引起的流行性脑脊髓膜炎(流脑)和其他细菌引起的化脓性脑膜炎,前者属于传染病范畴。2月龄以上儿童细菌性脑膜炎主要致病菌是肺炎链球菌、流感嗜血杆菌和脑膜炎奈瑟菌,在细菌毒素和多种炎症相关细胞因子作用下发生炎性反应。在我国,脑膜炎奈瑟菌、肺炎链球菌及流感嗜血杆菌引起的化脓性脑膜炎占小儿化脓性脑膜炎总数 2/3 以上。

细菌性脑膜炎在小儿,尤其是婴幼儿中较常见,是小儿严重感染性疾病之一。致病菌可通过多种途径侵入脑膜。最常见的途径是致病菌通过体内感染灶(上呼吸道、胃肠道黏膜、新生儿皮肤、脐部侵入等)经血流、血脑屏障到达脑膜;还可通过邻近组织器官感染(鼻窦炎、中耳炎、乳突炎)扩散波及脑膜;与颅腔形成直接通道(颅骨骨折、皮肤窦道、脑脊液膨出),细菌直接进入蛛网膜下腔。

二、细菌性脑膜炎的临床特点及护理

各种细菌所致的化脓性脑膜炎的临床表现大致相仿,主要为感染、颅内压增高及脑膜刺激三大症状,婴幼儿症状一般较隐匿或不典型。由于前囟未闭合,骨缝可以裂开,而使颅内压增加急脑膜刺激征出现较晚,临床表现不典型且隐匿,仅可见发热、激惹、嗜睡和喂养困难,还可伴有呼吸暂停、皮疹、惊厥和前囟紧张。

护理措施如下[②]。

(1)维持正常体温。保持环境清洁安静、空气新鲜,每日开窗通风 3~4 次。维持室内温度 18~20℃、湿度 50%~60%。高热婴幼儿应卧床休息,每 4 小时测量体温 1 次,密切观察体温变化,采取适当降温措施,降低脑的耗氧量,防止婴幼儿发生惊厥;遵医嘱及时给予婴幼儿退热和抗感染治疗。

(2)密切观察病情变化。密切检测体温、脉搏、呼吸、血压等生命体征,观察婴幼儿的意识状态、面色、神志、瞳孔、囟门等变化;若出现并发症,提示疾病预后不良,应积极通知医生,做好急救救治处理。

(3)防止外伤、意外。保持环境和婴幼儿安静,护理动作应轻柔,专人守护和陪伴婴幼儿。对呕吐频繁者应使头偏向一侧,保持呼吸道通常,惊厥发作时使头偏向一侧,给予口腔保护以免舌被咬伤;协

---

① 江载芳,申昆玲,沈颖.诸福棠实用儿科学[M].8 版.北京:人民卫生出版社,2015:981-985.
② 崔焱,仰曙芬.儿科护理学[M].6 版.北京:人民卫生出版社,2017:382-383.

助婴幼儿洗漱、大小便及个人卫生等生活护理。

（4）保证充足的营养。给予高热量、高蛋白、高维生素、易消化的清淡流质或半流质饮食。

（5）心理护理及健康教育。化脓性脑膜炎尤其是肺炎链球菌脑膜炎,大多由上呼吸道感染发展而来,因此对婴儿呼吸道感染必须重视,平时养成良好的生活习惯,注意保暖,多见阳光,多吸新鲜空气,进行必要的户外活动,以增强机体抵抗力,并少与患呼吸道感染的患者接触。

 实训 3.2.6　掌握冰敷物理降温方法

物理降温是婴幼儿发烧时的常用对症处理方法。物理降温主要是通过物理方法加快皮肤散热,达到降低温度的目的。物理降温的方法包括冰敷、温水擦浴、贴退烧贴、多喝温水、减少衣被等。这里主要介绍冰敷降温方法。

（一）任务要求

1. 熟练掌握婴幼儿冰敷物理降温的方法。

2. 懂得物理降温的并发症及防范措施。

（二）操作方法

1. 物理降温前的评估。评估婴幼儿的年龄、病情、意识、体温、皮肤情况、活动能力、合作程度等。

2. 实施冰敷物理降温的步骤。

（1）准备好用物(干毛巾、盆内盛冷水、冰、木槌、勺、冰袋及布套)。

（2）准备冰袋。用木槌将冰敲成核桃大小的冰块,放入盛有冷水的盆中去棱角;用勺将冰块装入冰袋至1/2满,排气后扎紧带扣,倒提冰袋检查无漏水后擦干放入布套内。

（3）将冰袋放至所需部位。冰袋可置于枕部,禁忌耳郭、腹部、阴囊、足底等。

（4）使用30分钟后,撤掉冰袋。

（5）协助婴幼儿躺卧舒适,并整理衣物。

（6）操作后观察。观察婴幼儿的生命体征、有无其他伴随症状及应用物理降温的效果;观察应用物理降温局部皮肤情况。

（三）任务评价要点

1. 应用物理降温前的初步判断。首先,评估婴幼儿年龄、体温、配合度等,取得婴幼儿合作;其次,评估皮肤情况,避免皮肤破损。

2. 冰袋的准备。敲成核桃大小冰块,去棱角置于冰袋内,放入布套内。

3. 观察应用后的局部皮肤情况及降温效果,防治冻伤。

 思政话题

每天无数个电话,从白天到黑夜,争分夺秒核对信息,询问出行轨迹和接触人员……过去1个多月的时间里,一批来自复旦大学公共卫生学院的流调志愿者活跃在战"疫"一线,很多通流调电话正是来自这支年轻但不乏专业的团队。

2022年3月初,复旦大学公共卫生学院收到徐汇区疾控中心需要支援的信息,学院党委第一时间响应,当晚组建流调志愿服务队,并派出第一批学生志愿者前往徐汇疾控开展流调工作。在1个多月里,公共卫生学院先后派出110余名学生流调志愿者,将专业所学真正运用于抗疫实战中。截至4月16日,公共卫生学院流调志愿者服务队通过远程、进驻等形式参与市级及各区级疾控中心的疫情防控工作,共计完成包括感染者、密接、次密接等近13 000人的流行病学调查。

电话流调志愿者负责的工作包括对感染者、密接和次密接的信息核实。这是一项"和时间赛跑"的工作,志愿者要在最短时间内通知对方并核实暴露情况,减少其在不知情时与更多人接触,从而有效切断传播链。在流调工作中,同学们面对的感染人员身份各异,有离退人员、医务工作者、外卖小哥等,需要以足够的细心和严谨的态度,帮助引导流调对象回忆行动轨迹,排查出所有密切接触者,获取身份信息从而落实进一步的防控措施。为了保质保量完成任务,流调队的同学们经常需要就各类情况和疾控中心的老师进行反复沟通与确认。

"对于传染病控制来说,控制传播源、切断传播途径和保护易感人群真的太重要了。这段宝贵的经历让我对于疾控部门的职责有了更进一步的认识,我希望通过自己的努力,可以为切断传播途径做出一些微薄的贡献。"志愿者熊家声表示。

"偶尔去治愈,常常去帮助,总是去安慰。"这是每一位流调队员在忙碌工作中最深的体悟。

"每个参与流调的同学都是小太阳,在岗位上散发自己的能量,因为很多时候我们也要学着安定人心,面对一些不理解的同时用专业的态度和耐心的沟通获取他人的信任。"让志愿者王佳韵印象深刻的是,有一天她流调了一位独居老人,工作结束后老人对她说,"谢谢你这么耐心地听我把我的情况说完"。"当时我瞬间就觉得自己的辛苦都是值得的。"王佳韵表示。

公共卫生学院院长、流行病学专家何纳教授表示,尽管流调工作细致、繁杂、琐碎,却是宝贵的学习和实践经历,希望公卫学子在疾控老师们的言传身教和实战历练中,深切体会公卫人的责任和使命。①

请思考:①疫情中的医学生们在抗疫工作中展现的精神内涵是什么? ②结合自己谈一谈,如何将之运用到在日常学习和生活中?

---

① 信息来源:程媛媛,《战在"疫"线共同守"沪"复旦上医学子投身流调志愿服务》,上海教育新闻网(http://m. shedunews.com/msite_1/con/2022-04-26/content_11288. html),2022年4月27日。

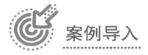

学习情境 3 婴幼儿常见传染性疾病的预防和护理

案例导入

小明,3岁,是托育园小葵花班上的小朋友,午睡起来后小明说身上有点痒,老师检查后发现他的胸口和后背出现了2个小水疱,测量体温38℃,老师赶紧联系了小明妈妈带他去医院。隔壁太阳班的保育老师说3天前太阳班也有2个小朋友出现了一样的情况,去医院看过医生,说是水痘,建议居家隔离。

问题: 你知道托育园里可能发生了什么情况? 应该如何预防和处置?

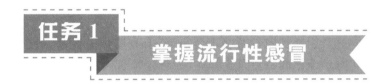

任务 1 掌握流行性感冒

流行性感冒是常见的传染性疾病,易在人群中引起播散,造成孩子反复发热,因此做好预防是关键。

一、流行性感冒的概述

流行性感冒,简称流感,是由流感病毒引起的一种急性呼吸道传染病,传染性强,发病率高,主要通过含有病毒的飞沫进行传播,人与人之间的接触或与被污染的物品接触也可传播[①],属于丙类传染病,潜伏期为1~3天。典型的临床表现是急性高热,显著乏力,全身肌肉酸痛,呼吸道卡他症状(包括咳嗽、流涕、打喷嚏、鼻塞等)。

流感病毒可分为甲(A)、乙(B)、丙(C)三个亚型,其特点是容易发生变异,其中甲型流感最容易变异,可感染人和多种动物,为人类流感的主要病原体。

流感患者和隐性感染者是主要传染源,人群对流感普遍易感。病毒变异后,人群重新易感而反复发病。不同亚型间无交叉免疫力。流感病毒有较强的传染性,极易引起流行和大流行,以发生在秋、冬季为主。南方在夏、秋季也可见到流感流行。

细菌性肺炎是流感最常见的并发症,以肺炎链球菌、流感嗜血杆菌为主。心肌炎、心包炎、脑膜炎、格林-巴利综合征、Reye综合征及横纹肌溶解症等并发症比较少见。

---

① 国家呼吸系统疾病临床医学研究中心,中华医学会儿科学分会呼吸学组.儿童流感诊断与治疗专家共识(2020年版)[J].中华实用儿科临床杂志,2020,35(17):1281-1287.

二、流行性感冒的临床特点

（一）不同类型流感的特点

1. 单纯型流感

这种流感最常见，常突然起病，畏寒高热，体温可达 39～40℃，多伴有头痛、全身肌肉关节酸痛、极度乏力、食欲减退等全身症状，常有咽喉痛、干咳，可有鼻塞、流涕、胸骨后不适等。

2. 肺炎型流感

肺炎型流感的实质就是并发了流感病毒性肺炎，多见于老年人、儿童、原有心肺基础疾病的人群。主要表现为高热持续不退，剧烈咳嗽、咳血痰或脓性痰、呼吸急促、发绀，肺部可闻及湿啰音。胸片提示肺部有散在的絮状阴影。痰培养无致病菌生长，可分离出流感病毒。可因呼吸循环衰竭而死亡，病死率高。

3. 中毒型流感

此类流感极少数，表现为高热、休克、呼吸衰竭、中枢神经系统损害及弥散性血管内凝血（DIC）等严重症状，病死率高。

4. 胃肠型流感

这种流感除发热外，以呕吐、腹痛、腹泻为显著特点，儿童发病多于成人。2～3 天即可恢复。

（二）流行性感冒与普通感冒的区别

流行性感冒是由流感病毒引起的急性呼吸道传染病，有高度传染性及流行性，每年世界范围内因患流感而死亡的人不在少数。流感的特点是全身症状严重，如寒战、高热、头痛、四肢酸痛、倦怠、恶心、食欲差等，而上呼吸道症状如流涕、喷嚏、咽痛、咳嗽等表现较轻。流感大流行时没有明显的季节性，散发流行常见于冬春季节。

普通感冒是由病毒或细菌引起的上呼吸道（喉以上）感染，简称上感。上感的主要表现是上呼吸道症状明显，如鼻塞、流涕、打喷嚏、咽痛及咳嗽，而全身症状较轻，如发热、头痛、乏力及全身不适等，传染性不强，多在受寒受凉后发病，没有明显的季节性。

关于流感与普通感冒的区别可见表 3-1。

表 3-1　流感和普通感冒的区别

项目	流感	普通感冒
致病原	流感病毒	鼻病毒、冠状病毒等
传染性	丙类传染病（按乙类管理）	非传染病
发病季节性	有明显季节性	季节性不明显
发热程度	多高热（39～40℃），可伴寒战	不发热或轻中度发热，无寒战
全身症状	重，头痛、全身肌肉酸痛，乏力	少或没有
并发症	可见中耳炎、肺炎、心肌炎、脑膜炎等	相对少见
发热持续时间	3～5 天	1～2 天
病程	5～10 天	1～3 天

（三）婴幼儿流感的护理和预防

1. 婴幼儿流感的护理方法

一旦怀疑婴幼儿为流行性感冒，应立即带婴幼儿就诊，接受对症治疗及应用抗病毒药物。首选奥司他韦神经氨酸酶抑制剂,尽早作用,对甲乙型流感均有效。

轻症的婴幼儿,应居家隔离,采用呼吸道隔离措施,不去人多的公共场所,直至复查流感检测结果为阴性,医生开出解除隔离证明。饮食上没有忌口,注意营养均衡,多饮水。

2. 婴幼儿流感的预防

（1）疫苗接种。每年接种流感疫苗是预防婴幼儿流感最有效的手段,可以显著降低接种者罹患流感和发生严重并发症的风险。目前推荐6月龄以下儿童家庭成员和看护人员、6月龄至5岁儿童、孕妇、60岁以上老年人、慢性病患者和医务人员等重点人群,每年优先接种流感疫苗。

（2）药物预防。婴幼儿用药都需要根据全身情况、实验室指标以及个人身体状况,经专业医生评估给出用药方案。药物预防不能代替疫苗接种。对于没有接种疫苗或接种疫苗后尚未获得免疫能力的重症流感高危人群,可以考虑药物预防作为紧急临时预防措施,如使用奥司他韦、扎那米韦等。

（3）一般预防措施。一般预防措施是指非药物预防措施,是传染病预防的基本措施。婴幼儿对传染病的预防主要靠疫苗接种和成人做好预防措施,指导婴幼儿养成良好的个人卫生习惯,勤洗手;保持生活环境整洁、通风良好,流感流行季节减少前往人群密集场所;保持良好的呼吸道卫生习惯,打喷嚏或咳嗽时,用上臂或纸巾遮住口鼻,然后洗手;出现流感样症状时,主动自我隔离,外出公共场所宜戴口罩。

实训 3.3.1　鼻拭子标本采集

通过鼻拭子采集鼻腔分泌物送检,其结果通常作为流感、新型冠状病毒肺炎等呼吸道传染病诊断的可靠实验室依据。

（一）任务要求

掌握鼻拭子标本采集方法。

（二）操作方法

1. 鼻拭子标本采集前的评估。评估婴幼儿的年龄、合作程度等。
2. 实施鼻拭子标本采集的步骤。
（1）洗手或手卫生,戴无菌手套。
（2）检查婴幼儿鼻腔有无异常,如息肉、出血等,避免在有异常的鼻腔进行标本采集。
（3）持拭子以垂直鼻子（面部）方向轻轻插入鼻孔,婴幼儿采集深度约2 cm左右,使拭子在鼻内停留10～15秒,然后轻轻旋转拭子。婴幼儿年龄小不能配合,需成人在旁轻轻协助固定头部。
（4）将拭子投入病毒运送培养管中,折断拭杆,使其完全置于管中。
（5）旋紧管盖,做好标记,放入塑料袋密封好后送检。

（三）任务评价要点

1. 动作轻柔,以免引起鼻腔出血。
2. 保证采样采集深度,深入鼻腔内约2 cm左右。

任务 2　掌握手足口病

手足口病是婴幼儿最易感染的传染性疾病之一,大多数患儿都为轻症。在生活中,尤其是在托育机构里,认真落实手卫生是预防该病的关键。

一、手足口病的概述

手足口病(hand-foot-and-mouth disease)是由人肠道病毒所致儿童期急性传染病,常见于 5 岁以下儿童。此病以手、足部出疹和口腔黏膜排针或溃疡为特征性表现,绝大部分患儿在发病后 5～7 天自行缓解,少部分患儿发展为重症,通常在发病后 1～4 天出现中枢神经系统受累,危重症可并发肺水肿(肺出血)和循环衰竭等,进展迅速,如不及早诊断和救治则病死率高[①]。

手足口病是全球性传染病,世界上大部分地区均有此病流行的报道。一年四季均可发病,以夏秋季多见。患儿、隐性感染者和无症状病毒携带者为该病流行的主要传染源。潜伏期为 2～5 天。

引发手足口病的肠道病毒有 20 多种(型),柯萨奇病毒 A 组的 16、4、5、9、10 型,B 组的 2、5 型,以及肠道病毒 71 型均为手足口病较常见的病原体,其中以柯萨奇病毒 A16 型(CoxA16)和肠道病毒 71 型(EV 71)最为常见。人群对 CoxA16 及 EV 71 型肠道病毒普遍易感,感染后可获得免疫力。

肠道病毒 71 型是最晚发现的新型肠道病毒,是一种耐热、耐酸的小 RNA 病毒,适合在温、热的环境下生存和传播,对乙醚、去氯胆酸盐不敏感,75％酒精不能将其灭活,但该病毒对紫外线和干燥敏感,各种氧化剂、甲醛、碘酒都能灭活病毒。

手足口病主要通过儿童间的密切接触进行传播。患儿咽喉分泌物及唾液中的病毒可通过空气飞沫传播。也可通过唾液、疱疹液、粪便污染的手、毛巾、手绢、牙杯、玩具、食具、奶具以及床上用品、内衣等接触传播。

手足口病大多数预后良好,但也有少数患儿病情发展快,重者可引起死亡。在手足口病流行期间,如有发热、手、足、臀部皮疹、口腔疱疹溃疡,应及时到医院就诊。同时指导婴幼儿及家长养成勤洗手、正确洗手的习惯,防止病从口入,少去人多的公共场所。托幼机构应做好每日晨检。

二、手足口病的临床特点、护理及预防

婴幼儿感染手足口病后,手指末梢血常规白细胞计数会轻度增高,粪便中可检测出肠道病毒,两者可作为诊断的依据。

(一) 主要症状表现

1. 一般表现

急性起病,表现为发热、流涕、食欲不振、口腔疼痛等,口腔黏膜出现小疱疹,疼痛明显,疱疹破溃后

---

① 张文宏,王明贵.感染病学[M].上海:复旦大学出版社,2020:77-80.

形成溃疡。在口腔病变的同时,手掌或脚掌部出现斑丘疹、疱疹,疱疹周围有炎性红晕,疱内液体较少,臀部或膝盖偶尔会受累,疹子"四不像":不像蚊虫咬、不像药物疹、不像口唇牙龈疱疹、不像水痘。无疼痛、无痒感,不结痂、不留痕迹(见图3-3)。本病大多数为良性过程,多自愈,但可复发,有时伴有无菌性脑膜炎、心肌炎等。扫码可见彩图。

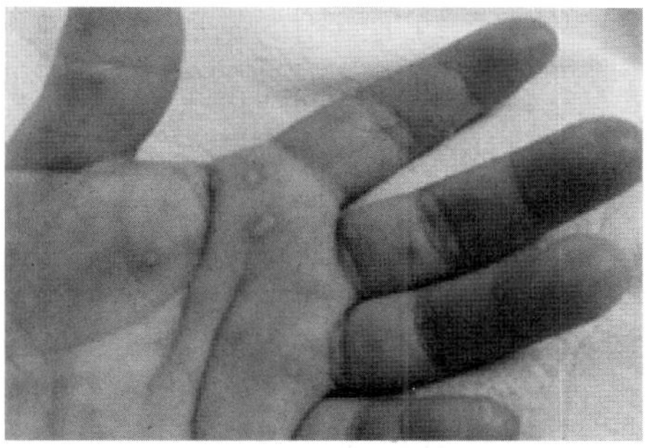

手足口病的皮疹彩图

图 3-3　手足口病的皮疹

2. 重症表现

少数婴幼儿(尤其3岁以内)可出现脑膜炎、脑脊髓炎、脑炎、肺水肿、循环衰竭等症状表现。

(1)神经系统症状。临床表现变化多样,病情轻重不一,一般表现为肌阵挛、呕吐、共济失调、意向性震颤、眼球震颤及情感淡漠等;查体可见脑膜刺激征、腱反射减弱或消失;危重病例可表现为频繁抽搐、昏迷、脑水肿、脑疝。头颅MRI及脑电图检查有助于明确疾病的严重性。

(2)呼吸系统症状。呼吸浅促、困难,呼吸节律改变,口唇发绀,口吐白色、粉红色或血性泡沫液(痰),肺部可闻及痰鸣音或湿啰音。

(3)循环系统症状。面色苍白、心率快或缓慢,脉搏浅促、减弱甚至消失,血压早期升高或下降,四肢末梢湿冷、发绀。

本病如无并发症,预后一般良好,多在一周内痊愈。治疗原则多为对症治疗。

(二)护理措施

1. 评估

可以先询问了解婴幼儿发热与出疹的时间,有无伴随的头痛、呕吐、咳嗽等症状。然后查看婴幼儿皮疹形状和分布,本病的皮疹主要分布在手、足、口、臀四个部位,呈厚壁疱疹,圆形或椭圆形凸起。再次,认真检查婴幼儿有无口腔溃疡及疱疹,评估婴幼儿有无口腔疼痛而影响进食。最后,询问婴幼儿有无睡眠中易惊醒的现象,有无肢体震颤、阵挛发生,评估婴幼儿神志有无改变,有无抽搐、心跳呼吸频率及形态的改变。同时了解婴幼儿饮食、睡眠习惯,周围儿童或幼儿园是否有手足口病流行。

2. 病情观察

观察内容包括:生命体征和神志变化,尤其是呼吸、心率、血压的变化;记录出入液量及性质,包括呕吐物及排泄物的颜色、性质、次数等。

3. 做好口腔及皮肤护理

因口腔溃疡导致进食困难的婴幼儿,进食前可涂盐酸地卡因缓解疼痛,勤漱口,保持口腔清洁。可局部使用抗病毒喷雾剂外喷。若家中没有此类喷剂,也可以让婴幼儿在进食前先口服一些牛奶,以保护口腔黏膜,减缓疼痛。

4. 保持衣物和环境清洁

婴幼儿的衣服、被褥要清洁,衣着要舒适、柔软,经常更换。手、足皮疹保持清洁,防止婴幼儿抓破。环境应清洁舒适,注意居室通风。严格消毒隔离,尤其强调手的清洁卫生,婴幼儿穿戴过的衣物、接触过的玩具物品清洗后,应放于太阳下暴晒2小时消毒。

(三)预防措施

手足口病的预防可以从以下8方面入手:

(1)饭前便后、外出后,要用肥皂或洗手液等给婴幼儿洗手,不要让婴幼儿喝生水、吃生冷食物,避免接触患病婴幼儿。

(2)看护人接触婴幼儿前,替婴幼儿更换尿布、处理粪便后均要洗手,并妥善处理污物。

（3）婴幼儿使用的奶瓶、奶嘴使用前后应充分清洗。

（4）本病流行期间不带婴幼儿到人群聚集、空气流通差的公共场所，注意保持家庭环境卫生，居室要经常通风，勤晒衣被。

（5）婴幼儿出现相关症状要及时到医疗机构就诊。不要接触其他婴幼儿，要及时对婴幼儿的衣物进行晾晒或消毒，对婴幼儿粪便及时进行消毒处理；轻症的婴幼儿不必住院，可居家治疗、休息，以减少交叉感染。

（6）每日对婴幼儿玩具、个人卫生用具、餐具等物品进行清洗消毒。

（7）托幼机构每日进行晨检，发现可疑的婴幼儿时，应及时送诊；对婴幼儿所用的物品要立即进行消毒处理。

（8）托幼机构出现确诊婴幼儿增多时，要及时向卫生和教育部门报告。

 实训 3.3.2　正确执行手卫生

视频

七步洗手法

（一）任务要求

掌握七步洗手步骤。

（二）操作方法

1. 取下手表等，必要时将衣袖卷过肘。

2. 打开水龙头，淋湿双手，取适量洗手液入掌心，用力交搓双手掌心；右手掌心覆盖左手背，十指交叉，反之亦然；双手掌心相对十指交叉；指背叠于另一手掌心十指相扣；右手握左手大拇指旋转搓摩，反之亦然；右手五指并拢贴于左手掌心正反向旋转搓摩，反之亦然。必要时搓摩腕部，然后在水流下彻底冲洗干净双手。用防治手部再污染的方法关闭水龙头，用一次性纸巾擦手。

3. 两手相搓至少 15 秒，必须将手和手指都洗到，再用清水冲洗，然后用一次性毛巾擦干，避免用热水，因为反复用热水可能增加皮炎的风险[①]。

（三）评价要点

1. 采取正确七步洗手法的流程。

2. 指尖、指缝、指关节等处搓洗不少于 15 秒。

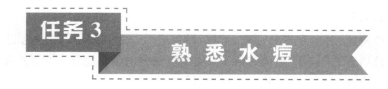

任务 3　熟悉水痘

水痘在儿童中较为常见，多为接触了水痘病人或带状疱疹病毒感染患者发病，感染后表现有发热，皮疹伴皮肤瘙痒，一旦感染，做好皮肤感染是照护的关键。

---

① 张玉侠. 儿科护理规范与实践指南[M]. 上海：复旦大学出版社，2011：257-258.

一、概述

水痘（chickenpox，varicella）是由水痘-带状疱疹病毒引起的急性传染病，以皮肤、黏膜分批出现斑疹、丘疹、疱疹和结痂并存为特征，全身症状轻微。人类是水痘-带状疱疹病毒的唯一宿主。水痘或带状疱疹患者为疾病的传染源。患者出疹前1日至疱疹全部结痂时均有传染性。通过呼吸道飞沫和接触传播，水痘传染性极强，易感儿为1～6岁幼儿，冬春季发病率较高[①]。

病毒通过飞沫和接触传染，在呼吸道黏膜上生长繁殖后入血及淋巴液，在网状内皮细胞系统再次增殖，侵入血液引起第二次病毒血症和全身病变，主要损害部位在皮肤表皮棘细胞。细胞变性、水肿形成囊状细胞，后者液化及组织液渗入形成水疱，水疱内含大量病毒。

水痘潜伏期为10～21天，一般发热仅轻度至中度发热，2～4天即缓解，轻症水痘甚至无发热仅少许皮疹。发热数小时至24小时出现皮疹，典型皮疹呈向心性分布，同时存在不同期的皮疹是水痘的重要特征。年龄小的儿童皮疹相对少。

水痘多呈自限性，10天左右可自愈，病后可获得持久免疫。水痘常见的并发症是皮肤继发细菌感染如脓疱疮、丹毒、蜂窝组织炎甚至败血症，也可并发水痘肺炎、脑炎、心肌炎等。除典型水痘外，有疱疹内出血的出血型水痘是水痘的一种严重的类型，可出现内脏器官受累、凝血功能障碍及持续皮肤损害。

二、婴幼儿水痘的临床特点及护理

（一）水痘的分类

1. 典型水痘

典型水痘病程可分为三期（见图3-4）。

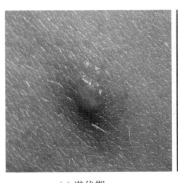
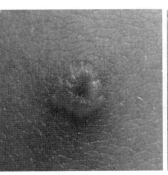
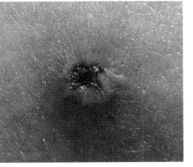

(a) 潜伏期　　　　　　(b) 前驱期　　　　　　(c) 出疹期

图3-4　不同时期的水痘表现

不同时期的水痘表现彩图

（1）潜伏期：水痘的潜伏期为2周左右。

（2）前驱期：水痘的前驱期为1～2天，症状轻微，表现为低热、全身不适、头痛、食欲不振等，婴幼儿可无前驱症状。

（3）出疹期：发热数小时至24小时出现皮疹，典型皮疹呈向心性分布，主要位于躯干，其次位于头面部，四肢相对较少，手掌或足底更少。初为红色斑疹，数小时后发展为丘疹，再数小时发展成透明水疱，为清亮、卵圆形、泪滴状小水疱，周围有红晕，无脐眼，易破溃。24～48小时内水疱变浑浊，中间出现脐凹现象，后渐结痂，1周左右痂皮脱落。疾病高峰期斑疹、丘疹、疱疹和结痂同时存在。如无感染，痊

[①]　申昆玲，黄国英. 儿科学[M]. 北京：人民卫生出版社，2016：226-229.

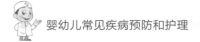

愈后不留疤痕。黏膜皮疹常出现在口腔、结膜、生殖器等处,易形成溃疡。

2. 出血性、进行性(病程达两周以上)和播散性水痘

主要见于免疫功能受抑制的婴幼儿,体温可高达 40℃ 以上,皮疹融合,成大疱型或出血性皮疹,密布全身,皮肤黏膜出现瘀斑、瘀点,病死率可达 9%。

3. 先天性水痘

母亲在妊娠头 4 个月感染水痘可累及胎儿而发生先天性水痘,表现为出生体重低、肢体萎缩、智力低下、皮肤瘢痕性病变等。新生儿期接触到水痘-带状疱疹病毒,就有发生新生儿水痘的风险。

(二)水痘的皮疹特点

水痘是呼吸道传染病,水痘患者应呼吸道隔离至皮疹全部结痂为止。做好婴幼儿出疹期皮肤护理是照护重点。

水痘皮疹的自然进程为斑疹→丘疹→疱疹→痂疹。呈向心性分布,在最初的皮疹发展到结痂阶段的同时,躯干、四肢又会出现新的皮疹并出现同样的经过,因此斑疹、丘疹、疱疹、痂疹同时存在,俗称"四世同堂",是水痘的重要特征。

(三)水痘患儿的护理

1. 观察与评估

(1)婴幼儿一般情况:评估婴幼儿的皮疹情况,水痘婴幼儿皮疹于发热后数小时出现,呈向心性分布,多见于头面部、躯干部,而四肢皮疹散在;皮疹初起为斑丘疹,数小时后变为丘疹、疱疹,1～2 日后疱疹结痂,持续一周左右痂疹脱落,不留疤痕。水痘皮疹一般分批出现,在同一部位可同时见到不同形态的皮疹。同时应询问婴幼儿家长起病时有无发热、头痛、食欲下降等伴随症状。

(2)流行病史及预防接种情况:评估婴幼儿的年龄、体重、营养状况,了解婴幼儿有没有水痘或带状疱疹婴幼儿接触史,询问水痘疫苗的预防接种情况。

(3)临床检验结果:水痘无特异性检验项目,有皮肤感染时,可见白细胞数升。

(4)心理评估:本病传染性强,但预后良好,加强护理和隔离,对疾病恢复和防止疾病的传播很重要。

2. 消毒隔离

水痘可通过呼吸道和皮肤接触传播,接触患儿时要穿戴口罩、帽子、手套、隔离衣。患儿隔离至疱疹全部结痂。

3. 饮食营养

给予患儿高热量、富含维生素、易消化的饮食,忌油腻、姜、辣椒、香菇等刺激性食物及鱼虾等,宜多饮水。

4. 皮肤的护理

婴幼儿的衣服应宽大柔软,每日更换,被褥整洁不宜过厚,以免造成婴幼儿不适增加痒感。保持婴幼儿手的清洁,剪短指甲,婴幼儿可戴袜套,以免抓伤皮肤,继发感染或留下疤痕。破溃的疱疹应外涂抗菌药膏。护理时动作应轻柔,避免搓擦皮肤,以免疱疹破溃引起婴幼儿疼痛不适。

5. 疫苗接种

接种疫苗是预防水痘的有效措施。接种过水痘疫苗不能完全预防水痘病毒感染,但感染后皮疹的症状较轻,皮疹数量少,皮疹形态不典型。水痘减毒活疫苗的初次接种年龄为 12～18 月龄,第二剂在 4 岁以后。

实训 3.3.3　水痘患儿的皮肤护理

关于水痘治疗
的新进展

(一) 任务要求

1. 掌握水痘患儿皮肤护理的要点,能够独立为婴幼儿进行皮肤护理,保持患儿舒适。

2. 了解水痘患儿皮肤继发感染的有效处理措施。

(二) 操作方法

1. 皮肤护理前的评估。评估婴幼儿的神志、心理状态及合作程度,评估皮肤是否发生感染及感染程度。

2. 皮肤护理步骤。

(1) 准备专用的毛巾和脸盆,倒入温水,一般不超过 42℃ 为宜。

(2) 操作者佩戴好口罩,佩戴手套,做好呼吸道及接触隔离。

(3) 为婴幼儿剪短指甲,小婴儿可用手套,防止抓伤或挠伤皮肤。

(4) 使用指套擦拭小婴儿口腔,可鼓励幼儿漱口。有黏膜疱疹者可用生理盐水漱口。

(5) 解开婴幼儿的衣服,暴露皮肤。

(6) 用温水从上到下清洁皮肤,不使用肥皂、沐浴露。

(7) 动作轻柔,注意皱褶处皮肤清洗,尽量不要擦破皮疹,皮肤破损会引起疼痛。

(8) 使用干净的毛巾吸干身上的水,不要使用毛巾擦拭,以免擦破水疱。

(9) 皮疹破损处或皮肤完整但皮疹周围有红肿处,可使用干净的棉棒蘸取抗菌药膏涂抹。不要用力去除已结痂的痂疹。尽量不使用炉甘石洗剂擦拭皮肤,因为该洗剂只能起到一次性止痒效果,无抗炎作用,长时覆盖在皮疹上易引起感染。

(10) 更换清洁的棉质衣物。

(11) 婴幼儿用过的衣物,清洗后晾干,专人专用。

(12) 脱手套洗手,更换清洁口罩。

(三) 任务评价要点

1. 操作者应佩戴好口罩,做好呼吸道隔离,外穿隔离衣物。

2. 皮肤护理前初步判断婴幼儿的神志和心理状态,取得婴幼儿的合作;结合婴幼儿活动状态、衣着、环境温度等确定是否适合即刻护理。

3. 准备好可能需要的物品及软膏,挑选全棉材质的贴身衣物。

4. 皮肤护理时动作轻柔,避免擦破皮疹,引起皮肤破损或感染。

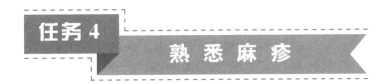

任务 4　**熟 悉 麻 疹**

　　麻疹多见于 1 岁以内的婴儿,近年来,随着疫苗接种程序的全面普及,发病率很低,一旦发病易引起多种并发症,造成病情加重,因此,预防是关键。

一、麻疹的概述

麻疹(measles)是由麻疹病毒引起的急性呼吸道传染病,其临床特征为:发热、流涕、咳嗽、眼结膜充血、口腔麻疹黏膜斑(koplik's spots)及全身斑丘疹[1]。本病传染性强,易并发肺炎。麻疹患者是唯一的传染源,发病前2日至出疹后5日均有传染性。

麻疹常在冬末春初流行,患者和带菌者是主要传染源,经由空气飞沫传播。人群普遍易感,由于母体抗体能经胎盘传给胎儿,出生后6个月内的小婴儿体内仍有麻疹抗体。因此麻疹多见于6个月到5岁的小儿,易感者接触后90%以上发病,病后可获得持久免疫。

我国自1965年麻疹疫苗广泛使用后,麻疹的发病率和病死率显著下降。但近年来,在全国范围内出现了麻疹流行,并且不典型病例增多。

麻疹病毒会侵入上呼吸道和附近的淋巴结,迅速繁殖,同时有少量病毒侵入血液。此后病毒在全身的单核巨噬细胞系统复制,大量病毒再次入血,导致全身广泛性损害,此时传染性最强。由于机体免疫反应受抑制,患麻疹的婴幼儿常继发鼻窦炎、中耳炎、支气管肺炎等,并可使结核病恶化。

麻疹是全身性疾病,其病理改变可出现于全身各个系统,其中以网状内皮系统和呼吸系统最为明显。全身淋巴系统出现增生,在淋巴结、扁桃体、肝、脾和胸腺等处可见多核巨细胞。在皮肤、眼结合膜、鼻咽部、支气管、肠道黏膜特别是阑尾等处可见有单核细胞增生及围绕在毛细血管周围的多核巨细胞,淋巴样组织肥大。颊黏膜下层的微小分泌腺发炎,其病变内有浆液性渗出及内皮细胞增殖形成麻疹黏膜斑。

二、麻疹的临床特点及护理

(一)麻疹分期

典型麻疹(见图3-5)分为以下4期。

麻疹出疹期彩图

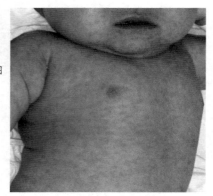

图3-5 麻疹出疹期

1. 潜伏期

一般6~18天,平均10天。潜伏期可有低热及全身不适。

2. 前驱期

前驱期也称发疹前期,从发病开始至出疹,一般3~4天,主要表现为发热、全身不适,发热同时出现打喷嚏、流涕、咳嗽、声音嘶哑、畏光、流泪、结膜充血等上呼吸道炎症及全身中毒症状。起病后2~3天,约90%的患儿有口腔颊黏膜充血、粗糙,在第一乳磨牙对应的口腔颊黏膜可出现直径约1 mm的灰白色小点,外有红晕,常在1~2天迅速增多,可累及整个颊黏膜甚至蔓延到唇部,出疹后1~2天迅速消失,称为麻疹黏膜斑,是早期诊断麻疹的有力依据。

3. 出疹期

发热后3~4天开始出疹,此时呼吸道症状和全身毒血症状逐渐加重并达高峰。皮疹初见于耳后、发际、颈部,渐至颜面、躯干、四肢及手心、足底。典型出疹顺序为耳后→头面→颈→躯干、臀→四肢→手、足→掌心、足底。出疹时间大约3~5天,全身皮疹出齐后,按出疹的顺序退疹。皮疹为红色斑丘疹,压之褪色,疹间皮肤正常。严重者皮疹融合,暗红色,皮肤水肿,面部浮肿变形。肝、脾、淋巴结肿

---

[1] 张文宏,王明贵.感染病学[M].上海:复旦大学出版社,2020:60-63.

大,咳嗽加剧,肺部可闻及湿啰音,容易产生并发症。

4. 恢复期

出疹3～4天后,皮疹按出疹顺序消退,有糠麸状脱屑和色素沉着,其他症状随之好转。

麻疹常见的并发症有肺炎、心肌炎、喉炎、中耳炎、麻疹脑炎、营养不良和维生素A缺乏等。规范实施计划免疫对预防麻疹有重要的作用。

（二）麻疹患儿的护理和预防

1. 病情评估

评估患儿年龄、发病季节,有无发热、咳嗽、流涕、畏光不适等前驱症状;观察有无麻疹面容(面部浮肿、皮疹、眼部分泌物增多)及麻疹黏膜斑;了解患儿皮疹顺序及皮疹情况,本病一般在发热后3～4天出现皮疹,皮疹先于耳后发际开始出现,逐渐至颜面部、躯干、四肢,待手心足底见皮疹时,表示麻疹"出透",皮疹为斑丘疹,疹间皮肤正常。

2. 对症护理

（1）维持正常体温。患儿应绝对卧床休息至皮疹消退、体温正常。保持室内空气新鲜,每日通风2次。室温为18～22℃为宜,湿度保持50％～60％,忌捂汗,出汗后要及时更换衣被。应监测患儿体温变化,高热时可减少盖被,温水擦浴,忌用酒精擦浴和冷敷,慎用退热药,以免影响出疹而加重病情。

（2）皮肤护理。保持患儿休息的床具用品清洁干燥,每日用温水擦浴身体一次(不用肥皂)。勤剪指甲,防止抓伤或挠伤皮肤而导致继发感染。及时评估患儿的出疹情况,若出疹不畅,需警惕病情加重。

（3）口、眼、耳、鼻部的护理。室内光线宜柔和,常用生理盐水清洗双眼,并可应用抗生素眼药水或眼膏,加服维生素A可预防干眼病。及时清理眼部分泌物,防止流入耳道而引起中耳炎。加强口腔护理,协助患儿刷牙、漱口。

（4）保证营养素供给。发热期间给予患儿清淡易消化的流食或软食,少量多餐,食物品种多样化,色、香、味俱全,提高患儿的食欲;鼓励患儿多饮水,利于排毒、退热和出疹。恢复期给患儿高蛋白、高维生素的饮食,无须忌口。

（5）密切观察病情变化。如患儿出现咳嗽加剧、持续高热、喘憋、发绀、肺部湿啰音增多,为并发肺炎的表现;当患儿出现声音嘶哑、频咳、犬吠样咳嗽、吸气性呼吸困难,提示并发了喉炎;如患儿嗜睡、惊厥、昏迷应警惕脑炎的发生。一旦出现上述表现,要及时送医救治,同时给予相应的护理。

3. 预防感染传播

（1）严格管理传染源:麻疹患儿要按照呼吸道传染病进行隔离至出疹后5天,有并发症者隔离至出疹后10天。接触麻疹患儿的易感婴幼儿应隔离观察21天。

（2）切断传播途径:患儿房间每日通风换气、空气消毒。患儿衣被、书本、玩具等在阳光下暴晒2小时,减少不必要的探视。麻疹流行期间不带易感婴幼儿到公共场所,托幼机构暂不接纳新生。

（3）保护易感婴幼儿:①主动免疫:麻疹减毒活疫苗预防接种,初种在8月龄,7岁时复种一次。②被动免疫:易感婴幼儿接触麻疹后5天立即注射免疫血清球蛋白,但被动免疫只能维持8周。

 实训3.3.4　麻疹患儿的眼部护理

麻疹患儿在前驱期及出疹期除了上呼吸道症状逐渐明显,出现畏光、流泪、结膜充血、眼部分泌物增多等,严重者可引起结膜炎。因此,做好眼部护理非常重要。

（一）任务要求

掌握婴幼儿眼部护理方法,保持孩子舒适。

（二）操作方法

1. 眼部护理前评估。

（1）评估婴幼儿眼部每日分泌物颜色、量，眼周是否红肿、充血，眼角有无干裂。

（2）室内光线不宜过强，以防止强光对婴幼儿眼睛的刺激。

2. 眼部护理的步骤。

（1）准备专用的毛巾和脸盆，倒入温水，一般不超过42℃为宜。

（2）操作者佩戴好口罩，佩戴手套，做好呼吸道及接触隔离，洗净双手。

（3）用毛巾轻轻擦拭婴幼儿眼周分泌物，若分泌物较多粘连明显时，使用小毛巾给予婴幼儿眼部局部温水热敷，注意不要盖住口鼻，以免引发窒息。

（4）待干结的眼部分泌物软化后，再轻轻清洗擦拭，可使用清洁的棉棒擦拭眼角处分泌物。

（5）清洗婴幼儿脸部。

（6）一手轻轻分开婴幼儿眼睛，一手持滴眼液，滴入药液2～3滴于眼睑内。

（7）重复步骤滴药液于另一侧眼内。

（8）擦去婴幼儿脸颊上多余药液。

（9）用物处理：脸盆毛巾清洗后晾干，专人专用。

（10）脱手套洗手。

（11）可每日用生理盐水或清水清洗婴幼儿双眼2～3次。

（三）任务评价要点

1. 操作者佩戴好口罩，做好呼吸道隔离。

2. 眼部护理前应判断环境温度、光线等确定是否适合即刻护理。

3. 准备好可能需要的物品及软膏。

4. 眼部护理过程中保证手卫生和物品清洁，避免感染。

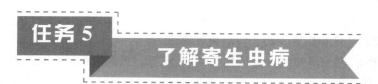

任务 5　了解寄生虫病

寄生虫病在城市人口中发病较少，贫穷落后、卫生条件差的地区为多见，一旦感染，隐匿性强，易损害人体各类脏器，做好生活区卫生工作，养成良好的饮食和生活习惯对预防本病非常重要。

一、寄生虫病的概述

寄生虫病（parasitic diseases），是寄生虫侵入人体而引起的疾病。因虫种和寄生部位不同，引起的病理变化和临床表现各异。本类疾病分布广泛，世界各地均可见到，但以贫穷落后、卫生条件差的地区为多见，热带和亚热带地区发生得更多，因此，狭义的热带病即指寄生虫病。非洲、亚洲的发展中国家发病较多,感染的人群主要是接触疫源较多的劳动人民及免疫力较低的儿童[①]。

1. 寄生虫病的分类

根据寄生虫的分类,寄生虫病可以分为原虫病、蠕虫病及节肢动物引起的疾病。根据发病的急缓又可分为急性和慢性寄生虫病,但大多属于慢性。另外,许多寄生虫病属于动物源性疾病(人兽共患病),即人类和脊椎动物间自然传播的疾病,由共同的病原体引起。

根据传播情况,寄生虫病可分为三类:①以人类间互相传播为主,也可传给其他动物,称为人源性人兽共患病,如阿米巴病。②以动物中互相传播为主,但可经常传染给人的称为兽源性人兽共患病,包括从脊椎动物直接获得感染的如旋毛虫病、弓形虫病,通过节肢动物或软体动物中间寄主传播的如美洲锥虫病、中华分支睾吸虫病等。③以在野生动物中传播为主,偶可传染给人的称为野生动物(或森林)源性人兽共患病,如罗得西亚锥虫病等。

根据在寄主体内寄生部位的不同,寄生虫病又可分为:①腔道寄生虫病,如蛔虫病、钩虫病、阴道滴虫病等。②组织内寄生虫病,如黑热病、旋毛虫病等。③血液及淋巴系统内寄生虫病,如疟疾、丝虫病等。④皮肤寄生虫病,如疥疮等。

2. 寄生虫病的传播途径

寄生虫病的传播途径有以下多种。

(1)经口感染。如食入被感染性蛔虫卵或阿米巴包囊污染的水或食物后,可感染蛔虫病或阿米巴病。

(2)通过吸血的媒介昆虫传播。如被感染疟原虫的按蚊叮咬后可患疟疾。

(3)经皮肤感染。如钩虫的丝状蚴可直接钻入寄主皮肤而使之感染。

(4)经胎盘感染。如先天性疟疾、先天性弓形虫病等。

(5)经呼吸道感染。如原发性阿米巴脑膜脑炎系经鼻腔黏膜感染的。

(6)其他方式。如输血可感染疟原虫等。

此外,寄生虫病的传播需要具备一定的条件,才能发生流行。有媒介昆虫或中间寄主的存在,就像疟原虫、丝虫等需要在特定的昆虫(按蚊、库蚊)体内发育繁殖后才能传播;适宜的发育环境,如蛔虫卵需在土壤中,经适宜的温度、湿度和有氧条件下发育成感染性虫卵;不良的卫生和饮食习惯,如有些地区有生食(如食鱼生粥、醉蟹)的习惯而感染中华分支睾吸虫病和并殖吸虫病。

二、寄生虫病的临床特点与护理

(一)临床特点

寄生虫病主要表现为:发热、腹泻、营养不良、贫血、肝脾肿大、占位性病变和嗜酸性粒细胞增多与免疫球蛋白 IgE 水平升高等。

(1)发热。寄生虫进入人体后,分泌物、排泄物、虫体死亡后崩解产物及人体受损组织器官坏死,释放出致热源,引起人体体温升高。

(2)腹泻。寄生虫进入人体后移行或定居损伤肠壁,分泌的毒素和酶使肠黏膜细胞溶解或引起变态反应等都可引起腹泻。

(3)营养不良。寄生虫侵入人体后,它们所需的营养几乎均来源于人体宿主,这些营养物质也是人体所需;寄生虫分泌的毒素,也影响人体的消化和吸收,体内寄生虫数量较多或人体营养缺乏时表现出的营养不良尤为突出。

---

① 徐桂芳,李风峰,王雪.实用儿科诊疗方案[M].长春:吉林科学技术出版社,2019:568.

（4）贫血。寄生虫入侵人体后，会大量吞食红细胞，引致血红蛋白降低。

（5）肝脾大。主要因寄生虫直接寄生而引起。

（6）占位性病变。寄生虫寄生于人体内某些重要脏器，如脑、肺、肝、眼等，可出现占位性症状与体征。如曼氏裂头蚴、阿米巴等寄生于脑内可出现意识、感觉、运动障碍；寄生于肺可出现咳嗽、咳痰、咳血等症状；寄生于眼内引起视力障碍；等等。

（二）寄生虫病患儿的护理

寄生虫病患儿应注意日常护理，注意个人卫生，做好自我隔离工作，发作期应严格卧床休息，恢复期可适当进行体育锻炼。患者应严密监测体温，尤其注意热型、体温的升降方式，以及伴随症状。注意观察患儿面色，了解有无贫血的征象；观察其有无剧烈头痛、抽搐、昏迷等凶险发作征象。遵医嘱定时服药。部分驱虫药物服用后会出现一过性白细胞减少和头昏、眩晕、共济失调等神经系统障碍。在用药期间，应始终有人看护婴幼儿，以免晕厥、剧烈呕吐后发生意外伤害。

（三）寄生虫病的预防

寄生虫病的预防在于控制传染源、切断传播途径、保护易感人群，同时要注意个人卫生，增强自身免疫力，提高自我保护意识，采取综合措施，因地制宜，对不同病种采用不同的有效方法。对于婴幼儿来说，可以采取以下措施预防寄生虫病。

（1）婴幼儿餐具专人专用，并定期消毒。

（2）食物应新鲜冲配或烧，不给婴幼儿进食隔夜食物。

（3）尽量减少去公共食堂就餐。

（4）较小月龄的婴幼儿应减少和动物、家畜、家禽的接触，接触后应立即洗手。

 实训 3.3.5　传染性疾病婴幼儿排泄物的处理

（一）任务要求

掌握传染病婴幼儿排泄物的处理方法。

（二）操作方法

传染病婴幼儿应居家照护，对其粪便需要经过消毒处理，其处理流程如下。

（1）戴口罩、手套。

（2）婴幼儿排便前，先在便器内倒入 20％漂白粉，铺满水面。

（3）婴幼儿排便后，再次倒入 20％漂白粉于便器内。

（4）盖住便器，作用 30 分钟。

（5）30 分钟后，马桶冲掉排泄物。

（6）用消毒湿巾擦拭坐便圈。

（7）若使用便器为便盆等，倾倒排泄物后，在 2 000 mg/L 有效氯浓度消毒液中浸泡便盆 1 小时，后清洗晾干。

（8）脱手套、口罩，流动水洗手。

（三）任务评价要点

1. 在婴幼儿排便前后均应在便器中倒入 20％漂白粉。

2. 粪便的消毒作用时间为 30 分钟。

3. 排泄物处理完后,应用 2 000 mg/L 有效氯浓度消毒液进行浸泡便盆。

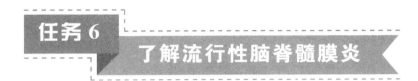

任务 6　了解流行性脑脊髓膜炎

流行性脑脊髓膜炎起病较为隐匿,儿童常以发热、呕吐、精神差为主要表现,尽早识别并及时送医是救治的关键,流行季节应戴好口罩,按接种程序接种疫苗是预防本病的主要措施。

一、流行性脑脊髓膜炎的概述

流行性脑脊髓膜炎,简称流脑,是由脑膜炎奈瑟菌引起的急性化脓性脑膜炎,是我国乙类法定传染病。临床上起病急,有发热、头痛、呕吐,皮肤、黏膜瘀点和脑膜刺激征表现。

脑膜炎双球菌,属奈瑟氏菌属,人类是该细菌唯一的天然宿主,在体外易自溶而死。脑膜炎奈瑟菌的主要致病物质是内毒素。病菌侵入人体繁殖后,因自溶或死亡而释放出内毒素,内毒素作用于小血管和毛细血管,引起坏死出血,会出现皮肤瘀点、瘀斑和微循环障碍。严重败血症时,因大量内毒素释放,可造成弥散性血管内凝血(DIC)及中毒性休克。

带菌者和患者是本病的主要传染源,脑膜炎双球菌主要通过咳嗽、打喷嚏借飞沫经呼吸道直接传播。细菌可隐藏于带菌者鼻咽黏膜处,不引起症状,所以带菌者对周边人群威胁比患者更大。病菌借空气飞沫传播。

本病主要在冬、春季流行,一年内均可散发。凡在流行季节突起高热,头痛、呕吐,皮肤出现瘀点、瘀斑,脑膜刺激征阳性者,临床即可初步诊断。

二、流脑的临床特点及护理

(一) 流脑疾病分型

流行性脑脊髓膜炎的潜伏期为 1～10 日,一般为 2～3 日。病情复杂多变,轻重不一,一般可表现为三种临床类型。

1. 普通型

普通型约占 90% 左右。病程可分为上呼吸道感染期、败血症期和脑膜炎期,但由于起病急、进展快,临床上常难以划分。

(1)上呼吸道感染期。大多数婴幼儿并不产生任何症状。部分婴幼儿会咽喉疼痛,鼻咽粘膜充血及分泌物增多。采集鼻咽部分泌物做细菌培养可发现病原菌,但很难确诊。

(2)败血症期。多数婴幼儿常无前驱症状,往往突起畏寒、高热、食欲不振、呕吐、哭闹吵啼、烦躁不安、皮肤过敏样改变、神志淡漠及惊厥等表现。少数婴幼儿还表现为关节炎、脾肿大。70% 左右的婴幼儿皮肤粘膜可见瘀点或瘀斑(见图 3-6)。病情严重者瘀点、瘀斑可迅速扩大,并因血栓形成发生大片坏

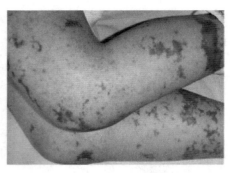

图 3-6　流脑患儿皮肤黏膜瘀点或瘀斑

死。约 10％的婴幼儿常在病初几日在唇周及其他部位出现单纯疱疹。

（3）脑膜炎期。大多数败血症婴幼儿于 24 小时左右出现脑膜刺激征,此期持续高热,头痛剧烈、呕吐频繁,皮肤感觉过敏、怕光、狂躁及惊厥、昏迷。血压可增高而脉搏减慢。脑膜的炎症刺激表现为颈后疼痛、颈项强直、角弓反张、克氏征及布氏征阳性。婴儿发作多不典型,除高热、拒乳、烦躁及哭啼不安外,惊厥、腹泻及咳嗽比成人更多见,可不表现为脑膜刺激征。前囟突出,有助于诊断。但有时因呕吐频繁、失水仅见前囟下陷,造成诊断困难。

2. 暴发型

少数患儿起病急骤,病情凶险,如不及时抢救,常于 24 小时内甚至 6 小时之内危及生命,此型病死率达 50％,婴幼儿可达 80％。

（1）暴发型败血症（休克型）。本型多见于儿童。突起高热、头痛、呕吐,精神极度萎靡。常在短期内全身出现广泛瘀点、瘀斑,且迅速融合成大片,皮下出血,或继以大片坏死。面色苍灰,唇周及指端发绀,四肢厥冷,皮肤呈花纹,脉搏细速,血压下降,甚至不可测出。可不表现为脑膜刺激征。脑脊液大多清亮,细胞数正常或轻度增加,血培养常为阳性。

（2）暴发型脑膜脑炎。亦多见于儿童。除具有严重的中毒症状外,患儿频繁惊厥迅速陷入昏迷。枕骨大孔疝时,小脑扁桃体疝入枕骨大孔内,压迫延髓,此时患儿昏迷加深,瞳孔明显缩小或散大,或忽大忽小,瞳孔边缘也不整齐,光反应迟钝。双侧肌张力增高或强直,上肢多内旋,下肢呈伸展性强直。呼吸不规则,或快慢深浅不匀,或暂停,成为抽泣样,或点头样呼吸,或为潮式呼吸,此类呼吸常提示呼吸有突然停止的可能。天幕裂孔疝压迫间脑及动眼神经,除有上述颅内压增高症外,常有同侧瞳孔因动眼神经受压而扩大,光反应消失,眼球固定或外展,对侧肢体轻瘫,进而出现呼吸衰竭。

（3）混合型。是本病最严重的一型,病死率常高达 80％,兼有二种暴发型的临床表现,常同时或先后出现。

3. 慢性败血症

本型不多见。多发生于成人,病程迁延数周或数月。反复出现寒战、高热、皮肤瘀点、瘀斑。关节疼痛亦多见,发热时关节疼痛加重呈游走性。也可发生脑膜炎、全心炎或肾炎。

（二）流行性脑脊髓膜炎患儿的护理

1. 一般护理

应执行呼吸道隔离,让患儿卧床休息,病室内保持空气流通、舒适、安静。应给予患儿高热量、高蛋白、高维生素、易消化的流质或半流质饮食,维持水、电解质平衡。

2. 病情观察

一旦考虑患儿为流行性脑脊髓膜炎,应立即送医,尽早、足量应用有效抗菌药。注意评估现病史及症状:询问患儿发热情况及伴随症状,患儿首先会表现为低热,持续 1～2 天后进入败血症期,体温高达 39～40℃,伴有头痛、呕吐、乏力、精神萎靡等神经系统症状;评估患儿呕吐的性质和频次,囟门张力大小,同时观察患儿瞳孔大小、对称性及对光反射情况;评估患儿皮肤黏膜瘀点、瘀斑进展情况,同时注意患儿有无出血倾向。

流脑发病急骤,在住院 24 小时内有从普通型转为暴发型、病情恶化的可能,故需密切观察病情变化。

3. 对症护理

（1）高热。可采用综合措施控制体温,如物理降温、药物降温、降低室温等同时进行,特别要注意降低头部的温度,可用冰帽、冰袋等,使用时注意防止局部发生冻疮或坏死,有条件可使用控温毯进行降温处理。

（2）头痛。保持环境安静，轻症者不用处理。

（3）呕吐。患儿呕吐时应防止吸入，取侧卧位，及时清除口鼻腔呕吐物，并更换脏污的衣物、床单，创造清洁的环境。呕吐频繁者，应观察其有无精神萎靡，皮肤、口唇干燥，尿量减少的表现。

（4）皮疹护理。流脑患儿典型的皮疹表现为皮肤散在的或广泛的瘀点、瘀斑，大小不等，初为鲜红色，后成紫红色，迅速增多并融合。严重时，大疱型瘀斑在病程中常常出现局部感染、坏死，并在坏死表面形成结痂，结痂脱落后创面往往较大较深，需要通过伤口护理、换药缓慢恢复。因此应加强皮肤护理，具体措施如下。

① 保持床单位干燥、清洁、平整、松软，内衣应宽松、柔软，并勤换洗。

② 翻身时避免拖拉，防止皮肤擦伤，并应防止尿液、粪便浸渍。高热时避免酒精擦浴，防止皮肤破损。

③ 每日更换棉质衣物，保持皮肤清洁、干燥。皮疹发生破溃后及时处理。小面积者涂以抗生素软膏，大面积者用消毒纱布外敷，防止继发感染；严重皮肤破损时要注意保持创面清洁、干燥，衣服及床单灭菌处理后使用，坏死创面皮肤伤口需要专业处理，预防感染。创面结痂后，不要撕脱痂皮，以保护痂皮下的组织再生。痂皮下有感染、积液时，需有外科医生清创处理。

④ 病室内保持整洁，定时开窗通风及空气消毒。

⑤ 惊厥处理。加强病情观察，争取早期发现惊厥先兆、及时处理。惊厥先兆为烦躁、眼球上翻、口角抽动、肢体紧张等。一旦发生惊厥，首先保持冷静。解开患儿衣领，保持气道通畅，口中垫纱布或筷子，避免舌咬伤发生，有条件的应给予氧气吸入，不要强行用力按压患儿肢体，以免引起骨折。

（三）流行性脑脊髓膜炎的预防

1. 疫苗接种

流脑感染后获得的免疫力具有群特异性，因此接种流脑疫苗可减少感染的机会或减轻流脑症状。目前在我国有两种流脑疫苗：A群流脑疫苗和A+C群流脑疫苗，A群流脑疫苗可预防A群流脑（我国流脑病例就是以A群为主，其他血清群少见），A+C群流脑疫苗可以预防A、C两群流脑的发病。

目前国内有A群流脑疫苗，主要用于6～18月龄的婴幼儿；A+C群流脑疫苗用于2周岁以上幼儿及成年人，在流行区的2岁以下幼儿可进行应急接种。

流脑疫苗接种4剂，1、2剂用A群流脑疫苗，婴幼儿自6～18月龄接种第1剂，第1、2剂为基础免疫，2剂次间隔不少于3个月；第3、4剂次为加强免疫，用A+C群流脑疫苗，3岁时接种第3剂，与第2剂间隔时间不少于1年；6岁时接种第4剂，与第3剂接种间隔不少于3年。

2. 日常生活管理

（1）引导婴幼儿养成良好的个人卫生习惯。打喷或咳嗽时应用手绢或纸巾掩盖口鼻。不要随地吐痰，不要随意丢弃吐痰或鼻涕使用过的手纸勤洗手，使用肥皂或洗手液并用流动水洗手，不用污浊的毛巾擦手；双手接触呼吸道分物后（如打喷后）应立即洗手；不要与他人共用水杯、餐具；保持室内通风，托育机构、家中应做到每天开窗至少3次，每次不少于10分钟，开窗时要注意保暖；每天晚间要认真刷牙（一般不少于3分钟），刷牙后用温生理盐水漱口，仰头含漱能充分冲洗咽部，效果更佳。

（2）增强抵抗力，加强户外活动和耐寒锻炼。注意平衡饮食，保证充足休息。

（3）做好防护。婴幼儿应尽量避免与病人的接触；流行季节在人员拥挤的场所内应口罩；如出现发热、头痛、呕吐等症状，应及时就医，就诊时应佩口罩，以防传染他人。

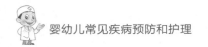 **实训 3.3.6 呼吸道飞沫隔离**

飞沫传播是一种近距离(<1 m 以内)的传播方式,具有传染性的患者通过说话、打喷嚏、咳嗽等将带有微生物的飞沫核(≥5 μm)在空气中移行短距离喷溅到易感者的口、鼻等部位而传播疾病①。

(一)任务要求

掌握呼吸道飞沫隔离的具体操作方法。

(二)操作方法

(1)将患儿安置于单人房间,外出时需佩戴口罩。

(2)照护者在进入房间前佩戴口罩。

(3)密切接触患儿时,除口罩以外,不建议常规佩戴护目装备,如护目镜或防护面罩。

(4)加强通风或进行空气消毒,有条件可使用紫外线灯消毒室内环境,每日 2 次,每次 30 分钟。

(5)一般接触,做好手卫生,即接触患儿前后进行洗手,接触患者的环境物品后需立即进行洗手或者手部消毒;如若接触血液、体液、分泌物、排泄物等,应戴手套。

(6)患儿所有物品专人专用。

(7)环境地面使用含氯消毒制剂,配比浓度为 500 mg/L,喷洒或拖拭,每日两次。

(三)评价要点

1. 飞沫传播疾病判断:可以通过说话、打喷嚏、咳嗽等途经将带有微生物的飞沫核(≥5 μm)在空气中移行短距离传播的疾病。

2. 呼吸道飞沫具体隔离措施执行要点:单人隔离,佩戴口罩及保障手卫生,加强通风及空气消毒,物品消毒等。

 思政话题

中国共产党自 1921 年成立以来,始终把为中国人民谋幸福、为中华民族谋复兴作为自己的初心使命,始终坚持共产主义理想和社会主义信念,团结带领全国各族人民为争取民族独立、人民解放和实现国家富强、人民幸福而不懈奋斗,已经走过一百年光辉历程。

100 年来,党领导人民浴血奋战、百折不挠,创造了新民主主义革命的伟大成就;自力更生、发愤图强,创造了社会主义革命和建设的伟大成就;解放思想、锐意进取,创造了改革开放和社会主义现代化建设的伟大成就;自信自强、守正创新,创造了新时代中国特色社会主义的伟大成就。党和人民百年奋斗,书写了中华民族几千年历史上最恢宏的史诗。②

请思考:①先烈的哪些精神和态度让我们敬仰? ②从自我出发,谈一谈在医学学习和研究中如何克服困难提升自我?

---

① 高敏,于振香,汪艳,等.临床疾病护理学[M].长春:吉林科学技术出版社,2017:451.

② 信息来源:新华社,《中共中央关于党的百年奋斗重大成就和历史经验的决议》,中华人民共和国中央人民政府(http://www.gov.cn/zhengce/2021-11/16/content_5651269.htm),2021 年 11 月 16 日.

模块小结

　　婴幼儿抵抗力低下,尤其在传染性疾病流行的高发季节,极容易受到感染,且因自身免疫屏障未完全建立,有发生严重并发症的危险。了解此年龄阶段常见感染性疾病和传染性疾病,一方面可帮助从业人员在托育工作中遵循控制传染源、切断传播途径和保护易感人群的预防原则,有效防控传染性疾病传播,降低对婴幼儿人群的危害;另一方面可帮助其识别传染性疾病和感染性疾病的发生发展,向家长提供有针对性的疾病照护知识。

思考与练习

在线练习

一、单项选择题

1. 以下哪个药物用于治疗鹅口疮?(　　)
   A. 20％碳酸氢钠　　　　　　　　　B. 制霉菌素混悬液
   C. 复方氯己定　　　　　　　　　　D. 生理盐水
   E. 灭菌注射用水

2. 以下哪个体位适用于胃食管反流?(　　)
   A. 抬高床头 30°　　　　　　　　　B. 抬高床头 15°
   C. 平卧位　　　　　　　　　　　　D. 右侧卧位
   E. 任意体位

3. 肺炎根据病理分类分为大叶性肺炎、间质性肺炎和(　　)。
   A. 支气管肺炎　　　　　　　　　　B. 病毒性肺炎
   C. 支原体肺炎　　　　　　　　　　D. 感染性肺炎
   E. 迁延性肺炎

4. 哪种细菌性脑膜炎属于传染病范畴?(　　)
   A. 流脑　　　　　　　　　　　　　B. 葡萄球菌脑膜炎
   C. 肺炎链球菌脑膜炎　　　　　　　D. 流感嗜血杆菌脑膜炎
   E. 以上均是

5. 世界肾脏日是哪一天?(　　)
   A. 每年 2 月的第一个周四　　　　　B. 每年 3 月的第一个周四
   C. 每年 3 月的第二个周四　　　　　D. 每年 4 月的第一个周四
   E. 每年 5 月的第二个周四

6. 腹泻病的发病率在哪个年龄段更易发生?(　　)
   A. 新生儿　　　　　　　　　　　　B. 1～6 个月
   C. 6～24 个月　　　　　　　　　　D. 24～56 个月
   E. 无年龄限制

7. 以下不是水痘传染源的是(　　)。
   A. 水痘患者
   B. 带状疱疹患者
   C. 水痘皮疹全部结痂,病程 10 天以上患者

D. 水痘恢复期患者

8. 麻疹的传播方式是（　　　）。

    A. 呼吸道传播　　　　B. 接触传播　　　　C. 母婴传播　　　　D. 血液传播

9. 流行性脑脊髓膜炎的传播方式是（　　　）。

    A. 呼吸道传播　　　　B. 接触传播　　　　C. 母婴传播　　　　D. 血液传播

10. 流行性感冒的传播方式是（　　　）。

    A. 呼吸道传播　　　　B. 接触传播　　　　C. 母婴传播　　　　D. 血液传播

11. 手足口病的传播方式是（　　　）。

    A. 呼吸道传播　　　　B. 接触传播　　　　C. 母婴传播　　　　D. 血液传播

12. 感染寄生虫病最常见的原因是（　　　）。

    A. 经口传播　　　　B. 皮肤伤口传播　　　　C. 呼吸道传播　　　　D. 虫媒传播

二、多项选择题

1. 鹅口疮，为白色念珠菌感染所致，多见于（　　　）。

    A. 新生儿　　　　　　　　　　　　B. 营养不良儿

    C. 腹泻儿　　　　　　　　　　　　D. 长期应用广谱抗生素

    E. 长期应用激素

2. 上呼吸道感染常见的病毒有（　　　）。

    A. 鼻病毒　　　　　　　　　　　　B. 呼吸道合胞病毒

    C. 腺病毒　　　　　　　　　　　　D. 冠状病毒

    E. 肺炎球菌

3. 2013 年全球 5 岁以下儿童死亡人数中，哪些死亡原因排前三位？（　　　）

    A. 早产　　　　　　　　　　　　　B. 肺炎

    C. 糖尿病　　　　　　　　　　　　D. 妊娠及分娩期并发症

    E. 意外

4. 2 个月以上儿童细菌性脑膜炎主要致病菌是什么？（　　　）

    A. 支原体　　　　　　　　　　　　B. 肺炎链球菌

    C. 流感嗜血杆菌　　　　　　　　　D. 流感病毒

    E. 脑膜炎奈瑟菌

5. 婴幼儿急性尿路感染临床表现中什么突出？（　　　）

    A. 发热　　　　　　　　　　　　　B. 拒食

    C. 呕吐　　　　　　　　　　　　　D. 腹泻

    E. 尿痛

6. 病毒性肠炎主要有哪些？（　　　）

    A. 轮状病毒感染　　　　　　　　　B. 诺如病毒感染

    C. 肠道腺病毒感染　　　　　　　　D. 痢疾

    E. 抗生素相关性腹泻

7. 下列属于典型水痘皮疹的特点是（　　　）。

    A. 丘疹　　　　　　　　　　　　　B. 疱疹

    C. 斑疹　　　　　　　　　　　　　D. 痂疹

8. 麻疹临床特征为（　　　）。

    A. 发热　　　　　　　　　　　　　B. 流涕

C. 咳嗽   D. 球结膜充血

    E. 全身皮疹

9. 流行性脑脊髓膜炎的临床表现为（　　　）。

    A. 发热   B. 头痛、呕吐   C. 皮肤、黏膜瘀点   D. 脑膜刺激征

10. 典型流感的临床表现为（　　　）。

    A. 急性高热   B. 显著乏力   C. 全身肌肉酸痛   D. 呼吸道卡他症状

11. 手足口病常见皮疹好发部位是（　　　）。

    A. 手   B. 足   C. 口腔   D. 臀

12. 根据寄生部位不同,寄生虫病可分为（　　　）。

    A. 腔道寄生虫病,如蛔虫病、钩虫病、阴道滴虫病等

    B. 组织内寄生虫病,如黑热病、旋毛虫病等

    C. 血液及淋巴系统内寄生虫病,如疟疾、丝虫病等

    D. 皮肤寄生虫病,如疥疮等

三、判断题

1. 口炎多由病毒、真菌、细菌引起。   （　　　）

2. 疱疹性咽峡炎是由腺病毒 3、7 型引起的。   （　　　）

3. 婴幼儿更容易发生肺炎,但症状相对较轻。   （　　　）

4. 细菌性脑膜炎临床表现不一,在很大程度上取决于患儿的年龄。   （　　　）

5. 尿细菌培养及菌落计数是诊断泌尿道感染的主要依据。   （　　　）

6. 发生病毒性肠炎的婴幼儿可给予无乳糖配方奶喂养。   （　　　）

7. 水痘的隔离要求做到呼吸隔离和接触隔离。   （　　　）

8. 麻疹的传染期限是发病后 14 日。   （　　　）

9. 流脑为我国乙类法定传染病,危害大。   （　　　）

10. 流感病毒可分为甲（A）乙（B）丙（C）三型,各亚型间无交叉免疫,故可反复感染。 （　　　）

11. 手足口病是自限性疾病,轻症患者隔离满 14 天,可自行恢复。   （　　　）

12. 寄生虫病以消灭寄生虫为主,根据虫种采用最有效的驱虫药物。   （　　　）

四、简答题

1. 肺炎的呼吸系统临床表现有哪些?

2. 典型水痘皮疹的特点是什么?

3. 典型麻疹的出疹顺序及皮疹特点是什么?

4. 流行性感冒与普通感冒区别有哪些?

5. 手足口病皮疹有哪些特点?

五、操作题

1. 口腔护理操作要点有哪些?

2. 口服喂药操作要点有哪些?

3. 尿标本留取操作要点有哪些?

4. 腹泻婴幼儿的营养护理原则有哪些?

5. 水痘皮肤护理的操作要点有哪些?

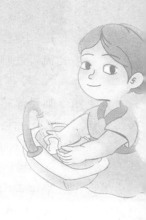

学习模块四
营养和生长发育相关疾病

    充足的营养摄入是人类维持生命健康的必要因素。婴幼儿时期的营养供应失衡不仅会影响其器官系统发育,也会影响其体格生长,导致许多疾病的发生。《托育机构保育指导大纲(试行)》提供的"营养与喂养的指导建议"是"制定膳食计划和科学食谱,为婴幼儿提供与年龄发育特点相适应的食物,规律进餐,为有特殊饮食需求的婴幼儿提供喂养建议"。作为托育服务工作者,正确认识并预防婴幼儿营养障碍性疾病,有助于为孩子一生的健康奠定基础。

    本模块主要阐述婴幼儿时期营养障碍性疾病及生长发育相关疾病的概念和分类、疾病的表现、预防和护理要点。通过理论知识、案例分析及任务完成等方式,帮助学习者掌握常见的婴幼儿营养障碍性疾病及生长发育相关疾病的预防和护理方法。要求学习者在理论学习的基础上进行实操训练,完成本模块学习后能独立且熟练地掌握基本的婴幼儿营养障碍性疾病及生长发育相关疾病的预防和护理方法。

➤ **知识目标**

1. 熟悉营养障碍性疾病及生长发育相关疾病发生的原因和临床表现。
2. 掌握营养障碍性疾病及生长发育相关疾病的护理和预防要点。

➤ **能力目标**

辨析营养障碍性疾病及生长发育相关疾病的区别和联系。

➤ **思政目标**

树立疾病预防意识,重视合理营养摄入对婴幼儿生长发育的重要价值。

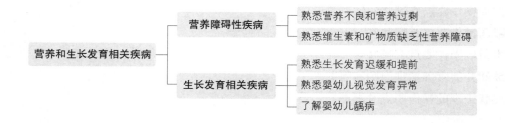

学习情境 1　营养障碍性疾病

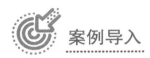 案例导入

　　小班幼儿明明，今年 3 岁，入园的时候保健医生发现明明的脸色有点苍白，精神状态也不像其他小朋友那样有活力，就询问了一下明明妈妈，明明妈妈说因为家里老人是素食主义者，平时做饭菜极少让明明吃肉类食物，而且饮食也比较单一。最近家长带明明去医院体检，医生说他是缺铁性贫血，需要进行补铁治疗。

　　问题：明明发生这种情况的原因是什么？如何对明明的家长进行指导？

任务 1　熟悉营养不良和营养过剩

　　人出生后的 3 年内，人体仍处于人生的第一次生长突增阶段，一旦营养摄入不平衡、不合理，婴幼儿很容易出现营养不良或者营养过剩等问题。

一、蛋白质-热能营养不良

　　蛋白质、碳水化合物和脂肪是三大营养素和供能物质。由于各种原因引起蛋白质和（或）热能摄入不足或消耗增多而引起的营养缺乏病，称为蛋白质-热能营养不良。营养不良在全球范围内仍然是威胁儿童健康的一个重要疾病。根据调查显示，目前我国严重的蛋白质-热能营养不良已经很少见，但轻中度的发生率仍较高，且轻症及早期营养不良的症状和体征不典型[1]，如果不能及时发现和纠正，可严重影响儿童的体格生长、智力发育及免疫功能，使儿童易患各种感染性疾病。

　　目前国际国内通常将儿童的蛋白质-热能营养不良分为以下 3 类。

　　(1) 体重低下(underweight)。用年龄别体重(weight for age)曲线进行评价，儿童体重低于同年龄、同性别人群正常值的均数减 2 个标准差，或者低于第 15、第 3 百分位数。

　　(2) 消瘦(wasting)。用身长(身高)别体重(weight for length/height)曲线进行评价，其体重低于同身长(身高)、同性别人群正常值的均数减 2 个标准差，或者低于第 15、第 3 百分位数。

　　(3) 生长迟缓(stunting)。用年龄别身长(身高)(length/height for age)曲线进行评价，其身长(身高)低于同年龄、同性别人群正常值的均数减 2 个标准差，或者低于第 15、第 3 百分位数，这是长期营养

---

　　[1]　郭冰冰，蒋新液. 蛋白质能量比在营养不良儿童中的应用研究进展[J]. 中国妇幼保健，2016，31(16)：3414-3417.

不良的表现。

（一）原因

引发婴幼儿蛋白质-热能营养不良的原因主要有以下 5 种。

（1）摄入不足。这是最主要的原因，常见的有奶粉配制过稀、突然停奶而未及时添加辅食等。

（2）不良饮食习惯。如各种原因引起的婴幼儿挑食、偏食、吃零食过多等。

（3）消化吸收障碍。如各种消化系统解剖或功能异常。

（4）分解代谢增加或代谢障碍。比如长期发热、罹患慢性传染病及慢性消耗性疾病等。

（5）先天不足。如早产、多胎、宫内营养不良等。

（二）临床表现

早期表现为精神较差、活动减少，体重增长速度减慢或者不增。随着营养不良加重，体重逐渐下降，表现为消瘦。先出现腹部皮下脂肪逐渐减少，依次为躯干、臀部、四肢，最后为面部。同时可出现皮肤干燥、苍白、弹性减退，肌肉松弛或萎缩成"皮包骨"状。晚期还可表现为身高增长受到影响，身材比同龄人矮小，体温降低，精神萎靡，无食欲，可出现营养性贫血、维生素 D 缺乏症等疾病。

（三）护理与指导

对于婴幼儿的营养不良，可以通过以下方式进行护理与指导。

首先要保护皮肤的完整性。因婴幼儿皮下脂肪薄，易出现压伤，照护者可每日多次按摩婴幼儿骨头突出部位，睡垫尽可能软、厚，防止皮肤破损。

其次，注意预防各类感染。婴幼儿营养不良可致机体免疫力下降，对病菌的抵抗力减弱，易并发各系统的感染。

再次，应向家长宣教合理营养的重要性。协助家长制订婴幼儿饮食计划，少量多次逐渐增加奶量，辅食的添加也应逐步增加，由少到多，由细到粗，以免引起消化不良。同时要纠正幼儿的一些不良饮食习惯。

最后，要注意食品食具清洁卫生。对幼儿使用的餐具、用具等要加强清洗和消毒，以免加重营养不良。

（四）预防要点

第一，要合理喂养。大力提倡母乳喂养，如需采用混合喂养或人工喂养者，应注意不同年龄段婴幼儿奶粉的调制比例，同时应适时添加辅助食品。

第二，要纠正不良饮食习惯。如幼儿有挑食、偏食、吃零食的习惯，应逐步纠正或引导均衡饮食。

第三，要补足先天不足。对先天不足的婴幼儿，在饮食搭配上，更应注意他们的个体差异，全面评估其消化吸收能力，科学合理调整其饮食结构，严密监测其生长发育情况。当前的研究证据表明，对于那些宫内生长迟缓的足月小样儿，出生后不可过度喂养，否则很容易发生肥胖，增加慢性代谢性疾病的发生风险。

第四，应及早发现和处理各类吸收障碍和代谢障碍。如怀疑婴幼儿吸收障碍或代谢障碍类疾病，及时就医，严格遵从医务人员建议和意见。营养不良儿童的管理表格，可以扫描二维码获得。

文档

营养不良儿童
专案管理表格

二、营养过剩

营养过剩是指机体摄入能量远超过机体消耗的能量，造成的能量储备现象。过多的能量主要以脂肪的形式储存在皮下组织及内脏器官的周围,造成超重或肥胖。当前,肥胖正日益成为重大的公共卫生问题。大多数成人肥胖,可以起源于儿童时期,甚至婴幼儿期。儿童的超重(overweight)和肥胖(obesity)也可用身长(身高)别体重(weight for length/height)曲线进行评价,其体重高于同身长(身高)、同性别人群正常值的均数加 2 个标准差,或者高于第 85、第 97 百分位数。

（一）原因

造成婴幼儿营养过剩的原因主要有以下 4 点。

（1）遗传因素。家族性肥胖多与基因遗传有关。父母中有一方肥胖,则子女肥胖的可能性较大。双亲均肥胖的后代发生肥胖的概率高达 70%～80%。但需注意,父母与子女肥胖的关联性,除了遗传因素,共同的生活环境和行为因素也起到了重要作用。

（2）饮食因素。非母乳喂养、过早添加辅食、摄入过多的高能量食物和含糖饮料是婴幼儿肥胖的主要原因。另外,饮食不均衡、吃饭速度过快、喜食高脂肪食物以及吃零食等习惯也会导致肥胖。

（3）活动量过少。缺乏适当的户外活动和体育锻炼使得能量消耗减少,即使摄食不多,也可以引起肥胖。反之,肥胖婴幼儿大多不喜欢运动,易形成恶性循环。

（4）疾病影响。精神创伤或心理异常等因素易导致婴幼儿过量进食。另外,某些疾病需长期使用激素进行治疗,也可导致肥胖。

（二）临床表现

婴幼儿的营养过剩,初期为食欲旺盛,喜食甜食或高脂肪食物,懒于活动,体重明显超过同龄婴幼儿,男童多于女童。皮下脂肪丰满,胸腹部、面颊较明显,四肢的大腿、上臂粗壮。严重肥胖儿晚期稍运动即出现气短或腿痛,走路时因下肢负荷过重易致膝外翻和扁平足。

（三）护理与指导

肥胖婴幼儿可以从以下 3 个方面进行护理与指导。

首先,调整膳食结构。婴幼儿正处在生长发育的高峰期,如过度限制饮食会影响其生长发育,应从改变膳食结构及适当控制进食量出发,提供低脂肪、低糖、高蛋白类食物,多进食纤维素食物,饮食宜清淡。如多吃一些鱼肉、鸡肉、豆腐等高蛋白、低脂肪食物。

其次,养成良好饮食习惯。日常生活中,要及时纠正婴幼儿的不良饮食习惯,如喜食甜食、晚餐过饱、吃零食等。要教育婴幼儿养成细嚼慢咽的习惯,家长和照护者不宜用食物奖励或者惩罚儿童的日常行为表现。

最后,增加锻炼。增加婴幼儿身体活动的时间和活动量,如让婴儿练习翻滚、爬行等运动;或者引导幼儿小跑步、玩蹦床等,能促使脂肪分解加速,增加热量消耗,提高新陈代谢率,促进肌肉和骨骼的生长发育,从而避免肥胖,并增强抵抗力,减少生病的几率。

（四）预防要点

预防婴幼儿营养过剩,可从以下两点入手。

第一,保持平衡膳食。照护者为婴幼儿制订科学合理的饮食计划,按照婴幼儿生长发育需要安排营养均衡食谱,避免食物过量。

第二,加强体育锻炼。可以多带婴幼儿参加户外运动,激发婴幼儿运动的兴趣,坚持每天锻炼,培养婴幼儿爱运动的习惯。

实训 4.1.1　生长发育曲线的绘制

小班幼儿灿灿,女,3 岁,其父母每次带她去儿童保健门诊检查,其从出生至 3 岁的体重身高记录如表 4-1,请你绘制在曲线图上,并分析灿灿目前的生长发育情况。

表 4-1　灿灿从出生到现在的身高(身长)和体重记录表

年龄	身高(cm)	体重(kg)
出生	49	3.1
1 月	54	4.5
2 月	57	5.6
3 月	60	6.4
5 月	65	7.6
7 月	68	9.1
9 月	70	10.9
11 月	72	11.8
1 岁	72	12.4
1.5 岁	79	13.9
2 岁	84	15.1
2.5 岁	87	17.0
3 岁	89	18.5

(一) 任务要求

1. 能根据案例中的数据在曲线图中绘制身高(身长)、体重发育曲线。

2. 绘制标记准确,线条鲜明。

3. 能分析和评价幼儿目前的生长发育情况。

(二) 操作方法

1. 阅读曲线图图例(见图 4-1),明晰年龄、体重、身高(身长)的纵横轴及范围。

2. 根据案例表格中数据,对准年龄段在体重、身高(身长)的相应数据上做标记,需注意,身高(身长)、体重用两个不同系列的颜色标记。

3. 根据绘制的曲线分析该幼儿的体重身高状况。

(三) 评价要点

1. 绘制数据正确、规范。

2. 标记鲜明,连线美观。

3. 分析与评价能切合实际,能给家长提供指导建议。

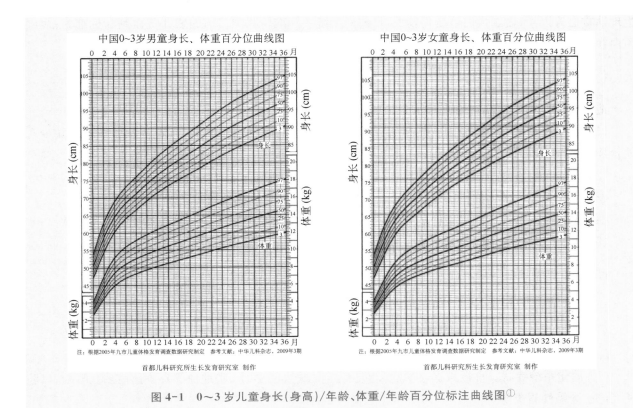

图 4-1　0～3 岁儿童身长(身高)/年龄、体重/年龄百分位标注曲线图①

任务 2　熟悉维生素和矿物质缺乏性营养障碍

　　人体的生命活动,除了前文提到的蛋白质、碳水化合物和脂肪三大营养素,水和矿物质、维生素、膳食纤维等也是人体所需的营养素,它们各自具有独特的营养作用,可以参与体内代谢,调节生命活动。一些重要维生素、宏量和微量元素的缺乏,也会引起营养障碍。

一、缺铁性贫血

　　营养性缺铁性贫血是婴幼儿最常见的贫血类型,主要发生于 6 个月至 3 岁的婴幼儿。由于体内铁缺乏引起血红蛋白合成减少造成的疾病,称为缺铁性贫血。血红蛋白是由珠蛋白和血红素组成,血红素是由卟啉和铁合成,因此,铁缺乏会导致血红蛋白合成(扫二维码看图)减少,从而引起贫血。

　　婴幼儿的红细胞数和血红蛋白量随年龄不同而有所差异。根据世界卫生组织的资料,血红蛋白(Hb)在 6～59 个月为 110 g/L,血细胞比容(HCT)为 0.33,低于此值为贫血。6 个月以下的婴儿由于

血红蛋白
的合成图

　　① 李辉,季成叶,宗心南,等.中国 0～18 岁儿童、青少年身高、体重的标准化生长曲线[J].中华儿科杂志,2009,47(7):487－492.

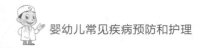

生理性贫血等因素,血红蛋白值变化较大,目前尚无统一标准。我国目前的婴儿贫血判断标准为:血红蛋白在新生儿期<145 g/L,1～4 个月时<90 g/L,4～6 个月时<100 g/L 为贫血[①]。

(一)原因

造成婴幼儿缺铁性贫血的原因如下。

(1)铁摄入不足为主要原因。如婴儿 6 个月纯母乳喂养后仍未添加辅食,或者添加辅食中缺少含铁食物;人工喂养未使用强化铁的配方乳;婴幼儿偏食、挑食等。

(2)铁的吸收障碍。如肠道慢性疾病、长期腹泻或呕吐等均可影响铁的吸收。

(3)铁的丢失过多。如胃肠道息肉、消化性溃疡、钩虫病等造成长期慢性失血。

(4)先天储铁不足。如母亲怀孕期间缺铁严重,早产儿和低出生体重儿成长过程中也易缺铁。

(5)生长发育因素。婴幼儿生长发育相对较快,对铁的需求量也相对增多。

(二)临床表现

1. 一般表现
婴幼儿面色苍白,嘴唇、黏膜、甲床更为明显。易感疲劳、无力,不爱活动,可自述头晕、眼前发黑。

2. 其他表现
(1)消化系统症状。食欲减退,少数婴幼儿有异食癖(如吃泥土、啃地毯等)。可有腹泻、呕吐、口腔炎、舌炎、萎缩性胃炎等。

(2)神经系统症状。表现为烦躁不安、注意力不集中、记忆力减退、理解力下降、反应慢,智力多低于同龄儿。

(3)免疫系统症状。较易发生各类感染。

(4)循环系统症状。可出现心率增快、心脏扩大。

3. 造血器官的表现
一般由医生进行体格检查发现。肝脾轻度肿大。贫血越重,肝脾肿大越明显。

(三)护理与指导

对于贫血的婴幼儿,可以通过以下方法进行护理与指导。

首先,要合理安排饮食。在营养师或者医务人员指导下,应制订合理食谱,提供婴幼儿喜欢的含铁丰富且易于吸收的食物。

其次,谨遵医嘱,补充铁剂。如果是医生诊断比较严重的贫血,需严格按照医务人员指导要求服药,密切观察用药效果,同时注意药物的副作用。铁剂吸收易受多种因素影响,为减少胃肠道刺激,可在两餐之间服用,与含维生素 C 丰富的果汁同服可促进铁的吸收,不能与茶、咖啡、牛奶等同服,以免抑制铁的吸收。服用铁剂后大便颜色可变黑或呈柏油样,停药后恢复正常。长期服用铁剂易引起恶心、呕吐、腹泻、便秘、厌食等胃肠道症状,需及时将观察结果反馈给医务人员。

再次,注意休息,适量活动。对中轻度贫血的婴幼儿,应避免剧烈运动,不限制日常活动;对于重度贫血者,应根据其活动耐受力情况制订活动计划,既保证身体锻炼的需要,又不能使其过度劳累,以活动后不感到疲劳为度。对于活动后有明显气短的婴幼儿,应严格限制其活动量,必要时卧床休息。

最后,要注意预防感染的发生。大多数缺铁性贫血者抵抗力下降,应避免到人多的公共场所,还应注意避免接触各类感染性疾病者。

---

① 王卫平,孙琨,常立文.儿科学[M].9 版.北京:人民卫生出版社,2018:323-324.

（四）预防要点

预防婴幼儿贫血可以从以下三方面入手。

第一，合理喂养与科学饮食。孕期母亲应加强营养，多摄入富含铁的食物。婴儿出生后尽早开奶，坚持6个月内纯母乳喂养，6个月后开始按时添加辅食，并继续母乳喂养。多食含铁丰富的食物，如动物血、肉类、动物肝脏等，同时注意补充维生素C丰富的水果、蔬菜，促进铁的吸收。照护者需注意观察婴幼儿饮食习惯，养成不挑食、不偏食的习惯。

第二，加强指导与宣传教育。向婴幼儿家长宣传缺铁性贫血的发生原因及危害，指导孕期、哺乳期妇女合理搭配饮食，并告知含铁丰富的食物种类。

第三，定期健康检查。定期参加婴幼儿健康体检，按规定时间检查血红蛋白水平。对早产儿或低体重儿，尤其要加强生长发育监测，早期发现并矫治缺铁性贫血。

二、维生素D缺乏性佝偻病

维生素D缺乏性佝偻病是由于体内维生素D不足导致钙磷代谢紊乱，产生的一种以骨骼病变为特征的慢性营养性疾病。维生素D是钙代谢最重要的生物调节因子。此病发病缓慢，不易引起照护者重视，多发生于2岁以下婴幼儿。

（一）原因

造成婴幼儿佝偻病的原因有如下5种。

（1）维生素D摄入不足。人体每日所需的维生素D从食物中摄取，若长期纯母乳喂养且没有及时补充维生素D的婴幼儿，容易发生维生素D缺乏。

（2）先天性维生素D储备不足。妊娠后期妇女的维生素D营养不良可导致婴儿体内维生素D储存不足。早产儿和低体重儿更容易出现体内储存不足。

（3）日照不足。人类皮肤中的7-脱氢胆固醇经日光中紫外线照射，可转变为内源性维生素D。皮肤的光照合成是婴幼儿维生素D的主要来源。如婴幼儿长期缺乏户外活动，或生活在极少有紫外线照射的环境中，均可引起内源性维生素D不足。维生素D的作用与来源可扫描二维码了解。

文档

维生素D的
作用与来源

（4）生长过快。骨骼生长速度与维生素D的需要量呈正相关，身长或身高快速增长的婴幼儿，需要足够的维生素D。最近的研究表明，维生素D的营养水平，不仅与骨骼和牙齿的生长发育有关，也与儿童早期的超重肥胖和心理行为问题发生有关。早产儿、低体重儿所需的维生素D相对更多，容易导致不足。

（5）疾病影响。胃肠道或肝胆疾病会影响维生素D的吸收，如肝炎综合征、慢性腹泻等。另外，长期服用抗惊厥药物也可导致维生素D的转运障碍，引起内源性维生素D不足。

（二）临床表现

1. 早期

多数从婴幼儿3个月开始发病，表现为非特异性神经兴奋性增高，如易激惹、烦躁、多汗、睡眠不安、夜间啼哭等。由于多汗刺激头皮而喜欢摇头擦枕，出现"枕秃"现象。

2. 活动期

全身出现特征性骨骼改变和运动机能发育迟缓。6月龄以内婴儿骨骼改变主要表现为颅骨软化、方颅，6月龄以上为婴儿"手镯、脚镯"，佝偻病串珠、鸡胸、漏斗胸等，严重者可出现X型腿、O型腿。运动机能发育迟缓主要表现为婴幼儿的坐、立、行等运动功能发育落后，容易跌跤；全身肌肉肌张力降低

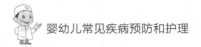

和肌力减弱,腹肌张力降低呈"蛙状腹"。

3. 恢复期

经治疗和日光照射后,临床症状和体征逐渐减轻或消失。医学检查可见肌张力逐渐恢复,骨骼改变也有所改善,生化指标逐渐恢复正常。

4. 后遗症期

严重佝偻病患儿会留下不同程度的骨骼畸形,多见于2岁以后儿童。

(三)护理与指导

对于佝偻病患儿,可以从以下四方面进行护理与指导。

首先,积极配合治疗。按照医生指导给予维生素D和钙剂补充。用药期间注意药物的毒副作用,若发现异常,及时报告医务人员。

其次,密切观察病情变化。严格监测佝偻病患儿的生长发育情况,及时判断有无生长发育迟缓、神经系统症状、骨骼改变等情况,有效预防并发症的发生。

再次,调整饮食结构。给予婴幼儿富含维生素D、钙、磷的食物,如动物肝脏、海鱼等,同时保证充足的蛋白质摄入。

最后,增加户外活动时间。婴幼儿每天一般需要2小时以上户外活动时间,即使室内活动也需打开窗户,避免玻璃阻挡紫外线。

(四)预防要点

预防婴幼儿佝偻病,可以从以下三方面做起。

第一,合理饮食。提倡母乳喂养,按时添加辅食,注意辅食多样化。在婴幼儿膳食计划中,应注意膳食平衡,及时补充钙、铁、锌等微量元素,促进骨骼生长。

第二,多晒太阳。人体所需维生素D的80%靠自身合成,紫外线照射有助于内源性维生素D的生成。特别是秋冬季出生的婴幼儿,照护者也应在适当时间多抱出至户外,接受阳光照射。当然,要避免强光的长时间直接照射,炎热季节户外树荫下也能接触到折射来的紫外光。

文档

《托育机构管理规范(试行)》全文

第三,坚持户外锻炼。按照2019年国家卫生健康委印发的《托育机构管理规范(试行)》(可扫二维码查看)要求"托育机构应当保证婴幼儿每日户外活动不少于2小时,寒冷、炎热季节或特殊天气情况下可酌情调整"。

三、维生素A缺乏症

维生素A缺乏症是指机体所有形式和任何程度的维生素A不足的表现。全球约有1.27亿学龄前儿童为维生素A缺乏,我国学龄前儿童维生素A缺乏约为9%～11%。

(一)原因

婴幼儿维生素A缺乏的原因如下。

(1)维生素A补充不足。维生素A较难通过孕母胎盘进入胎儿体内,新生儿血清和肝脏中的维生素A水平明显低于母体,如出生后未及时补充,极易引起维生素A缺乏症。

(2)消化吸收障碍。维生素A为脂溶性维生素,如膳食中脂肪含量过低,将影响维生素A的吸收。

(3)疾病影响。一些肠道疾病造成的胃肠功能紊乱都可以影响维生素A的消化和吸收。另外,婴幼儿如患上麻疹、猩红热、肺结核等消耗性疾病都可导致体内的维生素A被消耗掉,也可致维生素A缺乏症。

（二）临床表现

早期出现皮肤干燥、易脱屑，毛发失去光泽，指甲变脆易折，触摸四肢或肩部皮肤有粗砂感。随着病程进展，可出现干眼症，即夜间视物不清晰，继而角膜干燥，自觉痒感、畏光、眼痛，严重者可发生角膜溃疡、失明。另外，晚期还可出现身高落后，易发生龋病、贫血等并发症。

（三）护理与指导

关于婴幼儿维生素 A 缺乏症，护理与指导方式如下。

第一，配合医生治疗。严格遵从医生嘱托，按时用药。按要求补充维生素 A 制剂，还可配合使用眼膏或眼药水治疗。

第二，调整饮食结构。膳食中可以增加富含维生素 A 的食物，也可以采用维生素 A 强化的食品。

（四）预防要点

应注意膳食平衡。怀孕期和哺乳期妇女应多食用富含维生素 A 的动物性食物和深色蔬菜，保证新生儿有充足的维生素 A 摄入[①]。倡导母乳喂养，如人工喂养婴儿应尽量补充维生素 A 强化的配方乳。此外，应常规补充维生素 A。新生儿出生后即按照月龄段补充不同剂量的维生素 A 制剂，如鱼肝油。

不同月龄段婴幼儿维生素 A 补充量建议

四、锌缺乏症

微量元素指人体内含量介于体重 0.005%～0.01% 的元素，其中必需微量元素是生物体不可缺少的元素，人体必需的微量元素包括 14 种，分别是铁、铜、锰、锌、钴、钼、铬、镍、钒、氟、硒、碘、硅、锡。微量元素在人体内含量虽然极微小，但具有强大的生物学作用，它们参与酶、激素、维生素和核酸的代谢过程。

锌缺乏是由于锌摄入不足或代谢障碍引起食欲减退、生长发育迟缓、皮炎和异食癖等临床表现的营养素缺乏性疾病。

（一）原因

婴幼儿锌缺乏的原因如下。

（1）摄入不足。锌主要来源于动物性食物和植物性食物坚果类，如婴幼儿长期素食，容易导致缺锌。

（2）伤害或疾病影响。如大量失血、失液，大面积烧伤等可导致锌丢失过多；各种原因的腹泻、某些胃肠道疾病均可妨碍锌的吸收；营养不良恢复期机体相对锌的需要量增多，若未及时补充，也可发生锌缺乏。

（二）临床表现

早期可出现食欲减退、厌食和异食癖、脱发、皮肤粗糙等，随着病情加重，逐渐发展至生长迟缓、体格矮小、智能发育迟缓、性发育延迟、贫血等临床表现。

（三）护理与指导

对于此类患儿，可以如下护理与指导。

第一，配合医生治疗。按照医务人员要求补充锌剂，严格遵从不同月龄段的补充量，密切观察用药

---

① 曾果. 营养与疾病［M］. 成都：四川大学出版社，2017：544.

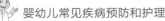
效果,发现异常情况及时反馈给医务人员。同时积极治疗原发病。

第二,调整饮食结构。对素食者尝试改变其饮食结构,膳食中增加富含锌的食物。动物性蛋白质食品如鱼、肉、肝、肾以及贝类食品中含锌量高;植物性食物中含锌量较少,含锌量比较高的除坚果类外还有豆类、花生、小米、萝卜、大白菜等。关于婴幼儿辅食添加建议,可参考二维码中的指南。

（四）预防要点

坚持膳食平衡是预防缺锌的主要措施。此外还应及时纠正婴幼儿挑食、偏食等不良饮食习惯。对因疾病引起缺锌的婴幼儿应积极治疗原发病。

五、碘缺乏症

人体内的碘主要来源于食物和水。其中,食物中的碘约占总摄入量的80%。由于自然生活环境缺碘造成机体碘缺乏所表现的一组有关联性的疾病称碘缺乏症。全球约有1/3的人口生活在碘缺乏区,是全球的公共卫生问题。胎儿、新生儿、婴幼儿时期缺碘会影响其大脑发育。

（一）原因

碘缺乏症的主要原因为食物或饮水中缺碘,导致甲状腺激素合成障碍。

（二）临床表现

新生儿期缺碘表现为甲状腺功能低下;婴幼儿期缺碘表现为体格矮小、智力受损。严重缺碘患儿会呈现精神发育迟滞外貌,如傻相、傻笑、眼距宽、耳软、腹膨隆等。医学检查有甲状腺激素异常。

（三）护理与指导

碘缺乏的婴幼儿,应配合医生治疗。碘剂治疗时间较长,疗程之间需要停药。照护者在治疗期间或间歇期需要密切观察用药效果和不良反应,及时反馈给医务人员,定期去医院配合检查。此外,还要调整饮食结构,可以定期让婴幼儿吃些含碘量高的食物,比如海带、紫菜、虾皮、虾仁等,食用盐可选用含碘盐。

（四）预防要点

孕期补碘可防止发生胎儿和新生儿期缺碘[①]。最简便的预防措施是在缺碘地区推行食用加碘盐,膳食中也应注意多食用含碘量高的海产品。

实训 4.1.2 营养不良的饮食指导

张某领3岁的儿子到儿童保健门诊,述说其儿子最近体重下降,精神不振,情绪不好,有时腹泻,希望知道孩子究竟得了什么病。医生询问了其膳食情况和其他健康状况,发现孩子对饮食较为挑剔,不喜欢肉类食物,且吃饭时间一般为1小时,吃得较少。做了相关体格检查后初步判定为轻度营养不良。

请分小组讨论,记录讨论结果,制订饮食指导方案。

---

① 周宇,周宇华,王生玲.应急补碘后喀什地区孕期及哺乳期妇女碘营养现状调查[J].中国地方病防治杂志,2017,32(11):1218-1219.

（一）任务要求

1. 能正确分析并写出案例中营养不良的原因。
2. 能结合案例制订饮食指导方案。

（二）操作方法

1. 仔细阅读案例，标记案例中的关键词（提示词）。
2. 根据关键词思考幼儿营养不良的原因，展开讨论并进行记录。
3. 凝练讨论结果，归纳原因及依据。
4. 根据案例中的情况制订饮食指导方案。
5. 利用学习工具（如中国知网、百度文库等）查找相关资料，补充及完善讨论结果。
6. 修订饮食指导方案，提交教师。

（三）评价要点

1. 原因分析是否正确。
2. 饮食指导方案中是否有具体、可行的措施，是否科学、合理，是否结合了案例中幼儿的年龄及身心特点，是否能满足幼儿生长发育及健康成长的需要。
3. 讨论中全体成员的参与性，讨论记录的逻辑性、完整性，方案的规范性、全面性。

 思政话题

　　《中国居民膳食指南科学研究报告（2021）》指出，新中国成立70多年来，我国的营养保障和供给能力显著增强，人民健康水平持续提升，人均期望寿命从35岁提高到77.3岁，居民营养不足与体格发育问题持续改善，主要表现在居民膳食能量和宏量营养素摄入充足，优质蛋白摄入不断增加，居民平均身高持续增长，农村5岁以下儿童生长迟缓率显著降低，这些都是食物供应充足、膳食质量提高的主要贡献。报告中特别强调了膳食模式的重要性。近年来，膳食与健康的关系已从单一营养素或单一食物转向膳食模式与整体健康状况或疾病风险的关联。平衡膳食模式是根据营养科学原理和居民膳食营养素参考摄入量而设计。长期遵循平衡膳食模式是健康长寿和预防膳食相关慢性病的重要基石，可以降低死亡风险。

　　为了解托育机构婴幼儿膳食情况和寻找存在的问题[1]，某校早期教育专业大学生在调研中发现，不同机构的膳食情况差异较大，有73%的机构热量供给达到或超过推荐摄入量，82%的机构蛋白质摄入量达到或超过标准，31.6%的机构各种维生素摄入不足，59.5%的机构微量元素摄入不足。访谈某机构管理者表示，只要能让婴幼儿的生长发育指标（仅指身高和体重）达标的饮食都是正确的。[2]

　　请思考：作为未来的婴幼儿照护者，你将如何指导托育机构制订科学合理、营养均衡的食谱？应对托育机构的管理者宣传哪些相关的政策呢？

---

① 陈鑫.托育机构饮食活动质量调查研究［D］.喀什大学，2019.
② 信息来源：丁钢强，马爱国，孙长颢，杨月欣，《中国居民膳食指南科学研究报告（2021）》，中国营养学会，2021年2月25日。

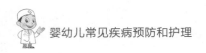
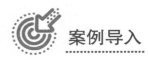

学习情境 2　生长发育相关疾病

案例导入

　　小天是一个 2 岁 7 个月的小男孩,在两岁半体检时医生告诉家长,小天左眼有轻微的散光了,视力检查也没有达到同龄人的标准,请家长要注意他眼睛视力的保护。家长非常着急,询问医生要怎么办,医生说要少接触电子产品,多注意用眼卫生,加强户外锻炼。

　　问题: 作为婴幼儿托育工作者,你会怎么办呢?

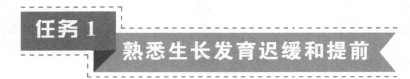

任务 1　熟悉生长发育迟缓和提前

　　人的生长发育是指从受精卵到成人的成熟过程。生长和发育是儿童不同于成人的重要特点。生长是指儿童身体各器官、系统的长大,可由相应的测量值来表示其量的变化;发育是指细胞、组织、器官的分化与功能的成熟,是机体在质的方面的变化。生长和发育两者紧密相关,生长是发育的物质基础,量的变化可在一定程度上反映身体器官、系统的成熟状况。

　　生长发育的过程中最常出现的两种异常是生长发育迟缓和生长发育提前。生长发育迟缓是指在生长发育过程中出现速度放慢或顺序异常等现象,发病率在 6%～8% 之间;而生长发育提前则表现为生理和心理的过早发育。

一、生长发育迟缓

(一) 原因

　　生长发育迟缓的原因主要包括两大类。

　　第一,体质性原因。该原因占 80%～90%,如家族性矮身材、体质性发育延迟以及低出生体重性矮小,这些与先天遗传因素或宫内发育不良有关,另外缺乏体育锻炼、生活制度不合理、环境污染、家庭和社会因素都可影响其生长发育,但其生长速度基本正常,不需要特殊治疗。

　　第二,病理性原因。如染色体异常(唐氏综合征、特纳综合征)、代谢性疾病、骨骼疾病(骨软骨发育不全)、慢性疾病、寄生虫(蛔虫病、土源性线虫病)、慢性营养不良性疾病、内分泌疾病(如生长激素缺乏症、甲状腺功能低下症)等引起的生长迟缓。

（二）临床表现

儿童发育迟缓,主要有体格生长发育迟缓和神经心理发育迟缓两个方面。

第一,体格生长发育迟缓。主要通过测量儿童的身长(身高)等进行诊断,具体可参照中国 7 岁以下儿童生长发育参照标准或者世界卫生组织的标准。如果测量的数值与同龄、同性别儿童比较,落后两个标准差以上,或者在第 15 百分位数以下,可初步诊断为某一项体格发育迟缓。另外由于体格发育落后,有些婴幼儿会喂养困难、运动能力差、个子矮小、身材瘦弱等表现,此时家长要及时带婴幼儿到医院寻求正规诊治。

第二,神经心理发育迟缓。神经心理发育主要包括运动发育、语言发育、认知发育、情感及社会适应能力五大方面的发育。如果婴幼儿在某一方面的发育落后于同龄儿,一定要到正规的医疗机构及早诊断和干预,家长不可过度焦虑,妄自判断。

文档

宝宝是不是生长发育迟缓

（三）护理与指导

生长发育迟缓的诊断和治疗要在专业医护人员的帮助下进行,对症处理和对因治疗,治疗方案也因人而异。婴儿出生后出现异常情况发现越早,早期干预效果越好。

1. 体格发育迟缓的治疗和护理

（1）营养不足者应合理营养、全面均衡饮食,培养良好的饮食习惯,不可盲目服用营养保健品。

（2）保证婴幼儿充足的睡眠,督促患儿早睡,促进生长激素分泌。

（3）鼓励婴幼儿坚持适当的体育锻炼,促进骨骼和肌肉的生长。

（4）积极治疗原发疾病或因其他全身疾病引起的生长发育迟缓;如为家族性矮小、特发性矮小和体质性生长发育迟缓,需充分发挥生长潜力,遵医嘱酌情使用生长激素,但不可过分追求身高增长,盲目应用生长激素,导致骨骼疼痛、甲状腺功能低下等副作用。如为先天性遗传、代谢性疾病(如甲状腺功能低下)、垂体性侏儒、先天性卵巢发育不全、小于胎龄儿等要进行相应对症治疗。

2. 神经心理发育迟缓的治疗和护理

（1）对于动作发育迟缓的婴幼儿,应在医护人员的指导下给予其合理的动作刺激和康复训练,注意训练要循序渐进和生活化,调动婴幼儿自身的兴趣。

（2）针对语言和认知发育迟缓的婴幼儿,照护者应先排除患儿身体是否具有器质性病变,然后要积极创设舒适、安全、自在的环境,多给予婴幼儿鼓励和耐心,让其体验到自我效能感,帮助其正常的发育。

（3）对于情感和社会适应能力迟缓的婴幼儿,照护者应注意陪伴,通过亲子游戏和鼓励同伴社交等方式帮助婴幼儿建立正常的情感链接和增强社会适应能力。

（四）预防要点

因生长发育受多种因素的影响,应从多方面预防生长发育迟缓的发生,具体措施如下。

第一,做好孕期保健。母亲妊娠期要注重营养和运动,养成良好的生活习惯,保持良好的睡眠和情绪,做到孕期增重合理,避免不良的环境和刺激,按时进行产检,预防早产和胎儿神经系统的损伤。

第二,满足婴幼儿生长发育的三大需要。营养、睡眠、运动是促进婴幼儿体格发育的三大法宝。照护者要特别注意婴幼儿的合理喂养,提供全面均衡的营养。充足、高质量的睡眠能有效促进生长激素的分泌和生长发育。适当的运动,尤其是户外活动,可以促进血液循环、增强体质、加快新陈代谢,照护者要保证婴幼儿运动的时间和空间。

第三,利用季节和气候特点促进婴幼儿的生长发育。一般说来,春季身长增长最快,秋季体重增长最快,在炎热的夏季要避免婴幼儿因食欲受到影响导致体重减轻。照护者可充分利用自然气候特点,促进婴幼儿生长速度。

第四,合理促进婴幼儿动作和心理行为发展。儿童早期的心理发展,主要表现在动作发育上。要

0～3岁婴幼儿
大运动发展指南

父亲角色对
儿童社会性
发展的影响

遵循动作发展由粗到细、由简单到复杂、首尾发展等规律，照护者可根据婴幼儿的年龄、体质、发育状况，支持婴幼儿动作发展，避免动作发展落后。同时，也要尽早开始婴幼儿的回应性照护，通过积极的亲子互动，为婴幼儿提供适时的早期教育刺激，促进心理行为的良好发育。

第五，提供婴幼儿多接触社会和自然的机会。多接触社会和大自然会使幼儿的生活丰富起来，眼界开阔了，见识广了，语言能力和社会适应性就会得到增长。儿童社会性发展主要指儿童在与其他个体或群体的关系中表现出的观念、态度、情绪以及行为方式等，家庭和托育机构对于婴幼儿社会性发展有着极其重要的影响，应给予婴幼儿积极、轻松的教养环境。

第六，定期检查。婴儿出生后要定期参加健康体检，一般出生后第一年5次，分别是在1、3、6、9、12月龄时进行，出生后第2～3年，每半年一次。健康体检能早期发现婴幼儿生长发育指标的异常，早期采取相应的治疗、干预和康复措施。

二、生长发育提前

生长发育提前，俗称早熟。生理学上的早熟，主要是指由于内分泌系统功能失调，引起生殖腺过早发育，男童在9岁前、女童在8岁前出现第二性征。早熟是多方面因素造成的结果，比如遗传、生活方式、疾病及家庭因素都可导致早熟的发生。0～3岁是人生的初始阶段，虽然性早熟在这一时期还不多见，但是如果照护者未注意婴幼儿的日常生活与保健，都很有可能增加儿童出现早熟的风险。

（一）生理早熟的危害

生长发育提前对幼儿有一定的危害，具体如下。

第一，影响成人期身高。有专家研究发现，性早熟的儿童骨骼发育较快，骨骺线提前闭合，生长周期会被缩短，身体没有足够的时间发育，特别是骨骼。虽然早熟儿童在某一阶段常比同龄儿童长得高，但到成人时反而比较矮。

第二，增加心理问题。相比其他儿童，生理早熟的儿童在形体以及外表上会有一定差异，甚至心理上也会有差别。因为外观的差别会给儿童背上思想包袱，使他们产生不安、自卑、恐惧的心理，进一步影响心理健康。大部分生理早熟的儿童心理发育较快，但因为身体发育不匹配，加上生理年龄小，自控能力差，提前出现性行为就会让自己受伤害。

第三，易发生慢性病。有越来越多的长期追踪研究数据表明，性发育提前会增加生命后期慢性代谢性疾病和肿瘤的发生概率。

（二）生理早熟的预防

对于0～3岁婴幼儿来说，如果出现一过性的阴道出血，或者单纯乳房隆起增大，基本上是假性性早熟，是由于外源性激素较大剂量进入体内后产生的。但如果长期暴露于较低浓度的环境内分泌干扰物，则会引起身体自身内分泌的调节控制紊乱，在童年期过早启动下丘脑-垂体-性腺系统，引起真性性早熟。可以采取以下措施预防婴幼儿性早熟。

（1）不要给婴幼儿服用人参、鹿茸、鸡胚素等保健品或者较多天然雌激素的食品。

（2）妥善保管成人用的避孕药和女性化妆品等，不要让婴幼儿误服误用。

（3）母亲孕期要慎用含激素的食品和药物，婴幼儿也要减少接触环境中的内分泌干扰物，注意防范塑料中的双酚A和塑化剂析出，农药和除草剂残留，重金属物质中的镉、汞等。

（4）日常饮食中，控制幼儿摄入膨化、油炸食品等食物。

（5）避免各种传媒的不良影响，避免过早让儿童接受成人价值观，不给儿童看情爱相关的小说、杂志、影片，更不要看少儿不宜的影视片。

实训 4.2.1 婴幼儿发育迟缓的预防

子乐是一个 1 岁 9 个月的男童,身长 78.1 cm,体重 9.3 kg,平时父母工作忙,子乐又挑食,特别喜欢吃零食,甚至有时拿零食当饭,运动起来也经常觉得累,跟不上同龄的孩子。别人说子乐看起来很瘦,他的家长说:没关系,现在还早,以后会长起来的。针对此情况,请你判断子乐的生长发育状况并给出合理的建议。

(一) 任务要求

1. 熟悉婴幼儿体格发育迟缓的评价方法。
2. 具备一定的与家长沟通的能力。
3. 运用所学知识指导家长预防婴幼儿生长发育迟缓。

(二) 操作方法

1. 根据任务提供的背景结合所学知识,查阅相关资料,判断子乐的体格发育状况。
2. 可以通过文献阅读(搜索知网、万方、维普等中文数据库)等方法完成任务。

(三) 评价要点

1. 子乐生长发育状况判断正确。
2. 指导家长的建议合理,具有针对性、操作性。

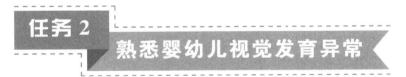

任务 2 熟悉婴幼儿视觉发育异常

眼是重要的视觉器官。婴幼儿时期,眼的发育还未成熟,0～3 岁是视觉发育的敏感期。如果不注意保护婴幼儿视力,日后容易发生各种屈光不正和弱视等,造成不可逆的视力损伤问题。作为婴幼儿健康的守护者,需要好好呵护心灵的窗户。

一、屈光不正与生理性远视

眼的屈光和调节是由眼的屈光系统(折光系统)——角膜、房水、晶状体和玻璃体等完成的,其中以角膜和晶状体的屈光作用为更大。外界物体发射或反射出来的光线,经过眼的屈光系统后,在视网膜上形成清晰的物像,这种视力称为正视。若眼轴较长或屈光系统的屈光率过大,物像落在视网膜前,称近视。反之,若眼轴较短,或屈光系统的屈光率过小,物像落在视网膜后,则称为远视。由于角膜表面曲度的改变造成的屈光障碍,称为散光。临床上近视、远视和散光,统称为屈光不正。对于不同类型的屈光不正需用不同的矫正治疗工具[①](见图 4-2)。

---

① 孟婷含. 婴幼儿卫生与保健[M]. 上海:同济大学出版社,2018:77-78.

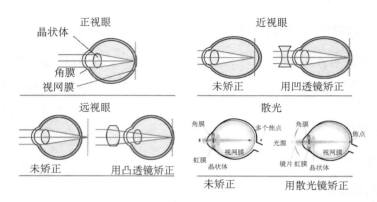

图 4-2　屈光不正与矫正图

新生儿因其眼球小,眼轴前后径短,物像成在视网膜后,具有远视的特点,称生理性远视。这种与年龄和生长发育有关的生理性远视,称为"远视储备"。随着年龄增长,眼球前后径变长,角膜曲率变小,视力逐渐在趋于正常。在儿童生长发育的过程中,"远视储备"逐渐减少,至学龄早期达到正视,该过程称为"正视化"(见图 4-3),具有不可逆性。"正视化"过程越慢,近视出现的几率越小。反之,"正视化"年龄提前,如儿童 5 岁时已发育为正视的话,后期出现近视的几率相应增加。

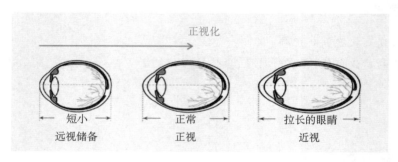

图 4-3　远视储备正视化过程

二、屈光不正的预防

近年来屈光不正的发病率直线上升,跟电子产品的广泛应用有很大关系,过早或过度使用手机、IPAD 等电子产品,使儿童出现近视、散光等屈光不正的发病年龄越来越小。如何促进婴幼儿眼健康,预防屈光不正,是婴幼儿照护者必须掌握的重要知识。

(一)原因

婴幼儿近视的原因包括以下 4 个方面。

(1)环境因素。婴幼儿生活场所的采光、照明不合格。

(2)遗传因素。多项研究表明遗传因素与近视发病机制密切相关,特别是高度近视,表现出明显的家族聚集性,尤其父母双方高度近视时。角膜和(或)晶状体先天发育不良可引起散光。先天性无晶体眼、先天性白内障、先天性或发育性眼轴(眼球前后径)过短或过长等均可引起屈光不正。

(3)生活习惯因素。婴幼儿近距离用眼(比如绘画和读绘本时)或过早长时间使用电子产品,将会引起眼轴长度(眼球前后径)增长过快,过早消耗远视储备,易出现近视。另外,睡眠时间不足也易导致眼睛疲劳出现视力减退。婴幼儿和儿童的屈光发育规律可以扫描二维码查看。

(4)饮食因素。偏食、挑食、不合理的饮食结构可导致胡萝卜素和维生素 C 等不足,影响眼睛发育及视紫红质的合成。

（二）临床表现

主要表现为视物习惯的改变,如喜欢眯眼、眨眼、揉眼,喜欢歪头视物及近距离视物,就提示可能有视力问题,应及时带到医院眼科进行进一步检查。屈光不正的患儿,容易出现视疲劳、视力下降、视物模糊等症状,严重者会出现视物变形、眼睛外斜视等,高度近视患儿可出现飞蚊症。一般来说,近视表现为看远处模糊,看近处较清晰;远视表现为看近处模糊,远视度数较高时看近处也不清晰;散光者易出现视物模糊。

（三）护理与指导

婴幼儿屈光不正可以从以下 3 个方面进行护理。

（1）接受矫正治疗。婴幼儿出现屈光不正(需为专业医疗机构诊断结果),应尽早根据屈光不正的类型和程度接受矫正治疗,佩戴矫正镜片来改善视力,同时需定期复查视力,不断调整佩镜的参数。近视可佩戴凹透镜矫正,远视可佩戴凸透镜,环曲面镜用于矫正散光。因婴幼儿自控能力差,抵抗力较弱,不建议使用隐形眼镜和手术治疗,也不建议照护者自行使用治疗仪器。

文档
如何分辨
真假近视

（2）纠正不良用眼习惯。严格限制电子产品的使用时间,注意眼睛的日常护理,多进行视觉锻炼,增加户外活动时间,接触大自然和色彩鲜艳的物品,延缓近视的加重。

（3）积极治疗原发病。因某些视力减退可能为角膜、晶状体等疾病引起散光或屈光异常,应尽早治疗原发病。

（四）预防要点

预防婴幼儿近视可以从以下 6 点入手。

（1）注意科学采光。从妊娠第 4 个月起,胎儿对光线已经非常敏感。在妊娠 27 周左右时,胎儿的眼器官已基本形成,瞳孔会对光线作出放大或缩小的反应,以保护眼睛不受到强光的伤害。婴儿出生后室内的环境要有一定的照明度,宜选择合适的灯具,保持光线柔和,切不可强光刺激,尽量避免使用相机闪光灯,小夜灯的使用也要特别注意。

知识卡片
小夜灯的
适用技巧

（2）注意用眼卫生,培养良好的用眼习惯。引导婴幼儿勤洗手,保持眼部的清洁卫生。同时要注意不可过度用眼,每次阅读时间不超过 10 分钟,阅读时光线宜从左上方射入,彩色光源不适于作为阅读光源。

（3）加强户外活动和视力训练。照护者可以带婴幼儿多进行户外活动,自然光线中的紫外线也能够帮助眼睛释放保护物质——多巴胺,但要注意避免过强紫外线的刺激,紫外线强烈时要给婴幼儿戴上专门的太阳镜和太阳帽。为了促进婴幼儿视力的发育,照护者可引导婴幼儿做些视力训练,比如出生的前三个月可给予婴儿黑白卡片的刺激,或者寻找亮光和玩具引导的方式都可给帮助婴儿提升视功能,形成立体视觉。

文档
如何训练
婴幼儿视觉

（4）使用电子产品有技巧。尽量在幼儿 2 岁前不让他接触手机、电视等电子产品,如不可避免使用,应注意每次持续时间不超过 10 分钟,每天不超过两次。另外距离也要控制好,眼睛与各种电子产品荧光屏的距离一般为屏面对角线的 5～7 倍,屏面略低于眼高。如观看电视时距离在 3 m 以上;观看电脑时,电脑屏幕与眼睛的距离不小于 50 cm。

（5）供给全面的营养,膳食搭配合理。例如胡萝卜、明虾、蓝莓等食物中均含有对眼睛的有益物质,缓解眼睛疲劳,增加视觉质量。婴幼儿开始辅食添加后,要注意膳食搭配的合理、全面,食物多样化,避免营养素的缺乏。

（6）保证充足的睡眠。幼儿年龄越小需要睡眠的时间越长,充足的睡眠可以使眼睛得到充分的休息。0～5岁婴幼儿推荐睡眠时间可参考表4-2。

表4-2 0～5岁儿童推荐睡眠时间

年龄	0～3个月	0～3个月	1～2岁	3～5岁
睡眠时间(h)	13～18	12～16	11～14	10～13

（7）定期检查，建立视力档案。健康儿童应当在生后28～30天进行首次眼病筛查（具有眼病高危因素的新生儿，应当在出生后尽早由眼科医师进行检查），1岁以内每3个月一次，1～3岁每半年一次，3岁以后至少每年一次进行阶段性眼病筛查和视力检查。通过视力评估和相关眼病的筛查，建立屈光发育档案，早期发现影响儿童视觉发育的眼病，及早矫治，以免耽误最佳的治疗时期。

三、弱视

知识卡片

弱视相关
小百科

弱视指眼球没有器质性病变，视力低下经矫正后仍达不到正常值。弱视是一种严重危害儿童视功能的眼病，是婴幼儿时期由于知觉、运动、传导及视中枢等原因使得眼球未能接受适宜的视刺激，使视觉发育受到影响而发生的视觉功能减退的状态，主要表现为视力低下及双眼单视功能障碍。弱视患者没有完善的双眼视功能和精细的立体视觉，不能准确地判断物体的方位和远近，对学习、生活和职业选择都会有影响。

（一）原因

弱视产生的原因多种多样。

1. 斜视性弱视

指两眼不能同时注视目标，有内、外、上、下斜视，常见于4岁以下、单眼、恒定性斜视患儿，由于大脑皮质主动抑制斜眼的视觉冲动，长期抑制则形成弱视。

2. 屈光参差性弱视

因双眼视力相差较大，双眼视网膜成像大小清晰度不同，屈光度较高的一眼黄斑部成像大而模糊，引起两眼融合反射刺激不足，不能形成双眼单视，从而产生被动性抑制。双眼屈光相差200～300度或以上者，屈光度较高常形成弱视和斜视。

3. 屈光不正性弱视

多为双眼性，发生在高度近视儿童，或者近视及散光而未戴矫正眼镜的儿童，多数近视在600度以上，远视在500度以上，散光≥200度或兼有散光者。

4. 废用性弱视（形觉剥夺性弱视）

在婴儿期，由于上睑下垂、角膜混浊、先天性白内障或因眼睑手术后遮盖时间太长等原因，使光刺激不能进入眼球，妨碍或阻断黄斑接受形觉刺激，因而产生了弱视，故又称废用性弱视（形觉剥夺性弱视）。

5. 先天性弱视或器质性弱视

由于先天原因，或者出生后眼部器质性病变引起的弱视。有些虽然视网膜及中枢神经系统不能查出明显的病变，目前仍认为属器质性病变。因现有检查方法不能及时发现，此型为恒定性弱视，治疗效果不好。

（二）临床表现

弱视刚开始发生时不宜察觉，一般在定期视力检查中发现，也常因近视、斜视等视力问题检查中被发现。随着弱视程度的加重，婴幼儿的视力逐渐受到影响，生活不便。由于立体视觉受损，会出现自己扣纽扣不准确,看东西要离得很近,拿物不聚焦,上下楼梯易踩空摔倒,看书串行,画画歪七扭八、隔得很远等现象。照护者要及时发现,引起重视,尽早去医院检查治疗。

(三)护理与指导

儿童弱视不容忽视,也不能自愈。早期发现、早期干预、早期治疗,可以防止弱视加重,降低治疗的难度,同时有利于恢复或建立精细的立体视功能。年龄越小,治疗率越高,恢复时间越短。在视觉发育期(6岁之前)发现的弱视,如果得到积极的治疗,治疗效果好,有可能治愈。但是大龄儿童或成年后发现的弱视,治疗效果差,大部分是无效的。如果等到成年才做手术,手术后双眼外观看起来正常,却永远也无法建立正常的双眼视觉,丧失了立体视觉等更精密更高级的视觉功能。

(四)预防要点

预防婴幼儿弱视的要点主要为对婴幼儿视力的保护和对其日常行为的细心观察,要注重定期的视力检查,发现有视力低下或者屈光不正,应及时就医处理。照护者平时要多注意观察婴幼儿日常行为,如案例中的患儿小天已经出现了眼部症状,作为家长,要积极采取防治措施,以免带来终身的遗憾。

 实训 4.2.2 制订婴幼儿视力保护的方案

乐乐是某托育中心一名两岁的幼儿,最近,中心的李老师发现他看东西是老喜欢眯着眼睛,看图画时要经常凑近看,如果你是李老师,请你和家长沟通乐乐这一情况并提出建议,然后以"保护婴幼儿视力"为主题针对家长设计一份倡议书。

(一)任务要求

1. 理解并掌握婴幼儿视力发育异常的常见类型和视力保护的方法。

2. 知道如何与家长沟通并有一定的指导能力。

3. 会运用所学知识设计相关的方案。

(二)操作方法

1. 根据任务提供的背景结合所学知识,分组讨论完成任务,客观有据地指出乐乐存在的问题,提出建议和设计方案。

2. 可以通过文献阅读(搜索知网、万方、维普等中文数据库)、小组讨论和咨询专业人士等方法完成任务。

(三)评价要点

1. 乐乐视力问题的判断是否有理有据、情况描述是否完整充分。

2. 给家长的建议是否具有一定的专业性和启发性。

3. 沟通态度是否亲切、热情,是否具备一定的沟通能力和技巧。

4. 设计的方案是否围绕主题。

5. 设计的方案是否具有可操作性。

6. 整个过程是否体现对婴幼儿的尊重与爱护。

注意:具体评价得分可综合考虑。

龋病是一种婴幼儿的常见病和多发病,传统称为"蛀牙""龋齿",是身体内外多种因素作用下引起的牙体硬组织进行性破坏的一种慢性疾病。婴幼儿龋病可见于乳牙萌出后的任何一个年龄段,在 5 岁前后会达到一个高峰,可高达 70% 以上。患儿会出现不同程度的牙痛从而影响进食,长此以往甚至影响生长发育、语言表达和面部美观。

一、原因

引发婴幼儿龋病的因素主要有以下 4 个方面。

(1)细菌因素。口腔中的产酸细菌,比如变形链球菌、乳酸杆菌等,会与食物残渣和糖类物质形成牙菌斑,粘附在牙齿表面,发酵产生酸类并溶解牙釉质,形成龋洞,成为身体的病灶。

(2)食物因素。婴幼儿的饮食中多为糕点、面包、饼干等细软食物,含糖量高、黏性大,粘在乳牙上不容易清洁,引起食物残渣的停留。

宝宝出牙的
表现及护理

(3)牙齿因素。人一生有两副牙齿,即乳牙和恒牙。牙齿的发育始于胚胎第 6 周,到出生时已有 20 个乳牙牙胚。婴幼儿 4~10 个月龄开始萌出第一颗乳牙,约两岁半出齐 20 颗乳牙。乳牙萌出的过程中,恒牙已开始发育。由于乳牙的牙釉质薄,牙本质松脆,耐酸能力较差,钙化程度也较低,所以乳牙抵抗龋病的能力较弱,容易被牙菌斑腐蚀,更易生龋病,这是婴幼儿龋病多发的内在因素。另外,婴幼儿时期一些维生素和矿物质的缺乏会导致牙釉质发育不良,如钙、磷、维生素 B1 和氟摄入不足就容易导致龋病。

有趣的
牙齿知识

(4)其他因素。例如照护者观念的缺失,比如有婴儿不需要刷牙等错误观念;婴幼儿睡眠时间较长,唾液腺发育不完善,缺乏口腔的自净能力,有的婴儿还有含着奶嘴睡觉的习惯。这些都为口腔内产酸细菌的滋养提供了条件,成为婴幼儿龋病率高发的原因。

二、临床表现

幼儿长了蛀
牙没关系,反
正会换牙?

健康的牙齿表面应该是完整、光滑、有光泽的,患上龋病后临床表现也是由轻到重,根据病变的深度分为浅龋、中龋、深龋 3 种。患儿初期可能无明显异常,只是在口腔检查时会发现牙齿表面开始有无光泽的白色斑块或因着色而呈现黄褐色,一般无明显龋洞。龋病若没有及时治疗,则会慢慢形成龋洞,此时会对外界刺激(如冷、热、甜、酸和食物嵌塞等)比较敏感,遭受刺激容易感到酸痛,刺激去除后症状即消失。到了后期一般龋洞比较大,婴幼儿常会有牙痛等表述。此时龋损已达到牙本质深层,甚至还可引发牙髓炎、根尖周炎甚至颌骨炎症等一系列的并发症,最终可能导致牙齿丧失。

三、护理与指导

牙痛不是病,
痛起来真要命

一旦发现婴幼儿患有龋病,应该及时到医院的口腔科或者口腔诊所进行治疗和处理(见二维码内容），照护者可以从以下几方面进行护理。

第一，注意口腔卫生，对于年龄较小的婴幼儿可帮助其做好刷牙和口腔护理工作，较大的幼儿可教育其学习并坚持每天都要刷牙，勤漱口。

第二，注意与家长沟通，引起家长对乳牙龋病的重视，即使孩子表示牙齿没什么不舒适，也要每6个月带孩子去医院进行口腔检查，及时进行预防性治疗。

龋病的治疗
方法

四、预防要点

儿童的口腔健康是儿童身心健康的重要组成部分，龋病是影响口腔健康的常见病之一。预防龋病和观念有很大的关系，提倡越早预防越好，可分时期进行预防，最早可从胎儿期就开始。

幼儿龋病与
家长口腔卫
生知识调研

1. 胎儿期

胎儿期是家长开始制订孩子口腔保健计划的最好时机。家长良好的口腔保健习惯及其对孩子的示范作用，将有助于促进家长和孩子的口腔健康。

2. 婴儿期（0～1岁）

从婴儿第一颗乳牙萌出开始就要进行口腔清洁。例如当婴儿萌出第一颗乳牙，家长应当用温开水浸湿消毒纱布、棉签或指套牙刷轻轻擦洗婴儿牙齿，每天1～2次；喂养或进食后可饮用少量水进行口腔清洁，夜间睡眠前可喂服1～2口温开水清洁口腔，视情况减少睡前奶和夜奶的次数。注意不含乳头或奶瓶睡觉，以防牙列不齐和影响口腔发育。

此外，婴儿要进行第一次口腔检查：第一颗牙齿萌出的6个月内或最迟在婴儿12个月之前要完成第一次口腔检查。检查的目标有婴儿的牙科检查、氟状况的评估、与喂养和奶瓶龋有关的饮食建议及其他的健康状况咨询。

3. 幼儿前期（1～3岁）

第一，要培养婴幼儿勤刷牙、勤漱口的良好卫生习惯。对于儿童主要采用刷牙和漱口来减少病原刺激物和牙菌斑，从而改善口腔环境，创造良好的口腔环境条件。这一时期幼儿的精细动作发育不完善，刷牙的动作还需要家长的帮助和积极引导，例如可以选择孩子感兴趣的卡通图案牙刷，但应是幼儿专用的软毛、小头牙刷，并在一旁演示正确的刷牙方法，提高刷牙的乐趣。约在3岁左右，可以让幼儿开始使用儿童专用牙膏，但要注意潜在的氟化物吞咽，每次刷牙用小豌豆大小的牙膏。家长要按照正确的方式帮助儿童刷牙，一般采取圆弧刷牙法（参考二维码中内容），并且牙齿的内侧面、外侧面、咬合面都要刷到，早晚各刷1次，每次刷牙时间不少于3分钟。此外，可以教育幼儿养成勤漱口的习惯，防止口腔内食物残渣聚集。有效的漱口和刷牙，能够有效控制儿童牙菌斑的形成，预防乳牙龋病的发生。

第二，纠正婴幼儿某些不良习惯。为保证婴幼儿牙齿的正常发育，防止牙列不齐，应注意不要让婴幼儿经常吸吮手指、咬手指甲、含乳头和奶瓶睡觉等。家长要合理使用哺乳瓶，10个月左右可练习婴儿用杯子喝水，建议幼儿18个月后停止使用奶瓶。乳牙相对较脆弱，要教育孩子爱护牙齿，不要去撕咬坚硬的食物和物品，以防牙齿损伤。此外，随着糖类食物和饮料的增多，家长应该加强对婴幼儿少吃零食的教育，尤其睡前不吃零食，特别是过甜、过黏及碳酸饮料等高致龋性食物。

圆弧刷牙法

第三，建立合理的饮食和生活制度。首先，需要提供给婴幼儿咀嚼的机会，不吃过冷过热的食物，要让婴幼儿吃含纤维素较多的食物，如蔬菜、水果、粗粮等，其中含纤维高的食物能够对牙面产生摩擦清洁的作用，减少食物残渣在牙齿上的堆积。教育婴幼儿进食要细嚼慢咽，高度的咀嚼功能是预防牙列畸形的最有效、最自然的方法之一。其次，减少和控制饮食中糖的含量，大量研究证实，糖的摄入量、摄入频率与儿童乳牙龋病的发生率呈正比，因而应该减少儿童含糖食物的摄入。最后，注意补钙及维生素D，多进行户外活动，对晒太阳，以保证牙齿正常钙化。

提防食物中
的隐形糖

第四,定期进行口腔检查。家长需要带婴幼儿定期做好口腔检查,一般为每半年一次。若发现龋病,应及早治疗,从而终止龋损的进展,保护牙髓,恢复牙齿形态、功能、美观,促进下颌骨的正常发育。在专业的口腔医疗机构或国家定点免费涂氟的机构中,医生通过局部用氟给牙齿涂上一层"氟保护漆",给牙齿穿上特殊的"防弹背心"。到了 7 岁左右,专业的窝沟封闭能帮助预防儿童的窝沟龋。这里要强调的是,做了涂氟和窝沟封闭的人群,仍然不能忽视每天认真刷牙和其他口腔保健方法。

知识卡片

给儿童正确涂氟

📎 实训 4.2.3　婴幼儿龋病的调查

　　林林,2 岁 8 个月,平时父母非常溺爱他,家里总是堆满了各种各样的零食,他还特别不喜欢刷牙,每次妈妈帮他刷牙,他都会哭闹,刷牙只得草草结束。有一天,林林喊牙痛,一去检查,医生说他长了龋病,要"补牙"。龋病作为婴幼儿常见的口腔疾病越来越低龄化,林林只是其中一员,请你完成一个 0~3 岁婴幼儿龋病的调查,以了解龋病的发病率和相关的影响因素,并给出合理的建议。

(一)任务要求

1. 知道收集和整理调查问卷,并形成调查报告。

2. 与家长有一定的沟通能力。

3. 会运用所学知识指导家长帮助婴幼儿预防龋病。

(二)操作方法

1. 根据任务提供的背景结合所学知识,完整、正确记录调查问卷。

2. 可以通过文献阅读(搜索知网、万方、维普等中文数据库)、线上和线下发放问卷等方法完成任务。

(三)评价要点

1. 调查问卷的形式可参照以下表格(见表4-3)。

2. 调查报告的格式正确,结论简明,并具有启发性。

表 4-3　婴幼儿龋齿情况调查问卷

宝宝姓名:　　　　　性别:　　　　出生年月:　　　　带养者:
宝宝的喂养方式:
宝宝什么时候长出第一颗牙齿:_____　牙齿总数:_____　龋病数:_____
宝宝什么时候开始刷牙:_____
宝宝平时吃零食的次数和喜好:_____
宝宝定期进行口腔健康检查的次数:_____
你的建议:_____

思政话题

为有效控制我国儿童青少年近视发病率,提高儿童青少年视力健康水平,国家卫计委办、教育部、体育总局联合颁布了《关于加强儿童青少年近视防控工作的指导意见》(国卫办妇幼发〔2016〕43号),《指导意见》中特别强调:"托幼机构要按照《托儿所幼儿园卫生保健管理办法》要求,定期为幼儿检查视力,发现视力异常的幼儿,及时告知家长到医疗机构做进一步诊治。托幼机构还要按照《托儿所幼儿园卫生保健管理办法》及《3—6岁儿童学习与发展指南》要求,科学安排一日生活,均衡营养膳食,保证户外活动,注重用眼卫生,保护学龄前儿童视力。"对于中小学校还要求"建立健全眼保健操制度,将每天两次眼保健操时间纳入课表,组织学生认真做好眼保健操"。[1]

请思考:你知道国家颁布《托儿所幼儿园卫生保健管理办法》(国家卫生部/教育部76号令)主要目的是什么吗? 托幼机构卫生保健工作包括哪些内容? 对于维护婴幼儿身心健康做了哪些要求? 是否应要求幼儿园的小朋友做眼保健操?

模块小结

婴幼儿的生长发育需要足够的营养素。制订合理均衡的膳食计划是每个婴幼儿照护者的职责。婴幼儿时期如出现营养供应失衡,可导致营养障碍性疾病和生长发育相关疾病的发生,不仅会影响其器官系统发育,甚至会引起其体格生长发育障碍。

常见的营养障碍性疾病包括营养不良和营养过剩、维生素和矿物质缺乏性营养障碍等疾病。生长发育相关疾病主要有生长发育迟缓和提前、婴幼儿视觉发育异常、龋病等疾病。

托育机构及家庭应高度重视婴幼儿的营养供给情况,按照不同年龄段婴幼儿生长发育需求制订膳食计划,合理安排婴幼儿膳食,遵循科学合理、营养平衡等原则。在婴幼儿成长过程中,需密切关注其生长发育指标,防止发生生长发育迟缓和提前,特别应注意其视力和牙齿的变化,预防婴幼儿视觉发育异常和龋病的发生。

思考与练习

在线练习

一、单项选择题

(1~2题共用题干)某8个月婴儿,因不明原因持续发烧、咳嗽和腹泻到某医院治疗,查体见婴儿脸大、表情淡漠、身上浮肿,其母亲称自己没有奶水,自孩子出生后就从市场上购买奶粉喂养婴儿,生化检测表明婴儿血浆总蛋白水平低下。

1. 上述案例中该婴儿可能患有(　　　)。

　　A. 脚气病　　　　　　B. 癞皮病　　　　　　C. 克山病　　　　　　D. 蛋白质热能营养不良

2. 引起该婴儿发生这种营养不良最可能的原因是(　　　)。

　　A. 呼吸道传染病引起的继发性营养不良

---

① 信息来源:《国卫办妇幼发〔2016〕43号关于加强儿童青少年近视防控工作的指导意见》,中华人民共和国教育部(http://www.moe.gov.cn/jyb_xxgk/moe_1777/moe_1779/201612/t20161221_292630.html),2016年10月9日。

B. 该婴儿患有胃肠道消化吸收不良

C. 奶粉属于劣质奶粉,不能满足婴儿的营养需要

D. 先天性营养不良

3. 婴幼儿蛋白质-热能营养不良的典型症状有(　　)。

A. 体重增加　　　　B. "皮包骨"状　　　　C. 食欲旺盛　　　　D. 四肢粗壮

4. 婴幼儿最常见的贫血类型是(　　)。

A. 缺铁性贫血　　　B. 巨细胞性贫血　　　C. 再生障碍性贫血　　D. 溶血性贫血

5. 预防缺铁性贫血提倡辅食中添加含铁丰富的食物,不包括(　　)。

A. 动物血　　　　　B. 蔬菜　　　　　　　C. 肉类　　　　　　　D. 动物肝脏

6. 维生素 D 缺乏性佝偻病是由于体内维生素 D 不足导致(　　)代谢紊乱产生的营养性疾病。

A. 铁镁　　　　　　B. 钙镁　　　　　　　C. 铁磷　　　　　　　D. 钙磷

7. 人类皮肤中的 7-脱氢胆固醇经日光照射可转变为哪种物质?(　　)

A. 维生素 B　　　　B. 维生素 C　　　　　C. 维生素 D　　　　　D. 维生素 E

8. 维生素 D 缺乏性佝偻病的治疗中除了补充维生素 D 外,还需要补充的是(　　)。

A. 铁剂　　　　　　B. 钙剂　　　　　　　C. 维生素 C　　　　　D. 锌剂

9. 托育机构应当保证一般幼儿每日户外活动的时间为(　　)。

A. 不少于 2 小时　　B. 不少于 1 小时　　C. 不多于 2 小时　　D. 不多于 1 小时

10. 膳食中哪种营养素摄入不足,可以影响维生素 A 的吸收?(　　)

A. 糖类　　　　　　B. 脂类　　　　　　　C. 蛋白质　　　　　　D. 微量元素

11. 人体内碘的最主要来源是(　　)。

A. 空气　　　　　　B. 土壤　　　　　　　C. 水　　　　　　　　D. 食物

12. 缺碘主要影响(　　)的合成。

A. 肾上腺素　　　　B. 雌激素　　　　　　C. 甲状腺激素　　　　D. 胰岛素

13. 下列不属于婴幼儿生长发育迟缓原因的是(　　)。

A. 低出生体重性矮小　B. 生活制度不合理　　C. 染色体异常　　　　D. 均衡的营养

14. 下列哪项措施不属于生长发育迟缓的预防要点?(　　)

A. 全面均衡饮食　　　　　　　　　　　　B. 保证充足的睡眠

C. 注射生长激素　　　　　　　　　　　　D. 积极创设舒适、安全、自在的环境

15. 男童生理学上的早熟是指(　　)岁前出现了第二性征。

A. 9　　　　　　　　B. 8　　　　　　　　C. 7　　　　　　　　D. 6

16. 下列说法错误的是(　　)。

A. 户外活动较少可影响婴幼儿视力　　　　B. 近视一般会有视力下降等表现

C. 弱视是指眼球没有器质性病变　　　　　D. 近视和弱视是一回事

17. (　　)岁之前发现的弱视,如果得到积极的治疗,治疗效果好。

A. 8　　　　　　　　B. 10　　　　　　　　C. 12　　　　　　　D. 14

18. 婴幼儿第一颗乳牙萌出的时间一般是(　　)。

A. 3 个月　　　　　B. 4~10 个月　　　　　C. 10~12 个月　　　D. 1 岁以后

19. 下列说法错误的是(　　)。

A. 患龋病期间尽量不食入过多冷、热、酸、甜等刺激性食物

B. 胎儿期是家长开始制定孩子口腔保健计划的最好时机

C. 从第一颗乳牙萌出开始就要进行口腔清洁

D. 孩子长了虫牙没关系,反正会换牙

20. 为了预防龋病,不合理的做法是(　　　　)。
　　A. 建立合理的饮食和生活制度　　　　B. 培养婴幼儿勤刷牙、勤漱口的良好卫生习惯
　　C. 睡前吃零食　　　　D. 定期进行口腔检查

二、多项选择题

1. 对婴幼儿的哪些不良饮食习惯应予以纠正?(　　　　)
　　A. 挑食　　　　B. 偏食　　　　C. 吃零食　　　　D. 边吃边玩

2. 预防婴幼儿发生蛋白质-热能营养不良的主要措施有(　　　　)。
　　A. 合理喂养　　　　B. 纠正不良饮食习惯　　　　C. 补足先天不足　　　　D. 大量补充蛋白质

3. 补充铁剂的口服方法正确的是(　　　　)。
　　A. 两餐之间服用　　　　B. 可与维生素 C 同服　　　　C. 不能与咖啡同服　　　　D. 可与牛奶一起服用

4. 缺铁性贫血可以出现的症状有(　　　　)。
　　A. 面色红润　　　　B. 面色苍白　　　　C. 易感疲劳　　　　D. 异食癖

5. 哪些情况的婴幼儿容易发生维生素 D 缺乏性佝偻病?(　　　　)。
　　A. 早产儿　　　　B. 正常新生儿　　　　C. 低体重儿　　　　D. 肥胖儿

6. 维生素 D 缺乏性佝偻病可以出现的症状有(　　　　)。
　　A. 枕秃　　　　B. X 型腿、O 型腿　　　　C. 鸡胸、漏斗胸　　　　D. 蛙状腹

7. 如出现维生素 A 缺乏症可以补充(　　　　)。
　　A. 维生素 A 强化配方乳　　　　B. 鱼肝油
　　C. 富含维生素 A 的肉类　　　　D. 钙剂

8. 锌主要来源于(　　　　)。
　　A. 动物性食物　　　　B. 坚果类　　　　C. 绿叶蔬菜　　　　D. 深色水果

9. 婴幼儿维生素 A 缺乏症的常见原因有(　　　　)。
　　A. 维生素 A 补充不足　　　　B. 消化吸收障碍
　　C. 疾病影响　　　　D. 进食过多肉类食物

10. 预防婴幼儿发生肥胖的主要措施有(　　　　)。
　　A. 限制食用肉类食物　　　　B. 保持平衡膳食
　　C. 多晒太阳　　　　D. 加强体育锻炼

11. 促进婴幼儿体格发育的三大法宝是(　　　　)。
　　A. 营养　　　　B. 睡眠　　　　C. 运动　　　　D. 遗传

12. 神经心理发育落后的表现有(　　　　)。
　　A. 运动的发育落后　　　　B. 语言的发育落后
　　C. 认知的发育落后　　　　D. 社会适应能力落后

13. 下列属于弱视的原因有(　　　　)。
　　A. 斜视性弱视　　　　B. 屈光参差性弱视　　　　C. 屈光不正性弱视　　　　D. 先天性弱视

14. 属于婴幼儿龋病的常见原因有(　　　　)。
　　A. 牙齿因素　　　　B. 细菌因素　　　　C. 营养因素　　　　D. 饭后漱口

三、判断题

1. 多晒太阳能有效预防佝偻病的发生。　　　　　　　　　　　　　　　　(　　　)

2. 预防缺锌的主要措施是补充锌剂。　　　　　　　　　　　　　　　　(　　　)

3. 饮食不均衡、吃饭速度过快、喜食高脂肪食物以及吃零食等习惯会导致婴幼儿肥胖。　(　　　)

4. 蛔虫病可以影响婴幼儿的生长发育。　　　　　　　　　　　　　　　　(　　　)

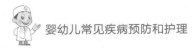

5. 婴幼儿眼球前后径较长。　　　　　　　　　　　　　　　　（　　）

6. 浅龋有龋洞。　　　　　　　　　　　　　　　　　　　　　（　　）

四、简答题

1. 蛋白质-热能营养不良的预防要点是什么？

2. 婴幼儿出现缺铁性贫血，应当给予哪些护理指导？

3. 婴幼儿超重和肥胖的常见原因有哪些？

4. 请简述近视的预防措施。

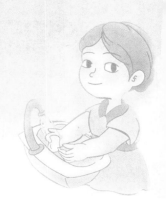

学习模块五
过敏性疾病

模块导读

　　过敏性疾病是较常见的疾病,比较多见的是速发型过敏反应。从新生儿到老年人的各个年龄阶段都可能发生过敏性疾病,而且往往具有明显的遗传倾向,还与室内外环境因素和生活方式有关。在日常生活环境中,能形成致敏原的物质很多,精神高度紧张也能诱发过敏症。作为婴幼儿照护者,如能及时发现致敏原,避免婴幼儿接触到可能的致敏原,尽早判断婴幼儿是否过敏,并能用正确的方法护理,有助于减少婴幼儿过敏性疾病的发生、降低健康危害。

　　本模块主要阐述过敏与过敏原、过敏性疾病的概念,过敏症状及判断方法,婴幼儿常见过敏性疾病预防和护理的常用方法。通过解释过敏发生的原理、分析过敏性疾病的案例及查找过敏原的实训项目等,帮助学习者掌握常见的婴幼儿过敏性疾病的预防和护理方法。学习者完成本模块学习后能有效地预防婴幼儿过敏性疾病的发生,初步判断过敏性疾病的症状,并熟练地掌握疾病的护理方法。

学习目标

➤ **知识目标**
1. 熟悉过敏性疾病与过敏原的概念。
2. 熟悉婴幼儿过敏性疾病的症状及危险因素。
3. 熟悉婴幼儿常见过敏性疾病的原因及临床表现。
4. 掌握婴幼儿常见过敏性疾病的预防及护理。

➤ **能力目标**
1. 能识别容易导致婴幼儿过敏的因素。
2. 能及时判断婴幼儿过敏性疾病的症状。
3. 能指导照护者对婴幼儿常见过敏性疾病进行对症护理。
4. 能将婴幼儿过敏性疾病的预防方法应用到托育工作。
5. 能针对婴幼儿过敏性疾病做好家庭健康宣传工作。

➤ **思政目标**
1. 关爱和尊重婴幼儿,具有敏锐的观察力和判断力,坚持细心和责任心。
2. 重视婴幼儿生活环境和添加的食物对健康的影响作用,保障婴幼儿健康。

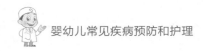
内容结构

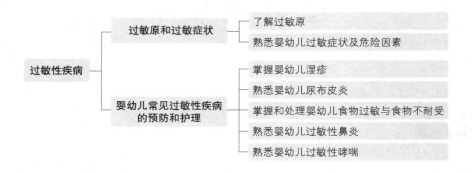

过敏性疾病
- 过敏原和过敏症状
  - 了解过敏原
  - 熟悉婴幼儿过敏症状及危险因素
- 婴幼儿常见过敏性疾病的预防和护理
  - 掌握婴幼儿湿疹
  - 熟悉婴幼儿尿布皮炎
  - 掌握和处理婴幼儿食物过敏与食物不耐受
  - 熟悉婴幼儿过敏性鼻炎
  - 熟悉婴幼儿过敏性哮喘

学习情境 1　过敏原和过敏症状

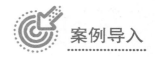

案例导入

春暖花开,某托育园实习教师带领小朋友们来到新修建的花园散步,小朋友看到各种各样的小花高兴极了,回到活动室的时候有两个小朋友开始揉鼻子、流清鼻涕,打喷嚏;还有两个小朋友身上起了一些小红疹子,不停地用手在挠。实习老师很困惑,明明散步前这几个小朋友还好好的,怎么突然就"感冒""长湿疹"了?

问题:请你分析这几个小朋友可能发生了什么? 如何进行处理呢?

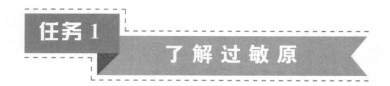

任务 1　了解过敏原

过敏性疾病又称变态反应性疾病,指由接触过敏原引起变态反应的疾病。世界变态反应组织(WAO)对 30 个国家过敏性疾病的流行病学调查显示:22%的人曾患过敏性疾病,如过敏性鼻炎、哮喘、结膜炎、湿疹、食物过敏、药物过敏等。据世界卫生组织统计,全球有 1.5 亿哮喘患者,并呈逐年上升趋势,其中 50%的成人及至少 80%的儿童哮喘均由过敏因素引发。季节性过敏性鼻炎如不经治疗,25%～38%将发展为哮喘,严重可诱发肺气肿、肺心病。2005 年,世界变态反应组织将每年的 7 月 8 日定为世界过敏性疾病日,旨在增强全民对过敏性疾病的认识,共同预防过敏反应。

一、过敏反应的含义

过敏反应是由抗原引起的一种生物学反应,也是一种免疫反应,是机体对某些抗原物质的过强反应,导致组织损伤,产生轻重不等的危害。过敏反应的症状多种多样,可以表现在多个系统或者器官。皮肤过敏可以表现为红斑、风团,甚至丘疹、水疱,往往伴有明显的瘙痒;呼吸道过敏表现为咳嗽、打喷嚏、流鼻涕、哮喘、呼吸困难,甚至喉头水肿、窒息;消化道过敏表现为腹痛、腹泻、腹胀等。婴幼儿常见的过敏性疾病有过敏性鼻炎、过敏性哮喘、湿疹、过敏性荨麻疹、过敏性紫癜、过敏性皮炎、食物过敏等等。

过敏反应是指已产生免疫的机体在再次接受相同抗原刺激时所发生的组织损伤或功能紊乱的反应[1]。其特点是发作迅速、反应强烈、消退较快。根据发病机制可以将过敏反应分成四种类型,即速发型(Ⅰ型)、细胞溶解型或细胞毒型(Ⅱ型)、免疫复合物型(Ⅲ型)、迟发型(Ⅳ型)。

婴幼儿发生的过敏反应常为速发型,其发生机制分为三个阶段:致敏阶段、激发阶段、效应阶段。

致敏阶段是指过敏原进入机体后可选择诱导过敏原特异性 B 细胞产生抗体应答,此类抗体与肥大细胞和嗜碱性粒细胞的表面相结合,使机体处于对该过敏原的致敏状态。这种致敏状态通常可维持数月或更长,如果长期不接触该过敏原,致敏状态可自行逐渐消失。

激发阶段是指相同的过敏原再次进入机体时,通过与致敏的肥大细胞和嗜碱性粒细胞表面的抗体特异性结合,使这种细胞释放生物活性介质的阶段。在这个阶段中,释放的生物活性介质除了组织胺以外,还可以是前列腺素 D、白三烯、血小板活化因子等,它们的作用是引起平滑肌收缩,毛细血管扩大和通透性增强,腺体分泌物增多。

效应阶段是指生物活性介质作用于效应组织和器官,引起局部或全身过敏反应的阶段。根据反应发生的快慢和持续的时间长短,可分为早期相反应和晚期相反应两种类型。早期相反应主要由组织胺引起,通常在接触过敏原数秒钟内发生,可持续数小时;晚期相反应由白三烯、血小板活化因子等引起,在过敏原刺激后 6～12 小时发生反应,可持续数天。

二、过敏原的概念

引起过敏反应的抗原物质称为过敏原(allergen)。过敏原是过敏反应发生的必要条件,可以通过吸入、食入、注射或接触等方式使机体产生过敏反应。当具有过敏体质的婴幼儿首次接触到过敏原(抗原)后,机体并不会产生过敏症状,但是体内 B 细胞会产出一种相应的特异抗体,当特异性抗体积累到一定数量时,如果再次接触到这种抗原,特异性抗体便会与其相结合,使机体介质细胞脱颗粒,释放多种介质,从而产生一系列过敏症状。

日常生活中,我们也听到"过敏源"的说法,这是日常卫生保健中的常用概念,一般在医嘱或健康教育中使用。比如,花粉过敏,花粉是过敏原,花园是过敏源;螨虫过敏,螨虫是过敏原,潮湿的枕头被褥是过敏源。

三、常见的过敏原

过敏原的种类繁多,常见的过敏原按照进入身体的途径可分为吸入式、食入式、注射式及自身组织抗原。

---

① 　孟晶,焦喜涛.婴幼儿过敏性疾病相关危险因素分析及预防措施[J].皮肤病与性病,2019,41(05):722-724.

吸入式过敏原指通过呼吸道进入体内,如花粉、柳絮、粉尘、螨虫、动物皮屑、油烟、油漆、汽车尾气、煤气、香烟、冷空气、雾气等。

食入式过敏原指通过消化道进入体内,如牛奶、鸡蛋、鱼虾、牛羊肉、海鲜、动物脂肪、异体蛋白、酒精、毒品、抗生素、消炎药、香油、香精、葱、姜、大蒜以及一些蔬菜、水果等。

接触式过敏原指通过接触皮肤或黏膜等进入体内,如冷空气、热空气、紫外线、辐射、化妆品、洗发水、洗洁精、染发剂、肥皂、化纤用品、塑料、金属饰品(手表、项链、戒指、耳环)、细菌、霉菌、病毒、寄生虫等。

注射式过敏原指通过医学注射方式进入体内,如青霉素、链霉素、异种血清等。

知识卡片

体外过敏原医
学检测操作

自身组织抗原指由于精神紧张、工作压力、受微生物感染、电离辐射、烧伤等生物、理化因素影响而使机体结构发生改变的自身组织抗原,以及由于外伤或感染而释放的自身隐蔽抗原,也可成为过敏原。

实训 5.1.1　了解婴幼儿过敏原临床检测方法

目前临床上用得较多的是体外过敏原检测法,主要是检测过敏原特异性 IgE 抗体。其原理是检测Ⅰ型过敏反应中产生的针对过敏原的特异性 IgE 抗体,主要适用于过敏性鼻炎、哮喘、急性荨麻疹、特应性皮炎等过敏性疾病过敏原的检查。由于过敏原结果有不同分级、不同浓度,检查也有可能有假阳性或假阴性情况,因此过敏原报告出来以后,需要请专业的皮肤科医生结合实际情况帮助解读报告。

(一) 任务要求

1. 了解过敏原的检测方法。

2. 熟悉婴幼儿过敏反应中常见的过敏原种类,能够在婴幼儿生活环境中有效避免过敏反应的发生。

(二) 操作方法

1. 到图书馆查找各类教材、图书和科研文献中有关婴幼儿过敏性疾病的相关信息,了解婴幼儿易发生过敏性疾病的原因,分析婴幼儿生活环境中易产生过敏反应的过敏原。

2. 网上查找过敏原检测的方法[①]。可通过百度、搜狗等引擎搜索,还可以通过知网搜索相应文献,阅读文献后记录要点,掌握文献查找的基本方法。

3. 总结查找的资料,撰写婴幼儿过敏原医学检测方法的小总结,标明参考资料的出处。

(三) 任务评价要点

1. 查找资料的种类与方法是否多样,总结是否全面、具体。

2. 总结中是否涵盖了两种以上的过敏原检测方案,是否标注了查找的文献,且标注方式是否正确。

---

① 中华医学会儿科学分会呼吸学组哮喘协作组.中国儿童过敏原检测临床应用专家共识(2021 版)[J].中华实用儿科临床杂志,2021,36(6):405-409.

任务 2　熟悉婴幼儿过敏症状及危险因素

在第十一个世界过敏性疾病日(2015 年 7 月 8 日),我国某新闻频道播出"我国婴幼儿过敏人数急剧增加"。同年 9 月 11 日再次报道:"据中国疾控中心数据显示,婴幼儿的过敏患病率达到了 41.24%,将采取措施干预婴幼儿过敏发生"。作为婴幼儿照护者,应熟悉婴幼儿过敏性疾病的症状表现,引导家长带婴幼儿尽早合理就医。

一、婴幼儿过敏症状表现

婴幼儿的过敏症状多种多样,主要有以下 3 个方面。

1. 皮肤过敏症状

当婴幼儿身体过敏时,会出现皮肤红肿、发痒、脱皮及过敏性皮炎等症状(见图 5-11,扫码可看彩图)。严重过敏时可迅速出现脸面红肿及胸背部发红。如果皮肤干燥引起皮肤表皮薄,皮脂分泌少,微血管明显,皮肤角质层保持水分的能力就会降低,肌肤表面的皮脂膜形成不完全,这时候就表现为皮肤表面干燥、发红、起斑点、眼肿、脱皮或生暗疮等。如因季节性变化而引起的皮肤过敏,主要症状是湿疹、搔痒、烧灼感、刺痛、皮肤发痒和出小疹子。如因接触刺激性物质如花粉、化妆品等引发的皮肤过敏,主要症状为红斑、肿胀、丘疹、水疱甚至大疱。

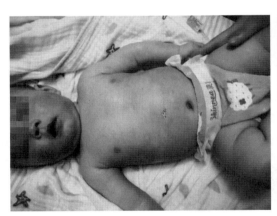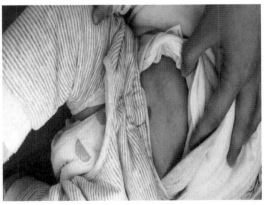

图 5-1　婴儿皮肤过敏症状

婴儿皮肤过敏
症状彩图

2. 胃肠道过敏症状

最多见的是腹痛和慢性腹泻,其他症状还有食欲下降、恶心呕吐,严重者出现呕血、便血症状。胃肠道过敏主要是摄入引起过敏的食物而导致的,这些食物对胃壁造成刺激出现胃壁痉挛、收缩等,从而诱发胃绞痛。出现胃肠道过敏时会影响人体对食物的消化功能,出现胃部发胀感,同时还对肠道黏膜造成一定的损害,影响肠道的吸收功能,导致肠腔中的气体堆积,出现腹部胀气感。肠道功能受损时,对食物中的营养和水分吸收也减少,导致食物残渣中的水分含量过高,出现腹泻样症状。

3. 呼吸道过敏症状

呼吸道过敏可表现为过敏性鼻炎、过敏性咽炎、过敏性咳嗽、过敏性哮喘等。轻者表现为反复咳嗽、打喷嚏、流鼻涕、鼻塞等，类似于感冒症状；重者可表现为恶心、胸闷、心慌、哮喘、呼吸困难。因为过敏可以增加呼吸道黏膜的分泌，过多的分泌物很容易使细菌附着于呼吸道，增加呼吸道感染的机会。

值得注意的是，"过敏进程"观点认为，各种过敏性疾病是一个相互联系的症候群，过敏症状是不同年龄在不同器官系统的表现，实质上反映的是与过敏相关的异常免疫反应从皮肤、消化道炎症向气道炎症的发展历程。流行病学调查显示，特应性皮炎、食物过敏是生命早期易发生的过敏性疾病，继之可发展为哮喘及过敏性鼻炎。因而，婴幼儿出生后控制好过敏性皮炎、食物过敏和过敏性鼻炎等的发病风险，可以降低 5 岁以后儿童哮喘的发病风险。

二、婴幼儿过敏的识别方法

日常生活中，照护者要细心观察婴幼儿的一些症状表现是否跟过敏有关，排查出婴幼儿特定的可疑过敏原，到医院进一步进行临床过敏原检测，以采取有针对性措施，避免婴幼儿过敏发作。婴幼儿过敏的识别方法主要有以下两种。

1. 接触物排除法

容易引起过敏的食物主要包括：有壳海鲜、鱼、牛奶、鸡蛋、豆、麦、花生、坚果。每个婴幼儿体质不同，引发过敏的物质也各不相同，需要照护者在日常生活中细心观察，逐一甄别。可根据是否接触可疑过敏原的方法来判断，在辅食添加阶段，逐一引入食物，逐步排除一些易过敏物质，如食物、药物、花粉、尘螨等。根据过敏的程度指导婴幼儿日常生活饮食和接触回避。

2. 环境脱离法

一旦发生过敏症状，照护者应及时将婴幼儿脱离怀疑引起过敏的环境。如在致敏花粉飘散的季节，午间和午后避免室外活动，居住在有空调的房间；有条件者可居住在空气经过过滤的房间，可应用空气过滤器，使空气经常处于循环过滤的状态下。脱离环境法也是一种预防过敏的好方法。

三、婴幼儿过敏性疾病的危险因素

有调查数据表明，父、母亲有过敏疾病、家庭装修、母亲妊娠期疾病、出生 1 月内使用普通配方奶粉等，都有可能导致婴幼儿过敏性疾病的发生。而母亲孕期补充益生菌有助于预防婴幼儿过敏性，出生后即开始母乳喂养且喂养持续时间大于 3 个月可明显减少过敏性疾病的发生。辅食不宜过早开始添加，在婴幼儿 6 月龄以后为佳。近年来，对于食物过敏的关注度越来越高，食物过敏与呼吸道过敏（如过敏性鼻炎、哮喘）之间存在显著相关性，婴幼儿是食物过敏的高发人群，合理喂养有助于降低过敏性鼻炎和哮喘的患病风险。

文档

婴幼儿食物
过敏的文献

1. 遗传因素

过敏性疾病具有明显的遗传性，如果父母亲有过敏史，其子女患有过敏性疾病的风险要高于普通群体；父母一方或者双方患有过敏性疾病均会增加后代过敏性疾病的发病率。

2. 娩出方式

不同娩出方式的新生儿对过敏性疾病的易感性不同。剖宫产出生者患过敏性疾病的概率要高于阴道产出生的新生儿。

3. 母亲妊娠期和哺乳期的饮食

母亲在妊娠期饮食中的某些抗原可以通过胎盘血液循环、胎儿吞咽羊水或与羊水接触等途径使胎儿接触到，如果母亲孕期常食用海鲜、花生等易过敏食物，易导致其婴幼儿过敏性疾病发病的危险性增加。同样,若哺乳期母亲能严格控制饮食,避免过多接触食物性过敏原,则对婴儿过敏性疾病的发生有保护性。

4. 婴幼儿喂养方式与辅食添加时间

纯母乳喂养是婴幼儿过敏性疾病的保护因素。母乳喂养比人工喂养及混合喂养引发婴幼儿过敏的风险要低很多,特别是 2 岁以下儿童患湿疹的风险。对出生后无母乳喂养的婴儿,采用水解蛋白配方奶粉也可以明显减低哮喘的发生率,深度水解和部分水解蛋白配方奶粉可减少过敏性鼻炎和湿疹的累积发生率[①]。

有研究证明,过早的添加辅食容易引起婴幼儿食物过敏或其他过敏性疾病的发生,特别是 4 月龄内添加动物性蛋白食物,婴幼儿湿疹发生率较未添加者高约 2 倍。因而,照护者要遵循表 5-1 所示,对不同月龄婴幼儿进行适宜的辅食添加。

表 5-1 不同月龄段婴幼儿辅食添加指导

类别	6 月龄婴幼儿适合的辅食	7～9 月龄婴幼儿适合的辅食	10～12 月龄婴幼儿适合的辅食
食物质地	泥状食物	末状食物	碎状、丁块状、指状食物
餐次	尝试添加,逐渐增加至每天 1 餐辅食	每天 4～5 次母乳,1～2 餐辅食	每天 2～3 次母乳,2～3 餐辅食
乳类	纯母乳、部分母乳或配方奶粉;每 3～4 小时喂哺一次,每天喂哺 5～6 次,每天喂哺量约为 800 mL;逐渐减少夜间喂奶	母乳、部分母乳或配方奶粉;每天喂哺 4～5 次,每天喂哺量约为 800 mL	部分母乳或配方奶;每天喂哺 2～3 次,每天喂哺量约为 800 mL
谷类	选择富含铁的米粉,用水或奶调配;开始少量(1 勺)尝试,逐渐增加至每天 1 餐	富含铁的米粉、稠粥或面条,每天添加 30～50 g	米饭或面食,每天添加 50～75 g
蔬菜水果类	尝试蔬菜泥(瓜类、根茎类、豆荚类)1～2 勺,然后尝试水果泥 1～2 勺,每天 2 次	每天添加蔬菜 25～50 g,水果 20～30 g	每天添加碎菜 50～100 g,水果约 50 g
肉类	尝试添加	开始添加肉泥、肝泥、动物血制品、鱼等动物性食物	添加动物肝脏、动物血制品、鱼虾、鸡鸭肉、红肉(猪肉、牛肉、羊肉)等,每天添加 25～50 g
蛋类	暂不添加	开始添加蛋黄,自添加 1/4 个逐渐增加至 1 个鸡蛋	1 个鸡蛋
喂养方式	用勺喂食	婴幼儿可坐在专用餐椅上与成人一起进餐,可让婴幼儿手拿条状或指状食物,学习咀嚼	学习自己用勺进食;用杯子喝奶;每天和成人同桌进餐 1～2 次

5. 环境因素

(1) 居住环境。随着人们生活水平的提高,越来越多家庭开始饲养猫、狗、鸟等宠物。宠物的皮毛屑、唾液、排泄物以及附着在其身上的寄生物如螨、虱等都可作为过敏原导致婴幼儿发生过敏性疾病。研究证明,通过隔离与宠物接触,清洗床上用品及玩具、积木等控制室内尘螨,坚持半年后发现婴幼儿患特发性皮炎的发生率显著降低。另外,从居住地来看,城市婴幼儿患过敏性疾病的风险高于农村。

(2) 被动吸烟。胎儿期母体接触烟草烟雾或出生后婴幼儿接触烟草烟雾,都将增加婴幼儿过敏性疾病的发生率。

---

① 王晓侠,魏红. 不同喂养方式及辅食添加时间与婴幼儿过敏性疾病的关系[J]. 中国妇幼健康研究,2015,26(1):8-10.

（3）季节因素。冬春季因冷空气的刺激可诱发哮喘的发作和加重；同时，因冬春季气温较低，呼吸道感染的发生率也较高，呼吸道感染会诱发和加重哮喘的症状。

（4）其他。精神压力过大或负面情绪太多，会使机体肾上腺皮质激素增多，容易引起哮喘的发生。

实训 5.1.2 探究婴幼儿食物不耐受问题

食物不耐受是一种复杂的变态反应性疾病，其发生是由于免疫系统把进入人体内的某种或多种食物当成有害物质，从而针对这些物质产生过度的保护性免疫反应。生理上，食物不耐受个体缺少消化某些食物的酶类，导致大分子物质通过肠道进入体内，机体对这些外来物质产生抗体，沉积于组织中，引起所有组织发生炎症反应，表现为全身各系统的症状与疾病。

许多研究显示，婴幼儿食物不耐受现象越来越多，正成为影响我国婴幼儿体质的主要问题。因此，作为未来的婴幼儿照护者，应积极探究婴幼儿食物不耐受的相关问题，掌握相应的指导方法。

（一）任务要求

1. 能自学婴幼儿食物不耐受的相关知识。

2. 能完成食物不耐受问题的调研方案（字数不少于500字），包括调研目的、方法、内容（如每个被调研者对哪些食物不耐受，出现哪些症状，照护者如何进行处理等）。

3. 能分享调研活动的心得体会，提出建议与改进措施。

4. 能总结调研结果，形成调研报告。

（二）操作方法

1. 每4～6位学生分成一个小组，组长将小组成员信息及分工情况填入表5-2。

表5-2 小组成员分工表

小组成员	学号	姓名	任务分工
组长			
组员			

2. 分小组进行文献查阅，自学与讨论食物不耐受的相关知识。

3. 走访社区卫生服务中心或区县妇幼保健院（所）的专家，了解婴幼儿食物不耐受的问题，学习如何对照护者进行指导。要求在事先征求接触对象意见并得到允许的情况下，用照片、文字、录音等形式将活动过程记录下来。

4. 调研结束后，各组派出一位代表在课堂上分享参加此次活动的心得体会（每位代表的分享时间控制在5分钟左右），然后大家交流、讨论。

（三）任务评价要点

1. 调研小组成员的参与性，小组讨论的积极性。

2. 小组自学过程是否认真,学习的相关知识是否具有针对性、是否全面。

3. 调研过程是否顺利,是否根据调研目标完成了调研活动。

4. 调研展示汇报能否高度概括心得体会,能否提出改进措施。

5. 调研报告是否全面,分析是否合理,依据是否充足,是否结合了活动中的问题、思考、启示与建议。

思政话题

健康教育在过敏性疾病的防治体系中具有十分重要的意义,治疗依从性常常决定了治疗的效果。世界过敏组织提出,对过敏性疾病患儿及家长的健康教育可以分为 3 个方面:首诊教育、强化教育(随诊教育)以及家庭和看护人员教育。其主要内容包括:过敏知识的普及和指导,让患儿及家长了解过敏性疾病的病因、危险因素、自然进程以及疾病可能造成的危害性;告知患儿及其家长均衡营养及随访的重要性;指导患儿家长进行良好的环境控制,避免接触或尽可能少接触过敏原;告知患儿家长减少经皮肤致敏的方法,培养正确的洗护及穿衣习惯;告知患儿家长过敏原检查的必要性和主要检测方法;介绍药物治疗和特异性免疫治疗的作用、效果、疗程和可能发生的不良反应,指导患儿用药方法以及剂量和种类的调整。[①]

请思考:作为未来的婴幼儿照护者,你在指导婴幼儿家长预防婴幼儿过敏性疾病的时候,应该持有怎样的原则、态度和观点?

---

① 中华儿科杂志编辑委员会,中华医学会儿科学分会. 儿童过敏性疾病诊断及治疗专家共识[J]. 中华儿科杂志,2019,57(03):164-171.

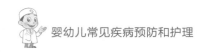

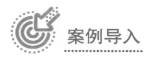 **婴幼儿常见过敏性疾病的预防和护理**

案例导入

小星,3岁,今早天气突然变冷了,妈妈从柜子里拿出了新买的羽绒服给她穿上,小星穿上后不一会儿就开始觉得鼻子痒,流清鼻涕,不停打喷嚏。妈妈很困惑:孩子刚才起床还好好的,怎么这么快就"感冒"了呢?

问题:你觉得小星可能是得了什么疾病? 推断其可能的原因是什么?

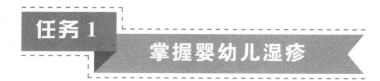

婴幼儿湿疹,俗称"奶癣",又称特异性皮炎,是婴儿出生2~3个月及至2岁以内发生的特有的以头部如脸颊、额部、眉间为主,严重时颈部、四肢、躯干也会出现的变态反应性疾病,有刺激和瘙痒感,婴幼儿经常哭闹和挠抓,反复不愈,有的直至儿童期甚至延续到成人期,影响生活质量[1]。它是婴儿期出现的最早、最常见的变态反应性疾病。

一、原因

婴幼儿湿疹发生的原因主要有以下4种。

(1)家族过敏史。父母具有过敏病史是婴幼儿湿疹发生的一个非常重要的因素。中国疾病预防控制中心的过敏流调数据显示,父母双方都有过敏性疾病的,其子女过敏性疾病发的生风险是父母无过敏者的3.6倍,父母一方有过敏病史者,其子女过敏性疾病的发生风险是父母无过敏者的2~3倍。

(2)母亲孕期饮食及其他因素。研究显示[2],母亲孕期食用易过敏食物与子女湿疹的发病呈正相关;母亲孕期使用抗生素或接触烟草烟雾环境的子女湿疹患病风险较高。

(3)出生后的喂养方式与辅食添加时间。婴儿的喂养方式会对其过敏性疾病的发生发展产生影响。大量研究显示,出生后坚持纯母乳喂养3~4个月可降低2岁以下婴幼儿湿疹的发生风险。出生

---

① 林家进. 婴幼儿湿疹影响因素的病例对照研究[D]. 皖南医学院,2018.

② Lodge CJ,Tan DJ,Lau MX,et al. Breastfeeding and asthma and allergies:a systematic review and meta-analysis[J]. Acta Paediatr,2015,104(467):38-53.

后 4 个月内即开始添加辅食、4 个月内添加奶粉等因素会使婴幼儿湿疹发生风险升高。

（4）慢性疾病的继发影响。如婴幼儿患有扁桃体炎、龋齿、寄生虫病等也可以引起湿疹。

二、诱发因素

诱发婴幼儿湿疹的因素包括：①食物。不少婴儿对鸡蛋、番茄、柑橘、牛奶、鱼或鱼肝油等食物过敏，可以成为湿疹的主要诱因。②吸入物。室内的尘螨、飞尘或春天时空气中花粉，也是引起婴幼儿湿疹的另一重要因素。③与某些外界物品接触。一些婴幼儿接触特定物品如毛织品、肥皂、润肤油膏以及有色衣服等，会发生湿疹。④其他因素。如消化不良和便秘等，也可能引起婴儿湿疹复发或使湿疹加重。

三、临床表现

起病初时，皮损多为红斑，后随着病情的进展，逐渐出现丘疹、丘疱疹、甚至出现水疱等皮损，常常因瘙痒抓挠而导致水疱破裂，形成渗出性糜烂；水疱干涸后可形成淡黄色或黄色痂，若继发细菌感染可出现脓痂和脓疱，局部可出现淋巴结肿大。少部分婴幼儿可出现皮损表面干燥，表现为丘疹上覆盖少量白色或灰白色糠秕状脱屑（见二维码中图片），也有出现脂溢性样皮损，表现为小丘疹上附着黄色或淡黄色黏液，后可形成痂，瘙痒反而不明显。湿疹样皮炎一般在婴儿出生后 6 个月内高发，之后随着年龄的增加湿疹发病率逐渐下降。

各类湿疹图

（一）典型症状

婴幼儿湿疹的典型症状有以下 3 种。

第一，皮肤干燥。皮肤表面附有灰白色糠状鳞屑，无明显渗出，常累及面部、躯干和四肢，反复发作时亦可见轻度皮肤增厚、皲裂、抓痕或结血痂。

第二，皮肤红斑。表现为淡红色或暗红色斑片、密集小丘疹，边缘模糊（见图 5-2，扫码可看彩图）。

婴儿面部湿疹彩图

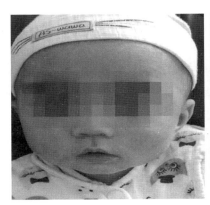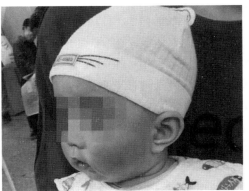

图 5-2　婴儿面部湿疹图

第三，丘疱疹。皮肤上可见密集针尖大小突起的皮疹、顶部有水泡的丘疱疹、水疱和渗液。渗液干燥后则形成黄色厚薄不一的痂皮，常因剧痒、搔抓、摩擦而致部分痂剥脱，显露有多量渗液的鲜红糜烂面，以脸颊多见，重者可累及整个面部及头皮。

（二）其他症状

婴幼儿湿疹还有其他症状，比如：①失眠。因有的婴儿湿疹奇痒无比，患儿夜间可有哭闹、躁动不

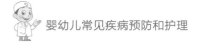

安而影响患儿睡眠,造成睡眠质量降低。②营养不足。少数患儿由于哭闹不安,精神不好而出现进食障碍,可导致营养不足。

(三)并发症

婴幼儿湿疹的并发症有如下。

(1)皮肤感染。如有继发感染,可出现脓疱、局部淋巴结肿大、发热等全身症状。

(2)痒疹型结节性皮疹。由于局部长时间抓痒等刺激,可形成结节性痒疹,这是一种慢性炎症性皮肤病,以剧痒和结节性损害为特征。皮损好发于四肢,也可见于腰臀部,最多见于小腿前侧。

四、护理与指导

对于婴幼儿湿疹,可以通过如下措施进行护理与指导。

第一,严密观察皮肤情况。如皮肤出现状况恶化,应及时告知医务人员,如有继发感染,可出现脓疱、局部淋巴结肿大、发热等全身症状。

第二,专业指导。当了解到婴幼儿对何种物质过敏后,可采取针对性的措施(见预防要点1)。如瘙痒严重可遵医嘱给予抗组胺药或糖皮质激素或免疫抑制剂等治疗;如继发病菌感染应给予抗菌药物治疗。

第三,对症护理。涂抹外用止痒剂时,注意防止婴幼儿舔食,同时应注意不要让婴幼儿搔抓痒处。如因出汗刺激所致,需给予婴幼儿多更换衣服、勤洗澡。如因接触动物皮毛或其他物质所致湿疹,应尽快脱离过敏原环境。

五、预防要点

预防婴幼儿湿疹可以从以下3个方面入手。

第一,远离过敏原。对有家族遗传过敏史者,照护者要注意避免婴幼儿接触易过敏物质。对某类食物过敏者,母婴均要忌口;对花粉过敏者,春天要尽量戴口罩出门;对动物皮毛过敏者,家中不养宠物,减少婴幼儿与动物接触的机会;对化纤织物过敏者,照护者应注意婴幼儿的贴身衣服尽量选择棉织品。

第二,注意皮肤清洁与卫生。平时要保持婴幼儿皮肤干爽清洁,要选择温和的沐浴露,避免刺激皮肤;婴幼儿贴身衣服可选择透气性好的面料,出汗后要及时更换衣服;培养婴幼儿良好的卫生习惯,勤洗手、剪指甲,洗手和沐浴后及时涂上婴幼儿润肤剂。

第三,合理饮食。饮食中注意避免易过敏食物如海鲜、蘑菇、鸡蛋等,保持饮食均衡合理;食物宜清淡、易消化,少吃油炸、辛辣等刺激性食物;多补充维生素类食物。

 实训5.2.1 制作婴幼儿湿疹防范的健康教育宣传栏

为了向照护者普及婴幼儿湿疹常识,保障婴幼儿的健康成长,组织学生以小组为单位制作婴幼儿湿疹的健康教育宣传栏。宣传栏应重点介绍湿疹的发生原因、临床表现及预防与护理要点等知识,宣传栏的大小为200 cm×120 cm。

(一)任务要求

1. 能归纳总结婴幼儿湿疹的相关知识。

2. 能完成婴幼儿湿疹宣传栏的制作。

3. 能分享宣传栏制作的意图与特色。

4. 能评价健康宣传栏的优点与不足,改进与完善宣传栏。

(二) 操作方法

(1) 每4～6人分成一个小组,组长将小组成员信息及分工情况填入表中(参见表5-2)。

(2) 各组根据所学知识,设计和制作宣传栏。内容应科学、全面、实用,文字表述通俗易懂,版面精美。

(3) 各组派出一位代表在课堂上介绍自己小组制作的宣传栏(介绍时间控制在5分钟左右)。

(4) 全班同学根据各组代表的介绍,从中评选出最佳宣传栏。

(5) 将最佳宣传栏提供给附近社区的婴幼儿照护者。

(三) 任务评价要点

采取自评、小组互评和教师评价相结合的方式完成考核评价(见表5-3)。

表5-3　小组评价表

项目名称	评价内容	分值	评价分数		
			自评	互评	师评
知识技能考核	宣传栏内容科学、全面、实用	20			
	文字表述通俗易懂,版面精美	20			
	小组代表讲解流畅	20			
综合素质考核	小组气氛融洽,成员有合作意识	10			
	态度认真、做事细致	10			
	勤于思考,善于总结	10			
	积极完成任务	10			
合计		100			
总评	自评20%＋互评20%＋师评20%＝		教师签名:		

任务 2　熟悉婴幼儿尿布皮炎

尿布皮炎,又称红臀,是指婴幼儿皮肤较长时间受尿液、粪便及漂洗不干净的湿尿布刺激、摩擦等引起皮肤潮红、溃破甚至糜烂及表皮剥脱,多发生于肛门附近、臀部、会阴部等处,有散在斑丘疹或疱疹。

一、原因

婴幼儿尿布皮炎发生的原因主要有以下 4 点。

首先，刺激因素。由于婴儿纸尿裤、尿片更换不勤，洗涤不干净，透气性差，材质问题等，排便后如未及时更换尿布，尿中尿素被粪便中的细菌分解产生氨，刺激皮肤，同时粪便中的酶类如蛋白酶和脂酶也可对皮肤产生刺激。

其次，感染因素。研究发现，红臀患儿常合并感染，92.4% 的患儿合并有细菌或真菌感染，主要病原菌是肺炎克雷伯氏菌和大肠杆菌，分别占 47.4% 和 19.2%[①]。

再次，喂养方式。喝牛奶的婴儿大便为碱性，易促使病菌繁殖，况且大便中的消化酶在碱性环境中会活化起来，进一步消化皮肤的角质层等蛋白质，引起红臀。根据长期临床观察，配方奶喂养的新生儿大便较母乳喂养的新生儿大便干、次数少，单纯配方奶喂养的新生儿比母乳＋配方奶混合喂养的新生儿患红臀的机会小。

最后，疾病影响。腹泻患儿因大便次数多，且大便稀薄，是诱发尿布皮炎的高危因素。黄疸光疗期间有一半患儿发生红臀，这主要是由于光疗分解产物经肠道排泄时刺激肠壁引起大便次数增多。臀部皮肤受排泄物中的尿素、氨及酸碱物质的刺激而大大增加红臀发生的风险。另外由于光疗过程中荧光灯管发热使环境温度增高，患儿哭闹，出汗多，纸尿裤包裹透气性差等原因使患儿臀部皮肤处于湿热状态，可进一步加重红臀的程度。

二、临床表现

轻度尿布皮炎主要表现为皮肤的血管充血、发红。

重度根据其皮肤损害程度分为三度：Ⅰ度为局部皮肌潮红并伴有少量皮疹；Ⅱ度为皮疹破溃并伴有脱皮；Ⅲ度为皮肤局部发生较大面积糜烂或表皮部分脱落，皮疹的面积也会增加，严重时会扩展到大腿及腹壁等部位。

知识卡片

尿布皮炎的评估

三、护理与指导

对于婴幼儿尿布皮炎，可以通过以下 3 个方面措施进行护理与指导。

（1）保持臀部清洁。勤换纸尿裤或尿布，大便后及时使用温水对婴幼儿的臀部进行温和的擦洗，特别是患儿肛周皮肤，在清洗后可使用药物对患儿的皮炎部位进行擦拭，动作要轻柔。出现细菌及念珠菌感染，应对症使用抗生素或抗真菌制剂。轻度仅有红斑性损害者，可勤扑粉（如硼酸滑石粉），亦可外涂炉甘石洗剂。炎症明显且糜烂者可用 10% 碱式没食子酸铋氧化锌油膏或紫草生地榆油膏。

（2）保持舒适的生活环境。定时通风透气，环境温度和湿度要适宜，防止室内细菌滋生。

（3）饮食清淡。忌辛辣、刺激性食物，如辣椒、生姜、蒜等，可多食新鲜蔬菜和水果。

四、预防要点

可通过以下 3 点预防婴幼儿尿布皮炎。

第一，保持臀部皮肤干燥、清洁。婴幼儿大小便后应该用温水将臀部、肛周清洗干净，用干燥、柔软

---

① 邓红丽，刘竹燕. 新生儿尿布皮炎的护理进展[J]. 当代护士（下旬刊），2015(11)：20-22.

的毛巾擦拭干净。

第二,注意日常卫生。家长应注意及时为婴幼儿更换尿布,尿布应单独清洗,不与其他衣物混洗,在阳光下充分晾晒。

第三,选择合适尿布。注意尿布质地不宜过硬,应选择面料柔软、透气性好的尿布进行使用。

 实训5.2.2 尿布皮炎治疗方案的收集与探讨

尿布皮炎在婴幼儿成长过程中发生率较高,临床上对其治疗的研究颇为丰富,有中药涂擦,也有西药治疗,其治疗原理各不相同,学生可以分组查阅资料,整理尿布皮炎的治疗方案,并进行汇报,汇报中必须阐述各种治疗方案的理由。

(一)任务要求

1. 能查找尿布皮炎的相关治疗的知识。
2. 能整理并汇总尿布皮炎的治疗方案及理由。
3. 能制作分享尿布皮炎的课件并汇报。
4. 能评价各类治疗方案的优点与不足。

(二)操作方法

(1)每4~6人分成一个小组,组长将小组成员信息及分工情况填入表中(参见表5-2)。

(2)各组查阅相关知识,收集资料后整理治疗方案,内容应科学、全面、实用,文字表述通俗易懂,逻辑性强。

(3)将整理的资料制作成PPT,版面规范、美观。

(4)各组派出代表在课堂上介绍自己小组制作的PPT(介绍时间控制在5分钟左右)。

(5)全班同学根据各组代表的介绍,点评优势与不足。

(三)任务评价要点

采取自评、小组互评和教师评价相结合的方式完成考核评价(见表5-4)。

表5-4 任务评价表

项目名称	评价内容	分值	评价分数		
			自评	互评	师评
知识技能考核	查阅及收集的资料全面、科学、实用	20			
	PPT结构规范,逻辑性强,说理清晰	20			
	汇报展示有特色,表述流畅、课件精美	20			
综合素质考核	有较强的科研创新意识,团队合作能力强	10			
	态度认真、做事细致	10			
	批判性思维体现较好,有自己的观点	10			
	积极完成任务	10			
合计		100			
总评	自评20%+互评20%+师评20%=		教师签名:		

食物过敏指由于食物中某些成分引起了身体的过敏反应。一般为食物蛋白引起的异常或过强的免疫反应,可由 IgE 介导,表现为一组疾病症候群,症状累及皮肤、呼吸、消化、心血管等系统,食物过敏为临床较早表现出来的过敏反应症状,在婴幼儿发病率远远高于成人。关于婴幼儿食物过敏机制的内容,可以扫码学习。

食物不耐受症是一种对摄入某些特异性食物而出现的超敏反应,是人体免疫系统对进入体内的某些食物产生的过度保护性免疫反应,主要原因是人体部分或完全缺乏消化过程中所需要的某些消化酶。食物进入消化道后,由于人体缺乏相应的酶,或是食物中含有某些特殊的化学成分,或是由于胃肠道的屏障作用被破坏等,使得人体不能充分消化这种食物的大分子,免疫系统便将其当作有害物质来识别,从而导致过度保护的情况发生,一般由 IgG 介导,特异性 IgG 抗体与食物颗粒形成免疫复合物后可引起肠道及全身多组织炎性反应。食物不耐受也可以称为慢性食物过敏。

食物过敏和食物不耐受最明显的区别是,食物过敏发病来得快,症状明显,属于急性病;而食物不耐受反应较慢,过程长,表现不明显,症状隐蔽,数小时或数天后才显现,是一种慢性病。

一、原因

婴幼儿食物过敏发生的原因,包括如下 4 个方面。

(1) 遗传因素。父母有过敏史的婴幼儿,其食物过敏率显著高于无父母过敏史者。

(2) 食用易过敏食物。引起婴幼儿发生食物过敏的最常见的 5 种食物(约占 90%)为牛奶、鸡蛋、大豆、小麦、花生或坚果,最常见的过敏原为鸡蛋清和牛奶。而且,同类食物可发生交叉反应,如:对牛奶过敏,对羊奶、马奶也可能过敏;对鸡蛋过敏,对鸭蛋、鹅蛋也可能过敏。

(3) 消化道局部屏障功能不完善。婴幼儿早期肠道黏膜屏障发育不全,肠道菌群定植不成熟及局部免疫功能不完善,如果不适当添加或者引入食物,食物抗原可能通过肠道黏膜的包吞作用进入血液循环,引起食物过敏。

(4) 体内缺乏分解酶。这是食物不耐受的主要原因,缺乏的分解酶包括乳糖酶、蛋白水解酶、脂肪酶等。

二、临床表现

(一) 判断方法

1. 食物过敏的判断方法

(1) 过敏原临床检测结果阳性,就可判断为食物过敏。

(2) 过敏原临床检测结果阴性,但有食物过敏症状,经食物回避后症状缓解,重复该食物再次出现症状者为食物过敏阳性(即食物激发试验阳性),反之为阴性①。

2. 食物不耐受的判断方法

当怀疑为食物不耐受时,可通过做粪食物残渣检查、血液学检查,确认是否患有食物不耐受症。粪食物残渣检查是确定是否患有食物不耐受症的最主要检查手段。食物不耐受患者的食物残渣中有脂肪小滴,可通过采用酶联免疫吸附法检查疾病的严重程度,或者不耐受的程度。

食物不耐受症主要分为3种类型,体内缺乏分解酶、食物过敏、食物成分过敏。有针对14种食物不耐受的检测,包括牛肉、鸡肉、鳕鱼、玉米、螃蟹、鸡蛋、蘑菇、牛奶、猪肉、大米、虾、大豆、西红柿和小麦。

关于食物过敏与食物不耐受的比较可见表5-5。

(二) 临床表现

1. 消化系统反应

可出现唇(舌)麻胀、水肿、胃痛、恶心、呕吐、腹胀、腹痛、腹泻等胃肠道炎症症状。有的儿童由于难以排出致敏食物、长期或不定期摄入致敏食物而出现复发性口腔溃疡,病程长,久治不愈。

2. 非消化系统反应

最常见的表现为血管神经性水肿和各种皮疹、湿疹。此外,可引起鼻炎、结膜炎、复发性口腔溃疡、支气管哮喘、过敏性紫癜、心律失常、头痛眩晕等。随着敏感性不同,皮肤方面表现为瘙痒、皮炎、荨麻疹、血管神经性水肿、紫癜等;心血管系统可出现心动过速;泌尿系统可见血尿、外阴瘙痒等;呼吸系统可表现为鼻炎、支气管炎、哮喘、鼻窦炎等;神经系统可表现为头痛、周围性神经炎、头晕、视神经炎等。严重者可发生过敏性休克甚至死亡。

三、护理与指导

婴幼儿食物过敏和食物不耐受可以通过以下3个方面进行护理与指导。

首先,配合药物治疗。照护者不得擅自停药或增减药物,避免病情复发。

其次,调整饮食结构。需避免婴幼儿食用易过敏或不耐受的食物及其制品,避免让不适宜的食物持续损害机体,可选用其他耐受食品补充身体所需营养,保证营养均衡、全面,提高婴幼儿生活质量。同时要注意保持婴幼儿良好的情绪,合理膳食,养成健康的生活习惯。

最后,密切观察病情变化。婴幼儿出现食物过敏或食物不耐受时,要密切关注其是否有腹痛、腹泻等症状。引起过敏的食物或者不耐受的食物在一段时间内婴幼儿尽量不要再次食用。

四、预防要点

第一,坚持母乳喂养。母乳喂养是最佳的预防措施。这是因为,母乳是低敏的同种蛋白质,不被婴儿的免疫系统视为异种蛋白质,母乳能帮助诱导口服免疫耐受,母亲饮食中的外来物质保留适度的免疫原性,给婴儿的免疫系统温和的刺激;母乳中含有分泌型IgA与食物抗原结合,附着在肠黏膜表面,阻止大分子抗原透过肠黏膜。

第二,科学添加辅食。对于过敏体质的婴幼儿,在母乳不足的情况下,优先选用低敏婴儿配方奶粉或水解蛋白配方奶粉,同时推迟婴儿引入固体食物的时间,在6个月后再添加辅食,对敏感的食物要避免食用。乳糖不耐受婴幼儿的喂养方式可参考二维码中内容。

文档

乳糖不耐受
婴幼儿的喂养

---

① 肖亦立,潘建芳,王丽萍,等.上海市社区婴幼儿食物过敏状况及影响因素分析[J].实用临床医药杂志,2018,22(11):72-74,78.

文档

某托育机构
1～2岁婴幼儿
一日食谱

📄 **实训5.2.3　制作2～3岁幼儿一周食谱**

某托幼机构准备开业,需要聘请一位知晓婴幼儿营养相关知识的照护人员,招聘中有一道考试题目为制订2～3岁幼儿一周食谱。如果你是准备应聘的人员,请完成这道考试题。

(一)任务要求

1. 能熟知三大营养素的能量系数以及婴幼儿的生理需要量。
2. 能根据中国儿童膳食指南制订食谱,遵循婴幼儿膳食原则。
3. 能尊重婴幼儿生长发育需求,合理搭配食物,并注意避免食用易过敏的食物。

(二)操作方法

1. 计算2～3岁婴幼儿每日主要营养素的需要量。
2. 分析中国儿童膳食指南要求,理解婴幼儿膳食原则。
3. 初步制订2～3岁幼儿一周食谱,反复推敲是否满足该阶段婴幼儿生长发育需求,是否使用了易过敏食物。
4. 走访3～5个婴幼儿家长(家中必须有3～7岁的儿童),征询初步制订的食谱是否可行,需要改进的问题,并进行记录,收集数据。
5. 根据意见和建议修订和完善食谱,提交学习平台。

(三)评价要点

1. 学生计算的2～3岁婴幼儿每日主要营养素的需要量是否正确,是否可行、合理。
2. 学生能否全面辨析中国儿童膳食指南要求和婴幼儿膳食原则。
3. 初步制订的食谱是否征询了使用者的意见和建议,是否记录了改进问题。
4. 完善后的食谱是否完整规范、是否具有较强的逻辑性;是否符合该年段婴幼儿生长发育需求,是否注意避免食用易过敏食物。

任务4　熟悉婴幼儿过敏性鼻炎

过敏性鼻炎是指婴幼儿鼻黏膜接触过敏原后引起的一种变态反应性疾病,以鼻痒、打喷嚏、流鼻涕、鼻黏膜肿胀等为主要特点,是一种上呼吸道常见慢性炎症,在全球范围内流行率呈高发趋势。过敏性鼻炎可分为常年性过敏性鼻炎和季节性过敏性鼻炎。常年性过敏性鼻炎多为室内过敏原引起,常见于尘螨或其粪便所致,或家里养宠物猫和狗,一般每年症状持续在9个月以上。季节性过敏性鼻炎又称花粉症,春秋季多见,此类鼻炎发病急、症状重、常有阵发性喷嚏、鼻痒、大量水涕和鼻堵,有时伴眼结膜炎、麻疹和哮喘。

一、原因

婴幼儿过敏性鼻炎的主要原因如下。

（1）遗传因素。据统计，双亲均患有过敏性鼻炎，其子女罹患率高达75％，而单亲患有过敏性鼻炎，其子女患病也可高达50％，因此遗传因素是相当重要的因素。

（2）环境因素。环境中过敏原的刺激，如花粉、室内屋尘螨、粉尘螨、动物皮屑羽毛等都是引起过敏性鼻炎的致敏原。

二、临床表现

过敏性鼻炎的四大症状是打喷嚏、流鼻涕、鼻痒、鼻塞。

（1）打喷嚏：每天常有阵发性喷嚏发作，一次可达10～20个。

（2）流鼻涕：鼻涕多且稀薄，呈清水样鼻涕；如继发感染鼻涕变稠。

（3）鼻痒：多数婴幼儿因鼻痒不断用手揉戳鼻子，有时可伴随咽喉痒、腭痒、耳痒等。

（4）鼻塞：程度轻重不等，季节性鼻炎由于鼻黏膜肿胀，鼻塞比较严重，有些还可并发过敏性鼻窦炎、支气管哮喘等。

除了典型症状外，有些过敏性鼻炎的婴幼儿还会出现嗅觉减退、头痛、头晕等不适症状。

三、护理与指导

对于婴幼儿过敏性鼻炎，可以通过以下3点进行护理与指导。

第一，脱离致敏环境。避免接触过敏原，如尘螨、动物毛发、花粉等。

第二，对症护理。协助或指导婴幼儿掌握正确的擤鼻涕的方法，用温水或儿童用盐水清理鼻腔，帮助婴幼儿进行正确的滴鼻药。

第三，做好日常清洁卫生。婴幼儿使用的衣被要经常晾晒，清洗，杀灭螨虫；居所应经常通风，保持空气清新；春季尽量不接触花粉，出门戴好口罩。

四、预防要点

（1）远离过敏原。过敏性鼻炎大部分为吸入式过敏原引起，因而应定期清洗鼻部，晾晒婴幼儿的床褥，减少尘螨；尽量不要给婴幼儿毛茸茸的公仔玩具，包括毛毯、毛毡、地毯都不要在家里使用；尽量不养宠物，如果养宠物，养成及时清洁动物的习惯，在掉毛的季节，把多余的毛发去除干净，避免动物毛发成为过敏原；如果夏天开空调、开风扇，空调和风扇的过滤网要及时清洗；家里也不要种花养草，如果种花养草尽量放在室外，不要放在室内。在南方的梅雨季节，要确保家里在梅雨季节湿度合适，因湿度太高容易滋生霉菌，易引起过敏性鼻炎的发作。

（2）饮食与锻炼。避免食用辛辣刺激食物及已知的过敏食物。在平常的日常生活当中可以用冷水来洗脸，也可以做鼻保健操，坚持多锻炼身体，增强抵抗力。

知识卡片

中药穴位敷贴治疗过敏性鼻炎效果观察

实训 5.2.4　录制预防过敏性鼻炎的视频

以预防婴幼儿过敏性鼻炎为主题,传播和分享预防婴幼儿过敏性鼻炎的知识。要求学生以小组为单位,设计脚本并录制预防婴幼儿过敏性鼻炎科普视频。视频题材可以是情景剧、相声、访谈等,时长不超过 15 分钟。

(一) 任务要求

1. 能主动查找关于婴幼儿敏性鼻炎的相关知识。
2. 能撰写预防婴幼儿过敏性鼻炎的脚本。
3. 能完成预防婴幼儿过敏性鼻炎的视频录制。
4. 能评价婴幼儿过敏性鼻炎的视频的优点与不足。

(二) 操作方法

1. 每 4~6 人分成一个小组,组长将小组成员信息及分工情况填入表中。
2. 根据本次活动主题,结合所学知识搜集、整理相关资料,设计视频脚本,录制视频。
3. 将视频上传到网络学习平台。
4. 对各组视频进行评价。

(三) 任务评价要点

采取自评、小组互评和教师评价相结合的方式完成考核评价(见表 5-5)。

表 5-5　小组评价表

项目名称	评价内容	分值	评价分数		
			自评	互评	师评
知识技能考核	视频主题明确,结构清晰	20			
知识技能考核	视频内容兼具科学性、知识性、趣味性及艺术性	20			
	视频具有吸引力,在网络平台有一定的点击量	20			
综合素质考核	有较强的团队合作意识	10			
	态度认真、做事细致	10			
	思维活跃,有创新意识	10			
	积极完成任务	10			
合计		100			
总评	自评×20%＋互评×20%＋师评×20%＝	教师签名:			

任务 5　熟悉幼儿过敏性哮喘

过敏性哮喘属于反复性发作的呼吸道变态反应性疾病,是幼儿时期的一种常见病,通常出现广泛多变的可逆性气流受限,并引发相应症状,比如反复发作的喘息、气促、胸闷、咳嗽等症状,在凌晨或夜间发作或加重,多发于冬春季节,气候变化或精神激动常能诱发此病。哮喘发作对幼儿的生长发育和学习生活会造成很大的影响。

一、原因

幼儿患过敏性哮喘的原因十分复杂,至今还未完全清楚。目前,医学上把过敏性哮喘分为外源性和内源性两大类。

外源性哮喘,通常情况下表现为过敏性哮喘,它往往在 2 岁后的儿童时期发病,表现为对外界的过敏原过敏,幼儿接触到环境中的某些物质如尘土、螨、花粉、羽毛、棉絮、霉菌、化学品、烟油、油漆等,诱发哮喘的急性发作。

而内源性哮喘往往是婴幼儿呼吸道感染病毒或细菌,使局部反应增强而诱发的哮喘。患儿大多在 4~5 岁后随着免疫功能的增强,发作越来越轻,次数也相对减少。这类哮喘大多有遗传因素,如家族中有支气管哮喘、过敏性鼻炎、荨麻疹等过敏体质病人。

外源性哮喘和内源性哮喘虽然有很大的区别,但是二者在急性发作期的治疗都需要规律地吸入支气管扩张剂以及糖皮质激素,比如沙美特罗、氟替卡松、布地奈德、福莫特罗等药物。内源性哮喘在吸入药物的同时,还要避免接触过敏原。

二、临床表现

哮喘的典型症状为反复发作的喘息、气促、胸闷或咳嗽。根据哮喘发作的不同时段分为发作时、发作间歇期和复原期。

1. 发作时症状

急性发作时,患儿烦躁不安,端坐呼吸,耸肩喘息,其更为显著的是呼气性困难,面色苍白,鼻翼扇动,口唇及指甲青紫,全身冒冷汗,自诉胸闷、气短,甚至说话时字词不能连续。

幼儿以腹式呼吸为主,因其胸廓柔软,常不出现端坐呼吸,但常喜家长抱着,头部俯贴于家长肩上,会情绪不安、烦躁等。吸气时出现"三凹征",即胸骨上窝、锁骨上窝、肋弓下部呈现凹陷,而在呼气时因胸腔内压增高,胸骨上下部反见凸出。

咳嗽初为干咳,经过适当处理,如果咳嗽后能排出白色黏稠痰液,症状可稍微减轻。重者被迫端坐或向前俯坐,表情痛苦,颈静脉怒张。

2. 发作间歇期症状

无呼吸困难,但自觉胸部不适,不易深呼吸。有时症状可全部消失。哮喘急性发作时通过药物治疗较易控制,但也容易复发。病程愈久,发作愈重。有的患儿由于经常反复发作,往往生长发育迟缓,营养及肺功能均差。

3. 复原期

哮喘的症状是可逆的,经治疗后可以缓解。复原期是指经过治疗或未经治疗,症状和体征消失,肺功能恢复至发作前水平,并维持 3 个月以上。

三、护理与指导

对于婴幼儿过敏性哮喘,可以从以下 5 个方面进行护理与指导。

第一,去除病因。内源性哮喘者应防止受凉感冒。外源性哮喘若原因明确,应设法去除过敏原或进行减敏治疗。例如,婴幼儿对冷空气过敏而引起哮喘,那么在冬季起床后,可适当让婴幼儿呼吸温暖的空气,室内保持适宜的温湿度。

文档
家庭雾化吸入法

第二,密切观察发作时的先兆症状。如发现婴幼儿咳嗽、咽痒、打喷嚏、流涕等呼吸道黏膜的过敏症,应按医嘱给缓解哮喘的气雾吸入(可扫码阅读),以控制哮喘症状。

第三,对症护理。由于哮喘多在夜间发作,常会使家人惊慌,特别是首次发作,最好去医院明确诊断和病因。一般轻、中症可在家治疗和护理。发作时可按医嘱给予婴幼儿舒喘灵等气雾剂吸入。若咳痰无力,可帮助排痰,方法是五指并拢,略弯曲,轻拍婴幼儿背部,自边缘向中心、再自下而上拍打,一边拍打,一边鼓励将痰咳出。

第四,帮助婴幼儿养成规律的生活习惯。保证充足的睡眠,白天最好午睡 1～2 小时,按时刷牙、漱口,正确执行生活日程表。

第五,适量运动。在哮喘发作期,婴幼儿要避免运动。但是在复原期,可以根据体质状况做适量的运动,以增强肺部功能,增强体质,减少哮喘复发。

知识卡片
过敏性哮喘的中医穴位敷贴

四、预防要点

(1)消除过敏原。若有明确的或者可能的过敏原,要在幼儿生活环境中清除过敏原。

(2)合理饮食。幼儿平时饮食宜清淡、易消化的半流质或软食,多吃新鲜蔬菜水果,忌吃刺激性食物,减少诱发因素。

(3)进行身体锻炼和户外活动,增强抗病能力。平时应多带婴幼儿进行户外活动,晨起散步、呼吸新鲜空气,做广播操或去参加游泳以保持体力。一年四季坚持用冷水洗脸、洗手,可增加冬季的耐寒能力,预防呼吸道感染。

(4)注意日常卫生。衣服、被子等要勤洗勤晒,经常保持干燥清洁。

📑 实训 5.2.5　开展幼儿哮喘的调研

近段时间,天气突然变冷,气温突降了 5～8℃,来某儿童医院就诊的婴幼儿急剧增加,特别是哮喘的幼儿较多,实习生小王同学观察到这一现象,主动向指导老师汇报,指导老师要求同学们深入了解幼儿哮喘的流行病学现状。

任务完成形式:分小组进行调研,撰写调研报告(包含文字、图片或视频等内容)。

(一)任务要求

1. 能确定幼儿哮喘流行病学调研的目标与内容。

2. 能根据讨论中的要求顺利完成调研活动。

3. 能完成调研报告并总结不足。

（二）操作方法

1. 认真查阅幼儿哮喘的相关流行病学文献资料,制订调研方案,包括调研问卷或访谈提纲等（见表5-6）。

2. 积极组织讨论,确定调研任务分工等事项。

3. 到社区或各村组实施调研,并进行记录,收集数据。

4. 整理和分析数据,并凝练调研结果,撰写调研报告。

5. 上传调研报告,相互分享并学习。

（三）评价要点

1. 小组成员是否积极参与讨论,讨论方案是否可行、合理。

2. 调研目的是否达成,调研实施过程是否结合了讨论方案要求,能否获得婴幼儿过敏性哮喘的相关流行病学资料。

3. 调研报告的结构是否完整规范、是否具有较强的逻辑性;调研结果能否支持调研结论的形成,能否总结调研中的不足。

表 5-6　婴幼儿过敏性哮喘的调研问卷(参考模板)

尊敬的家长:

您好！为了更好地预防婴幼儿过敏性哮喘的发生,了解过敏性哮喘的一些危险因素,特开展此次调研活动,请您根据实际情况在"□"划"√",调研结果仅供学习使用,请勿担心,衷心感谢您的配合！

序号	题　目	答　项
1	婴幼儿年龄	□1～3 月　□4～6 月　□7～9 月　□10～12 月　□1～3 岁
2	婴幼儿是否发生过哮喘	□否　　□是(第一次发生哮喘的时间:出生后　　月)
3	您或您的家人中是否有人经历过哮喘	□否　□是
4	您认为发生哮喘最主要的原因是	□过敏物质　□感冒　□其他因素
5	您认为空气中哪些物质可能引发哮喘(可多选)	□尘土　□螨　□花粉　□羽毛　□棉絮　□化学品　□油烟　□油漆
6	您经历或看到的哮喘发作的主要表现是(可多选)	□喘息气促　□胸闷　□咳嗽　□其他症状
7	为了预防婴幼儿发生哮喘,在日常生活中您会采取哪些措施(可多选)	□避免让婴幼儿接触易过敏物质 □带婴幼儿进行身体锻炼和户外活动 □保持婴幼儿饮食清淡 □勤洗勤晒婴幼儿使用的衣服、被子等 □其他措施＿＿＿＿＿
8	……	
9	……	
10	……	

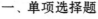思政话题

2005 年 6 月 28 日,世界变态反应组织联合各国变态反应机构共同发起了对抗过敏性疾病的全球倡议,将每年的 7 月 8 日定为世界过敏性疾病日。旨在通过增强全民对过敏性疾病的认识,共同来预防过敏反应及过敏性哮喘。2005 年 7 月 8 日是世界首个过敏性疾病日,其世界过敏性疾病日主题为"重视和预防过敏性疾病"。这也是世界变态反应组织和世界卫生组织的主要计划。2006 年沿用了 2005 年的主题"重视和预防过敏性疾病"。2007 年 7 月 8 日是第三个世界过敏性疾病日,目的是更广泛地普及过敏性疾病的知识,主题是"关注慢性呼吸道过敏性疾病"。2008 年第四个世界过敏性疾病日的主题是"认识过敏"。2009 年的主题为"化妆品过敏综合征"。2010 年主题为"摆脱过敏,自在人生"。2011 年主题是"摆脱过敏、控制鼻炎、远离哮喘、自在人生"。2012 年主题是"关爱儿童过敏"。自 2012 年世界变态反应组织和世界卫生组织开始关注儿童,后续几年一直将儿童放在重要地位①。

请思考:你知道 2012 年以后,世界过敏性疾病日的主题有哪些?作为婴幼儿照护者,应该怎样对待有过敏体质的婴幼儿和家长?

模块小结

随着疾病谱的转变,过敏性疾病已成为 21 世纪常见疾病之一,影响了全球约 25% 的人群。近年来中国儿童过敏性疾病的患病率逐渐接近西方国家。此外,同一婴幼儿可能共患多种过敏性疾病,给防治工作带来很大困难②。因此,作为婴幼儿照护者,应掌握一定的预防婴幼儿过敏性疾病发生的常识,减少过敏性疾病的发生,保障婴幼儿健康成长。

婴幼儿过敏性疾病的发生主要与遗传、分娩方式、母亲妊娠期和哺乳期的饮食、婴幼儿喂养方式与辅食添加时间、环境等多因素有关。比较常见的婴幼儿过敏性疾病有婴幼儿湿疹、尿布皮炎、食物过敏与食物不耐受、过敏性哮喘、过敏性鼻炎等疾病。

作为婴幼儿照护人员,应指导家长和托幼机构维护婴幼儿居住环境卫生,保持公共场所干燥卫生,并注意开窗通风。同时加强对婴幼儿过敏性疾病的认识及预防措施的宣传教育,告知婴幼儿及家长哪些物质易成为过敏原,如何有效地避免婴幼儿接触过敏原,做到防患于未然。

思考与练习

在线练习

一、单项选择题

1. 下列哪种物质吸入一般不易引起过敏?(　　)
   A. 花粉　　　　　　B. 粉尘　　　　　　C. 氧气　　　　　　D. 汽车尾气

2. 接触式过敏原指通过接触(　　)等进入体内。
   A. 皮肤或粘膜　　　B. 呼吸道　　　　　C. 消化道　　　　　D. 泌尿道

3. 世界过敏性疾病日是(　　)。
   A. 6 月 7 日　　　　B. 7 月 6 日　　　　C. 7 月 8 日　　　　D. 8 月 7 日

4. 婴幼儿的过敏症状多种多样,常见的过敏症状不包括(　　)。

---

① 信息来源:《世界过敏性疾病日主题》,思而思学网(http://www.gxscse.com/JieRiXiSu/598151.html),2021 年 6 月 13 日。
② 中华儿科杂志编辑委员会,中华医学会儿科学分会. 儿童过敏性疾病诊断及治疗专家共识[J]. 中华儿科杂志,2019,57(3):164-171.

A. 皮肤过敏症状　　　　B. 胃肠道过敏症状　　　C. 呼吸道过敏症状　　　D. 神经系统过敏症状

5. 体外过敏原检测法,主要是检测(　　)抗体。

　　A. IgA　　　　　　　　B. IgD　　　　　　　　C. IgE　　　　　　　　D. IgG

6. 因冷空气的刺激可诱发哮喘发作和加重的是(　　)。

　　A. 冬春季　　　　　　　B. 春夏季　　　　　　　C. 夏秋季　　　　　　　D. 秋冬季

7. 婴幼儿湿疹的好发年龄段是(　　)。

　　A. 出生后 2~3 个月　　B. 出生 6 个月后　　　　C. 1 岁以后　　　　　　D. 2 岁以后

8. 婴幼儿湿疹的诱发因素不包括(　　)。

　　A. 食物　　　　　　　　　　　　　　　　　B. 吸入物

　　C. 与某些外界物品接触　　　　　　　　　　D. 过于兴奋

9. 预防婴幼儿湿疹需要保持皮肤(　　)。

　　A. 湿润　　　　　　　　B. 干爽清洁　　　　　　C. 红润　　　　　　　　D. 不被污染

10. 食物不耐受的特点不包括(　　)。

　　A. 反应较慢　　　　　　B. 表现不明显　　　　　C. 发病快　　　　　　　D. 症状隐蔽

11. 食物不耐受的主要原因是(　　)。

　　A. 体内缺乏分解酶　　　　　　　　　　　　B. 食用易过敏食物

　　C. 消化道局部屏障功能不完善　　　　　　　D. 食用了难以消化的食物

12. 为了避免发生食物过敏或食物不耐受,建议添加辅食的时间是(　　)。

　　A. 出生 4 个月前　　　B. 出生 4 个月后　　　　C. 出生 6 个月前　　　D. 出生 6 个月后

13. 如婴幼儿在家中过敏性哮喘发作,照护者的哪些措施是正确的?(　　)

　　A. 给予冷开水　　　　　　　　　　　　　　B. 穴位贴敷

　　C. 按医嘱给舒喘灵等气雾剂吸入　　　　　　D. 按摩太阳穴

14. 诱发尿布皮炎的高危因素是(　　)。

　　A. 便秘　　　　　　　　B. 腹泻　　　　　　　　C. 腹痛　　　　　　　　D. 便血

15. 季节性过敏性鼻炎一般是对(　　)发生过敏。

　　A. 冷空气　　　　　　　B. 尘螨　　　　　　　　C. 动物皮毛　　　　　　D. 花粉

16. 婴幼儿呼吸的方式一般为(　　)。

　　A. 胸式呼吸　　　　　　B. 腹式呼吸　　　　　　C. 张口呼吸　　　　　　D. 胸腹联合呼吸

二、多项选择题

1. 过敏反应的特点有(　　)。

　　A. 发作迅速　　　　　　B. 反应强烈　　　　　　C. 消退较快　　　　　　D. 原因易查

2. 过敏反应的 3 个阶段是(　　)。

　　A. 潜伏阶段　　　　　　B. 致敏阶段　　　　　　C. 激发阶段　　　　　　D. 效应阶段

3. 常见的过敏原的种类包括(　　)。

　　A. 吸入式过敏原　　　　B. 食入式过敏原　　　　C. 接触式过敏原　　　　D. 注射式过敏原

4. 婴幼儿常见的过敏性疾病有(　　)。

　　A. 湿疹　　　　　　　　B. 过敏性鼻炎　　　　　C. 过敏性哮喘　　　　　D. 食物过敏

5. 胃肠道过敏症状中最多见的是(　　)。

　　A. 腹痛　　　　　　　　B. 便秘　　　　　　　　C. 慢性腹泻　　　　　　D. 呕吐

6. 食物中容易发生过敏反应的过敏原主要有(　　)。

　　A. 有壳海鲜　　　　　　B. 牛奶　　　　　　　　C. 花生　　　　　　　　D. 白菜

7. 婴幼儿过敏性疾病的危险因素主要有（　　）。

    A. 遗传　　　　　　　　　　　　　　　B. 分娩方式

    C. 母亲妊娠期和哺乳期的饮食　　　　　D. 婴幼儿喂养方式与辅食添加时间

8. 婴幼儿湿疹的典型症状有（　　）。

    A. 皮肤干燥　　　　B. 皮肤湿冷　　　　C. 皮肤红斑　　　　D. 丘疱疹

9. 婴幼儿湿疹的预防措施中远离过敏原是指（　　）。

    A. 对某类食物过敏者，母婴均要忌口

    B. 对花粉过敏者，春天要尽量戴口罩出门

    C. 对动物皮毛过敏者，家中不养宠物，减少婴幼儿与动物接触的机会

    D. 对化纤织物过敏者，照护者注意婴幼儿的贴身衣服尽量选择棉织品

10. 过敏性哮喘的高发时段是（　　）。

    A. 凌晨　　　　　　B. 早上　　　　　　C. 夜间　　　　　　D. 下午

11. 下列哪项护理尿布皮炎的措施是正确的？（　　）

    A. 保持臀部清洁　　　　　　　　　　　B. 保持舒适的生活环境

    C. 饮食清淡　　　　　　　　　　　　　D. 宜添加高蛋白高营养辅食

12. 过敏性鼻炎的典型症状包括（　　）。

    A. 打喷嚏　　　　　　B. 流鼻涕　　　　　　C. 鼻痒　　　　　　D. 鼻塞

三、判断题

1. 过敏反应是由外来刺激物过多引起的一种免疫反应。　　　　　　　　　　　（　　）

2. 引起过敏反应的抗原物质称为过敏原。　　　　　　　　　　　　　　　　　（　　）

3. 一旦发生过敏症状，照护者应及时将婴幼儿脱离怀疑引起过敏的环境。　　　（　　）

4. 双亲是否具有过敏病史与婴幼儿湿疹发生没有关系。　　　　　　　　　　　（　　）

5. 婴幼儿湿疹如有继发感染，可出现脓疱、局部淋巴结肿大、发热等全身症状。（　　）

6. 为预防发生过敏性哮喘，应常年坚持热水洗脸。　　　　　　　　　　　　　（　　）

7. 尿布皮炎轻度仅有红斑性损害者，可勤扑粉如硼酸滑石粉，亦可外涂炉甘石洗剂。（　　）

8. 为了防止发生红臀，为婴幼儿选择一次性的纸尿裤最好。　　　　　　　　　（　　）

四、简答题

1. 常见的过敏原的种类有哪些？

2. 引起婴幼儿湿疹的主要原因有哪些？

3. 预防婴幼儿过敏性哮喘的主要措施有哪些？

4. 尿布皮炎的预防要点有哪些？

5. 为预防婴幼儿发生食物过敏或食物不耐受，可采取哪些措施？

五、操作题

1. 过敏原的检测方法有哪些？

2. 在预防过敏性鼻炎的措施中，举例说明如何远离过敏原。

3. 如何制订某年龄段婴幼儿的一周食谱？

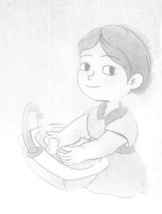

学习模块六
心理行为发育异常

模块导读

　　儿童期因某种生理缺陷、功能障碍或不利环境因素作用下致心理活动和行为异常,可表现在儿童认知、行为、情绪和心理等多方面。全球约 15％的儿童和青少年有不同程度、不同临床表现的心理行为问题,并且有些心理行为障碍可以持续到成年期。因此,世界卫生组织倡议各国将儿童心理卫生纳入初级卫生保健内容,开展儿童心理卫生与相关保健服务,有些心理行为障碍可持续至成年期。因此,要及早发现儿童心理行为问题,并及早开展干预。

　　本模块将系统介绍婴幼儿常见的心理行为发育异常的原因、临床表现和应对方法。通过理论知识、案例分析等帮助学习者掌握常见的婴幼儿心理行为发育异常表现和护理方法。要求学生在理论学习的基础上进行讨论思考,完成本模块学习后能正确认识心理行为发育异常,熟悉预防措施及护理方法。

学习目标

　　➤ **知识目标**

　　1. 了解儿童语言和智力发育迟缓、情绪与行为问题或障碍的常见原因。

　　2. 熟悉儿童发育迟缓、情绪与行为问题或障碍的表现特点和筛查方法,熟悉孤独症谱系障碍的评估方法。

　　3. 熟悉儿童发育迟缓、情绪与行为问题或障碍、孤独症谱系障碍的康复护理措施和预防要点。

　　➤ **能力目标**

　　1. 能早期发现婴幼儿心理行为发育异常。

　　2. 能对心理行为发育异常的婴幼儿进行初步评估和干预。

　　➤ **思政目标**

　　1. 培养沟通能力,提升关爱呵护婴幼儿的技能,增进职业责任感。

　　2. 培养团队协作精神,能冷静处理婴幼儿心理行为发育异常的各类问题。

内容结构

心理行为发育异常 ── 婴幼儿语言和智力发育迟缓 ── 认识婴幼儿语言发育迟缓 / 熟悉婴幼儿智力发育迟缓

```
                        ┌─ 了解婴幼儿行为和情绪问题的基本知识
                        ├─ 掌握婴幼儿焦虑问题或障碍
 婴幼儿行为和情绪问题或障碍 ──┼─ 熟悉婴幼儿的适应问题或障碍
                        ├─ 熟悉婴幼儿睡眠问题或障碍
                        └─ 了解婴幼儿屏气发作

                        ┌─ 认识孤独症谱系障碍病因和表现
 孤独症谱系障碍 ──────────┤
                        └─ 熟悉孤独症谱系障碍识别和干预措施
```

学习情境 1　婴幼儿语言和智力发育迟缓

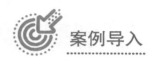
案例导入

　　媛媛,女,2岁11个月,足月剖宫产。至今不能说完整的话,只有单字或单个词语的表达,如:"爸爸""妈妈""爷爷""要""不"等。且吐字不清楚,和人的交流通常是用手指。家庭结构属于核心家庭,家庭成员包括媛媛、爸爸和妈妈。但是,爸爸、妈妈常年在外做生意,基本上是由爷爷和奶奶来带孩子,父母偶尔会将孩子接回家小住。家庭经济情况较好。

　　问题:媛媛可能有哪方面的发育异常? 该年龄段的婴幼儿处于语言发育的哪个阶段?

任务 1　认识婴幼儿语言发育迟缓

　　语言是人类特有的一种高级神经活动,是学习、社会交往、个性发展中一个重要的能力。儿童掌握语言的过程也是儿童心理发展的重要过程。

一、婴幼儿语言发育特点

　　语言信号通过视、听感受器接受,传入大脑神经中枢分析器(语言感受中枢、言语感受中枢、阅读中枢、书写中枢),语言运动表达中枢产生语言[①]。因此,听觉、发音器官及大脑功能正常发育是儿童语言发育的基础和保障。

　　语言(language)是以声音、姿势、动作、表情、图画等符号作为代码的用于交流的系统,包括口头语

---

　　① [日]松田道雄.育儿百科[M].王少丽,译.北京:华夏出版社,2014:480-482.

言、书面语言与肢体语言。语言发展包括语音、语义、词汇、句子和语法等方面,不同年龄时期语言发展具有各自的特点。

1. 婴儿语言发展

从出生至产生第一个有真正意义词,需经历较长言语准备阶段称为"前语言阶段"。婴儿期是学会发音和获得最初的语义和词汇的阶段,多数婴儿在 10～14 月龄能说第一个词语。婴儿语音发展包括了单音节阶段、多音节阶段和学话萌语阶段 3 个阶段。

语音与词义联系储存于记忆,当听觉中枢与发音运动中枢间建立起联系通路后,婴儿可有意发音,即出现最初的具有特殊意义的口头语言。7～8 月龄婴儿可将成人的发音与相应的物体或动作建立联系,之后听到相关词的发音会做出反应,例如听到"灯"就可抬头看灯,听到说"再见"就挥手,词的发音逐渐成为代表物体或动作的信号。10～11 月龄的婴儿不再仅仅对相似的音调发生反应,而是逐渐"懂得"词的含义并做出反应,词开始成为语言信号。

2. 幼儿语言发展

幼儿语言发展主要包括语言理解能力和主动语言表达能力。[①]

(1) 语言理解阶段(1～1.5 岁)。该阶段以发展语言理解能力为主,主动用语言交流能力发展不足。1 岁儿童可理解约 20 个词汇,并用手势和声音回应成人语言。多数 1 岁儿童能听懂简单指令,如"再见""不"等。10～14 月龄婴儿说第一个词,是言语表达和交流的开始。1 岁左右幼儿发生无真正意义的词或语句"乱语";约 1.5 岁后幼儿词汇量增加,说话积极性提高。

(2) 主动语言发展阶段(1.5～3 岁)。儿童词汇量迅速增长,主动语言表达能力发展快,语言结构日趋复杂。

二、婴幼儿语言发育迟缓的原因

语言发育迟缓是指发育中的儿童语言理解和表达能力明显落后于相应年龄所应达到的水平,是儿童常见的语言障碍之一。语言发育迟缓是儿童学习困难的最常见原因,影响 7%～8% 的学龄前儿童,可持续至成人期。

语言的发展需要呼吸、发音、共鸣、构音及大脑神经与发声肌肉的正常功能和协调,任何组织器官和环节的障碍都会影响语言的发展。因此,语言发育迟缓可能由发音器官、神经支配或者与大脑有关的言语功能部位障碍所致,同时也与个人性格、生活环境、父母的文化背景、父母的教育程度等密切相关。

1. 听觉障碍

语言的学习理解是一个复杂的生理过程,言语信息能否输入取决于听觉传导路径是否正常。听力是学习语言和发展认知能力必须具备的条件,听觉中枢必须在出生后不断地接受声音刺激,才能正常发育,没有听力就无法获得语言。听力正常的婴儿,一般在 4～9 个月,最迟不超过 11 个月开始牙牙学语,这是语言发育的重要阶段性标志。而听力障碍的孩子由于缺乏有声环境和言语的刺激,在语言发育最关键的 2～3 岁内不能进行正常的语言学习,更易发生语言发育迟缓。通过对婴幼儿的纯音听力检查,言语频率平均听力损失 30 分贝以上即可诊断为听力障碍。

2. 视力障碍

因视觉障碍导致婴幼儿对色彩、方位的理解困难,会影响他们在视知觉、视觉联想和视觉记忆方面的水平。视觉障碍涉及婴幼儿对语言基本概念的理解,也能导致婴幼儿语言表达的障碍。

---

① 史慧静.学前儿童卫生与保育[M].上海:复旦大学出版社,2019:35-37.

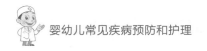
3. 广泛性发育障碍

这是在婴幼儿期就表现出来的交流障碍、语言障碍和（或）刻板行为等为重要特征的一种广泛性发育障碍。孤独症的孩子是这一情况的典型①。

4. 智力发育障碍

是指由各种原因（如脑创伤、脑炎、唐氏综合征等）导致的大脑损伤，使智力发育障碍，表现为智力水平比同龄孩子低（IQ 值在 70 以下），并伴有不同程度的适应性行为障碍。智力发育迟缓的孩子，在听力理解、言语表达、语言获得等方面都比正常孩子落后或迟缓。

5. 构音器官异常

这是指以脑性瘫痪为代表的运动障碍性疾病及以腭裂为代表的器质性病变等，会造成与言语有关的肌肉麻痹、收缩力减弱、运动不协调等，这些因素单独或同时存在均会引起婴幼儿语言发育迟缓。

6. 语言环境脱离

婴幼儿词汇量的发展和语言表达能力与其生活环境及父母的受教育程度、言语表达习惯和内容的丰富性等因素有着密切联系。在儿童语言发育的关键期，特别是口语发育的 1～3 岁阶段，如果处于混杂的语言环境中，将不利于儿童母语的获得。在儿童发育的早期被剥夺或脱离语言环境可以导致语言发育障碍。另外，父母过于溺爱或亲子沟通不足，都可能使儿童失去语言学习的机会。

7. 家长缺乏儿童语言发育的知识

大部分语言发育迟缓儿童在 1 岁 6 个月左右已引起家长注意，但是首次就诊则往往延迟至 2～2.5 岁，其发现年龄与首次就诊年龄有 6～12 个月的差距，由此可见家长并未认识到语言发育迟缓的不良后果及早期干预的重要性。

三、语言发育迟缓的表现和危害

1. 语言发育迟缓的表现

有儿童语言障碍的症状轻重不一，有 1～2 个症状或多个症状。

（1）感受性语言障碍。儿童不能理解语言，表现为：难以理解他人语言，不懂指令，不能组织自己的想法。

（2）表达性语言障碍。不能应用语言表达自己的想法与需要，表现为：不能组织词汇为句子，或句子简单、短，或语序错误；表达时用词不正确，常用占位符，如"嗯"；用词水平低于同龄儿童；说话时漏词；反复用某些短语，或重复（回声样）部分或听有问题；社交困难，常伴行为问题。

（3）发音障碍。表现为声哑或粗；声音中断或变调；高音突然变调；语音过高或过低；语音异常，因鼻音过重或无鼻共鸣。

2. 语言发育迟缓的危害

（1）沟通障碍。幼儿由于语言表达能力差、口齿不清或口吃等问题，无法用语言表达自己的需求，造成与人沟通困难。

（2）交往障碍。语言发育迟缓会造成幼儿早期出现一系列的学习障碍综合征（如拼写困难、阅读障碍），随着年龄增长，他们的抽象思维能力、社交也会受阻，加上学习困难，可能会被同学孤立，无法参加正常的社交活动。

（3）影响智力发展。语言发展是一个复杂的过程，幼儿语言发育迟缓会使其理解能力、表达能力和接受能力均受到限制，影响幼儿智力的正常发展。

---

① 杨玉凤. 儿童发育行为心理评定量表［M］. 北京：人民卫生出版社，2016：134-137.

（4）入学困难。幼儿由于语言发展障碍，理解和表达能力都与同龄儿童有差距，会影响其进入正常的学校就读。

四、语言发育迟缓的早期识别与干预

在婴幼儿期，语言发育随着年龄增加而不断发展。家长和照护者要及时了解儿童语言发育情况，如果出现以下情况，应引起重视并及时就医。

1. 满月的婴儿对各种声响无动于衷

婴儿出生时鼓室无空气，听力差，3～7天后听觉已相当良好，尤其听到很大声音（如关门声、鞭炮声、电话声等），孩子会受到惊吓，出现如突然挥动胳臂、踢腿、西部肌肉紧张甚至哭闹等现象。婴幼儿在出生后，父母可进行一些测试，如在婴幼儿耳边说说话、拍拍手或者发出别的声音，如果婴幼儿对周围的声响无动于衷，应尽早就诊。

2. 6月龄的婴儿仍不会寻找声源

婴儿3～4月龄时，头可转向声源，听到悦耳声时回以微笑，6月龄时能听懂自己的名字。因此，照护者应经常和婴幼儿说话，叫其乳名，或者拿带声响的玩具逗引婴幼儿，并注意观察婴幼儿的反应。如果婴幼儿对声音不敏感（不转头找声源或无反应），那么他的听力可能有问题。

3. 1岁半的幼儿一个字也不会说

一般来说，大多数婴儿在12月龄时能说简单的单词（如"再见""没了"等），1岁半左右已经能用15～20个字，指认和说出家庭主要成员的称谓。虽然幼儿语言发育的进度有差异，但是1岁半的幼儿至少应该掌握一些简单的语句。如果孩子到1岁半一个有意义的字都不会说，则应及时就诊。

4. 2岁半的幼儿不会说两个字以上的短句

实际上，大多数的孩子在18～22个月的时候已经能够使用2个字以上的词组。到2～2.5岁，已经能说不少话，能指出简单的人、物名和图片。如果两岁半的幼儿还不会使用2个字以上的词，父母就该提高警惕，因为这很可能预示着幼儿有严重的语言障碍。

5. 注意婴幼儿是否有构音器官异常

家长应注意婴幼儿有无构音器官的异常（如唇腭裂、口腔腭裂、高腭弓、舌体畸形等）引起的语言发育迟缓，表现为婴幼儿发声困难，发音不准，咬字不清，声响、音调、速率、节律异常等言语听觉特征的改变。如果婴幼儿存在构音器官异常，应先对构音器官进行纠正、治疗，再提高其语言能力。

6. 预防听力障碍引起的语言发育迟缓

语言信息的输入取决于听觉传导通路的正常与否，听力异常的婴幼儿因传导通路异常而缺乏早期语言信息输入，这是导致婴幼儿语言发育迟缓的重要原因之一。

7. 在日常生活中，多和婴幼儿进行沟通

父母和婴幼儿之间缺乏对话会影响婴幼儿的语言发育，造成语言障碍，如口吃和发音不准，甚至导致语言缺失。在日常生活中，家长应多和婴幼儿沟通，乐于回答婴幼儿的问题，让婴幼儿健康快乐地成长。

家长如果怀疑婴幼儿有语言问题，不可抱有侥幸的心理，认为婴幼儿的语言能力会随着年龄的增长而逐渐提高，而应及时去医院进行评估，尽早发现问题，尽早进行干预治疗，以免错过对语言干预的最佳时期。

知识卡片

家长应如何启蒙宝宝学说话？

任务 2　熟悉婴幼儿智力发育迟缓

智力是人类所特有的一种综合智慧和才能的心理活动,是人的认知能力,包括感知事物的能力、记忆能力、想象能力、思维能力和创造力等,也就是我们通常所说的聪明程度。

一、婴幼儿智力发育特点

1. 儿童智力结构和基础

儿童智力结构一般概括为以下 4 个方面。

(1)动作能。反映儿童的姿态、头的平衡、坐、立、爬、走、跑、跳及使用手指的能力,这些运动能力构成了对小儿成熟程度估计的起始点。

(2)应物能。反映儿童对外界事物的分析和综合的能力,也就是运用过去的经验来解决新的问题。

(3)言语能。反映儿童听、理解和语言的表达能力。

(4)应人能。反映儿童生活能力和与人交往的能力,与神经运动和智力的完整性有关。

大脑是智力的生物基础,大脑的发育和智力发展的速度相一致。3 岁以前大脑发展最快,以后逐渐减慢,5 岁以前即完成整个人脑发育的 80%,到 7 岁时大脑的结构和功能基本接近成人,故 7 岁以前(尤其是 3 岁以内)是智力发展的关键期。

2. 婴儿期智力发育的特点

出生后第一年的婴儿智力发育变化是巨大的。作为人类特有的直立行走、双手动作、言语交际的能力,经过逐步发展,开始出现;感觉(视听觉、味觉及皮肤温触觉)也比较迅速地发展,知觉开始出现,[1]开始有了比较明显的注意力和初步的记忆能力。

婴儿期的动作发展非常快速,表现为以下 4 个规律。

(1)从整体动作到分化动作,如从双手无目的的乱动到单手有目的的动作。

(2)从上部动作到下部动作,依次出现抬头、翻身、坐、爬、站立,以至行走。

(3)从大肌肉动作到小肌肉动作,如从头部、躯干动作到灵巧的手部小肌肉动作。

(4)由正性动作到负性动作,比如,先握后放,先向前走,后退着走。

其中手的动作的发展是巨大的,而手的动作的发展推动了大脑结构和功能日趋完善,更有利于婴幼儿智力水平的提高。

婴儿期的语言发展主要经历了语言理解阶段(1~1.5 岁)。

感觉也在迅速发展,如婴儿的视力随年龄的增长改变明显,1 个月开始出现头眼协调,眼在水平位置上 90°内随物转移,3 个月时协调更好并开始辨别物体大小及形状,9 个月时能较长时间看 3~3.5 m 内的人物活动。

知觉是在感觉的基础上形成的一种智力活动,它与感觉有紧密的联系,婴儿的知觉出现也很早,如 6 月龄左右的婴儿已经学会了对深浅的认识。随着年龄的增长,神经系统不断地成熟,婴儿的记忆能力

---

① 申淑芳,尹彩霞,张晓慧. 小儿智能发育迟缓[M]. 北京:中国医药科技出版社,2016:5-6.

越来越明显,比如1~4个月婴儿手中的玩具被人拿走,一般不会表示,而到4~8月龄时,会有有所失的表现,甚至会做极短暂的寻找行为,而8~12个月时就会较长时间去寻找。这个时期的记忆特点,一是记忆内容少,只限于日常接触的少数人和事;二是记忆时间较短,一般只能保持几天。思维是人脑对客观现实间接地和概括地反映,婴儿期的思维活动只能说是一种萌芽。

3. 幼儿期智力发育的特点

儿童第二、三年的幼儿期智力发育是在婴儿期所获得成就的基础上发展起来的,在此期间,儿童的智力发展有极其重大的变化。主要特点如下。

(1)学会了许多新的随意动作,如独立行走、跑、跳等,手的动作变得更精巧,2岁能拿小匙吃饭,3岁会用小手串珠子,还会用笔画圈圈。

(2)口语迅速发展,不但能理解成人的言语,也能够运用语言与成人进行最简单的交流,这个时期是儿童学习口头言语的关键时期,这时若忽略,以后往往很难弥补。2岁时幼儿掌握的词汇有200个左右,3岁时就可达1 000个左右。

(3)由于动作和言语的发展,幼儿开始了最初的游戏活动,同时有可能逐步开始进行最简单的模拟活动和自我服务劳动(吃饭、洗手、穿简单的衣服等)。爱模仿是儿童的天性,1岁多的幼儿已经学会通过模仿玩游戏,随着年龄的增长和想象力的发展,其游戏的内容会越来越丰富。

(4)自我意识萌芽,幼儿的智力活动带上了一点随意性,儿童开始认识自己就是自我意识的萌芽,人称代词"我"的出现是儿童认识自己的一个转折点,3岁左右的幼儿才会开始用"我"这个人称代词来表示自己,也就是说开始有了自我意识。

(5)表现出独立行动的愿望,开始出现最简单的想象,记忆的时间较婴儿期加长,但仍无目的,思维处于低级阶段,为直觉行动思维。

(6)感知觉也有明显发展,比如能辨别几种基本颜色等。

二、智力发育迟缓的概念和原因

1. 智力发育迟缓的定义

智力发育迟缓是发生在发育时期(<18岁)内,一般智力功能明显低于同龄水平,同时伴有适应能力缺陷的一组疾病。智商(IQ)低于同龄人均值2.0标准差(同龄人均值定为100,一个标准差的IQ值为15),因而IQ在70(或75)以下即为智力明显低于平均水平,属于智力发育迟缓。

2. 智力发育迟缓的原因

造成智力发育迟缓的原因十分复杂,涉及范围也很广泛。按照造成智力发育迟缓的病因性质可分为生物医学因素和社会心理文化因素。前者是指脑在发育过程中接收到的各种不利因素,它们可使脑的发育不能达到应有水平,最终影响智力;后者指文化剥夺、教养不当、感觉剥夺等因素,可使后天信息输入不足或不适当,从而影响智力。

(1)先天性疾病。先天性畸形(脑积水、头小畸形、神经管闭合不全等)、常染色体或性染色体的数量或结构改变(如21-三体综合征、18-三体综合征、猫叫综合征、脆性X综合征、先天性睾丸发育不全综合征、先天性卵巢发育不全综合征)。

(2)围产期因素。母亲妊娠期高血压疾病、胎儿生长受限、早产儿、低出生体重儿等;母亲孕期感染(如风疹病毒、巨细胞病毒、单纯疱疹病毒及其他多种病毒感染)、中毒(包括高胆红素血症、毒血症、铅中毒、酒精中毒及长期服用过量的药物如苯妥英钠等)。

(3)脑部疾病、脑的机械损伤或缺氧。脑部肿瘤、不明原因的变性疾病、神经皮肤综合征、脑血管病等;围产期缺血缺氧、新生儿窒息损害脑组织;溺水、癫痫持续发作后脑缺氧等。

（4）代谢、营养和内分泌疾病。体内氨基酸、碳水化合物、脂肪、黏多糖、嘌呤等物质代谢出现障碍都可影响神经细胞的发育及功能，如苯丙酮尿症、半乳糖血症。

（5）精神疾病、特殊感官缺陷。儿童孤独症谱系障碍、儿童精神分裂症等；聋、哑、盲等特殊感官缺陷。

（6）社会及家庭心理因素。早期社会隔绝、情感人为剥夺、缺乏母爱、无人照料、文化闭塞、不适当的教导方式等均可影响儿童的智力水平。

三、婴幼儿智力发育迟缓的表现

1. 早期表现

智力发育迟缓的婴幼儿早期会出现以下症状：①哭声异常，需反复刺激才能引起啼哭或者哭声尖锐或哭声细小无力；②睡眠过多，不易唤醒；③满百天婴儿竖不起头或转头困难，单眼或双眼持续向里或向外；④3～4个月才有笑的表情，且表情呆滞；⑤反应迟钝，6个月时不能注视脸面上方缓慢移动的物体，不能朝声响的方向转头，不能向两侧的任一方向翻转，无大人帮助不能坐稳；⑥9个月后仍常流口水，清醒时有磨牙动作；⑦到9个月时不能主动伸手拿东西，有大人搀扶时不能用双下肢支撑体重；⑧语言发育落后，到10个月时不能咿呀学语，发音也不清晰；⑨对周围环境中的人与物缺乏兴趣，不喜欢与人交往，缺乏情感依恋。

2. 智力低下

婴幼儿早期的智力发育，很大程度上表现在体格和动作发育上，又称发育商。根据发育商（development quotient，DQ）或者智商（intelligence quotient，IQ）测评结果，可将智力障碍分为轻度、中度、重度和极重度[①]，不同程度智力障碍儿童在学龄前和学龄期的临床表现、治疗预后和可能病因有些许差别（见表6-1）。

表6-1　发育/智商商的分度与临床表现

分度	IQ/DQ	临床表现		预后	病因
		学龄前	学龄期		
轻度	50～70	学龄前发育迟缓不明显，但不很活泼，对周围事物缺乏兴趣；言语发育略迟，抽象性词汇掌握少；分析能力差，认识问题肤浅	学习成绩较差，尤其是数学。特殊教育后可以达到小学6年级左右水平	可作简单具体工作	可发现部分生物学病因，但大部分病因尚不清楚
中度	36～49	婴幼儿期发育较迟缓。语言功能发育不全，吐词不清，词汇贫乏	理解力差，计算力差，学习困难，只能进行简单的具体思维，缺乏抽象思维能力。对周围环境认识和适应能力差，只能对事物有表面认识	长期特殊教育和训练后部分患儿可学会简单的人际交往，有基本卫生习惯和安全习惯，能简单工作。需看护人持续性帮助完成日常生活中概念性任务	部分患儿伴有多发畸形，多数中度智力障碍患儿具有生物学病因

① ［美］詹姆士·M.考夫曼，蒂莫西·J.兰德勒姆.儿童和青少年情绪与行为障碍：写给老师和家长的心理学指南［M］.凌春秀，译.11版.北京：人民邮电出版社，2021：158-173.

续表

分度	IQ/DQ	临床表现		预后	病因
		学龄前	学龄期		
重度	20~35	婴幼儿期显著发育落后	语言发育显著落后，自我表达能力很差，动作十分笨拙，抽象概念缺乏，理解能力低下	有一定的自我保护能力，能躲避明显的危险。少数经过系统的习惯训练，可养成极其简单的生活和卫生习惯，终身需要他人照顾	具有一种或多种生物学病因
极重度	<20	语言发育显著落后	缺乏语言功能或仅能说单字，如无意识发音"爸""妈"等。运动能力显著落后，或终身不能行走。缺乏自我保护的能力，不能躲避明显的危险	个人生活不能自理，部分患儿早年夭折	多数患者伴有多发畸形和其他神经系统疾病如癫痫。多数患儿可以找到病因，其中半数以上为遗传性疾病

四、儿童智力发育迟缓的预防

1．一级预防

一级预防目的在于预防智力发育迟缓的发生，具体包括以下内容。

（1）遗传代谢检查及咨询。避免近亲婚姻，做好孕前保健，尽早在孕前发现遗传性疾病携带者。

（2）产前和围产期保健。母亲孕期接受卫生教育和营养指导，进行高危妊娠管理、新生儿重症监护，应劝阻孕妇饮酒吸烟、避免或停用对胎儿发育不利影响的药物。

（3）环境保护（防止理化污染、中毒及噪音损害）。

（4）传染病（病毒、细菌、原虫）的免疫接种。

（5）减少颅脑外伤及意外事故，正确治疗脑部疾病，控制癫痫发作。

（6）加强学前教育和早期训练，禁止对婴幼儿忽视和虐待。

2．二级预防

二级预防目的在于早期诊断并给予特殊处理，包括以下内容。

（1）产前诊断、羊水检查（染色体病、神经管畸形、代谢疾病）。

（2）新生儿代谢疾病（如甲状腺功能减退症、苯丙酮尿症）筛查。

（3）对高危新生儿进行随访，早期发现疾病，给予治疗，尤其应该注意早期营养（蛋白质和铁、锌等微量元素）供应和适当的环境刺激对智力发育有良好作用。

（4）对学龄前儿童定期进行健康检查（体格、营养、精神心理发育、视觉和听觉）。

3．三级预防

三级预防目的在于残疾康复，提高补偿能力，包括对患儿的行为和生活辅导，特殊的教育和康复训练及咨询服务，以帮助患儿克服行为和个性问题上的困难。对合并肢体功能障碍或其他畸形者要对症处理，为恢复最佳功能水平、今后参与社会生活及就业提供条件。

五、促进婴幼儿智力发育的措施

1．促进婴儿的智力发育

婴儿期主要是运动、感知觉、言语等能力的发展，并开始有比较明显的无意注意和初步的记忆能力。开发婴儿的智力,首先要注意对婴幼儿感知觉的训练,新生儿期就可以用光亮、红色球等刺激视觉,用声音或音乐刺激听觉,母亲或养育者应经常向婴儿说话以增加感情,促进婴儿大脑的发育。也可给婴儿做被动操,给予玩具抚摸刺激触觉,婴儿虽不会说话,但有记忆会作出反应,因此随着月龄的增长应增加对婴儿的爱抚,与之谈话,教给他人物或物体的名称等。

婴儿情绪和情感在发展,应多给他以爱抚及亲切的面容以培养良好的情绪和情感,父母和颜悦色、反复多次的爱抚语言还能促进婴儿大脑发育[①]。

2. 幼儿智力的开发

幼儿期随意动作、口语及感知觉迅速发展,开始有最初的游戏活动,并出现最简单的想象力,记忆思维也较婴儿期增强,这为智力开发提供有利的条件。幼儿智力开发可从下面几方面进行。

(1)为幼儿创造合适的游戏运动环境:从游戏中促进幼儿动作和技能发展。

(2)培养幼儿的言语表达能力:2~3岁是口头语言发展的最佳年龄,应鼓励幼儿大胆说话,引导他用语言表达自己的愿望、要求和感觉。多教幼儿说歌谣、唱儿歌,这不仅可以训练幼儿的语言能力,还能训练他的音乐节奏感,培养艺术意识。

(3)让幼儿多看、多听、多动手:智力开发总是离不开知识,而要获得知识,必须通过看、听、摸等感知活动。应让幼儿多接触自然和社会环境,多动手以亲身感知事物,促进智力发育。2~3岁的幼儿听故事时会听得津津有味,家长应抓住幼儿好奇、求知的这一心理经常给幼儿讲些有趣易懂的故事,这样可增长幼儿的知识。

(4)启发幼儿多提问题、多思考:好奇多问是儿童的天性,有些孩子喜欢提问,这是思维活跃的表现,家长要耐心地用通俗易懂的语言回答,而不能敷衍了事;有些孩子提不出什么问题,家长应设法启发他们让他们自己提问,并站在幼儿的角度,多提一些问题让幼儿思考回答。

(5)鼓励幼儿的创造精神:幼儿在玩游戏、搭积木时,应鼓励他们的创造精神,引导幼儿不重复别人做过的东西等,而帮助幼儿自己想象着做,幼儿拆弄玩具时,不要求全责备,因在"顽皮"的举动中,往往可能是创造力的表现。幼儿创造的欲望仅仅开始萌芽,需要家长、教师去发现、去引导,如完全按大人要求的模式做,则会抑制幼儿的创造精神。

 实训 6.1.2　婴幼儿发育筛查

本实训以丹佛发育筛查测验(Denver development screening test,DDST)为例,学习婴幼儿发育状况的筛查评价。这是由美国丹佛心理学家弗兰肯伯格(W. K. Frankenburg)等于1967年编制的,用于评定0~6岁儿童的发育状况的他评量表。

DDST评估个人-社交、精细动作-适应性、语言和大运动4个方面。一共分4个能区。①个人-社会:与人相处和关怀他人的需求。②精细动作-适应性:手眼协调,小物体的操作与解决问题的能力。③语言:听觉、理解力和语言的使用。④粗大动作:坐、走、跳和整体大肌肉的动作发展。每个项目用一条横条表示,横条安排在一定的年龄范围之间,每一横条上有4个点,分别代表25%,50%,75%和90%的正常儿童在相应的年龄通过该项目。横条内有"R"者表示该项目允许通过向家长询问而得到结果(也可通过检查获得),横条内注有1、2、3……28提示该项目需参考注解进行测试。表的顶线和底线均有年龄标记。⑤用于6岁以下小儿。

DDST的应用目的包括:①及早发现婴幼儿发育迟缓问题;②对高危婴儿进行发育监测;③让家长了解儿童发育进程,给予适当的环境刺激,并设计未来的培养计划。

---

① 张婷.特殊教育的医学基础[M].北京:北京大学出版社,2011:172-180.

(一) 任务要求

熟悉丹佛发育筛查测验方法。

(二) 操作方法

1. 准备工具。

红色皮球(直径约 10 cm)1 个,葡萄干大小的糖丸若干粒,细柄拨浪鼓 1 个,正方形积木(边长 2.5 cm)8 块(颜色为红、黄、蓝、绿),无色透明玻璃小瓶 1 个(瓶口直径为 1.5 cm),小铃铛 1 只,网球 1 个,铅笔 1 支,白纸 1 张。

2. 测试前的准备。

向陪同的家长说明本测试是年龄对应的发育筛查,如果有些项目不能完成,家长不必紧张;对询问的项目家长要如实回答。

测试成功与否,与儿童能否合作密切相关。测试时儿童应精神饱满,体位舒适,双手很容易接触到测试工具。

用测查日期减去儿童的出生日期,计算出儿童的准确年龄,如为 1 岁以内早产儿,则需用测查日期减去其预产期,算出婴儿的矫正年龄。满 1 周岁以后不再矫正。连接测试表顶线和底线上相同的年龄标记点,得到被测试儿童的年龄线,并在顶线上写明测试日期。

丹佛发育筛查测验(DDST)

3. 测试程序。

每个能区年龄线左侧最靠近年龄线的项目,至少先做 3 个,然后测试压年龄线的所有项目,每个项目可重复 3 次。对询问的项目,检查者不能暗示家长,测查过程中检查者要观察儿童的行为、注意力、自信心、与家长的互动关系等,每个项目的评分记录在横条的 50% 处。以"P"表示及格,"F"表示失败,"R"表示不合作,"NO"表示儿童没有机会或没有条件表演。

4. 结果判断。

年龄线左侧的项目如果失败,认为该项发育延迟,除了用"F"表示,还应该将横条的最右端用红笔醒目地标出。而年龄线上的项目失败时,不能认为发育延迟,仅用"F"表示即可,不必用红笔标记。测试结果有以下 4 种。

(1) 异常:2 个或更多能区具有 2 项或更多项目发育延迟;1 个能区具有 2 项或更多项目发育延迟,加上另 1 个或更多能区具有 1 项发育延迟和同区通过年龄线的项目都失败。

(2) 可疑:1 个能区具有 2 项或更多项目发育延迟;1 个或更多能区具有 1 项发育延迟和同区通过年龄线的项目都失败。

(3) 无法判断:不合作项目和被评为"NO"的项目太多,以致最后的结果无法判定。

(4) 正常:无上述情况。

5. 复试。

第一次测试未达到正常的儿童,2~3 周后应予以复试。如果复试结果仍然为异常、可疑或无法判断,而且家长认为检查结果与儿童的日常表现相一致,则应做诊断性测试,以确定是否为发育异常。

(三) 任务评价要点

1. 心理行为发育异常的初步判断正确。

2. 懂得 DDST 对婴幼儿目前和将来适应环境能力和智力发展潜力无预测作用,DDST 仅是筛查性评定,不能替代诊断性评定。

3. 测验过程中检查者要观察儿童的行为、注意力、自信心、有无异常活动、与家长的关系以及与检查者配合情况等,并做出记录。

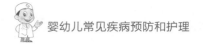 **思政话题**

　　教育是人类所特有的生命活动,是与人类存在相始终的一种生命活动。它与生命的关系是内在的、本质的,而不是外加的、附会的。人是教育的对象,这里所指的"人"是一个现实的、具体的、活生生的生命个体,是一个有血有肉、充满个性差异的生命体。他们有自己的需要、追求,有自己作为人的尊严、人格和自由。无论是自然生命的发育完善,还是精神生命的成长,都离不开教育,教育是人的生命的存在形式。这正如哲学家康德所说,"人是唯一必须接受教育的造物。人只有受过教育,才能成为人。受教育是生命的一种发展需要,非外力所施。"正因为教育的对象是人,决定了教育必须面向生命,以满足生命发展的需要,提升生命的质量为己任。教育的目的在于促进生命的不断成长,追寻生命的意义和价值,提升生命的质量。教学作为教育的组成部分,从根本上说也是一个生命问题,与生命的关系是不证自明的,它也不可偏离这一根本目的。[①]

　　请思考: 从教育者角度出发,对于生长发育迟缓的儿童,除了儿童家庭成员,教育者可以采取什么活动帮助孩子发展积极的社会生活技能?

---

　　①　尹秀云.医德教育的德性论路径之思考[J].医学与哲学,2021,42(13):19-23.

学习情境 2　婴幼儿行为和情绪问题或障碍

 案例导入

朵朵是一个 3 岁的小女孩。在玩耍时头部撞到了花坛,因为疼痛大声哭喊,2 分钟后突然面色发绀,继而抽搐,呼吸停止,在 1 分钟后呼吸恢复正常。因为是第一次发生,朵朵的父母不以为然,以为只是疼痛导致的正常现象。之后一段时间,朵朵情绪一激动就会反复发作,甚至是全身抽搐。

问题: 请问朵朵怎么了? 当你遇到这种情况应该怎么办?

任务 1　了解婴幼儿行为和情绪问题的基本知识

婴幼儿行为和情绪问题是指发生在婴幼儿时期的各种行为和情绪上的异常,表现出偏离该年龄应有的情绪、人格与社会行为,严重的将会影响其本身发展。

一、什么是行为和情绪问题

婴幼儿行为和情绪问题是指行为方式和情绪问题在严重程度和持续时间上超过了其相应年龄正常范围的异常行为。通常有痛苦、悲伤、愤怒、烦恼、拒食、不睡觉、依赖、霸道、失眠、交往不良、社会功能水平下降、认知水平差、自律性差等症状,以及不能控制排尿、活动能力丧失、过分依恋等倒退行为。一般持续时间长达 2 周以上,环境改善后仍不好转,并可能影响到他们的日常生活、交往和学习。

二、行为和情绪问题的判断依据

行为情绪问题的判断依据有以下 4 个方面。

(1) 情绪行为反应过度。偶发的问题一般不提示重大障碍,若同一问题反复、持续存在则需引起注意。如刚入园时一段时间里幼儿哭泣不愿离家是可以理解的,加以引导就会顺利度过,但是长时间哭泣、不能适应则提示存在问题。

(2) 出现同年龄段不相称的问题行为。小年龄段幼儿的问题行为可认为是正常的行为能力的不足,如到了大年龄段仍持续存在,可能提示存在异常。

(3) 特殊心理行为持续存在。多数婴幼儿在发展的某个阶段,可能出现一些暂时性行为,如幼儿期较长时间与母亲分离,出现分离性焦虑症,表现为伤心、痛苦,拒绝分离等,不久会自然消失。只有那些特殊的、持续存在的、影响儿童心理行为发展的行为和情绪,才可作为问题或障碍来看待。

(4)特殊问题行为较严重。当儿童的行为和情绪问题或障碍影响沟通交流,影响认知发展则可判断为严重。

三、婴幼儿行为和情绪问题的种类及一般成因

婴幼儿常见的行为和情绪问题有适应困难、睡眠障碍、焦虑问题、屏气发作等,常需要降低危险因素、改善家庭教育环境等预防性干预,心理健康教育、行为干预、家庭治疗和药物治疗等综合性治疗以及教育、医疗和家庭应密切配合以获得最大程度的康复。

其危险因素包括生物学(遗传、发育、气质等)[1]、家庭环境(早期教育与环境,父母的教育方式、父母文化程度等)[2]和社会心理环境[3]等诸多因素,其发生是多种因素综合作用的结果,属于多病因模式。

婴幼儿的语言能力、自我感知能力等各个方面都还处在初步形成阶段,他们还不能有效地描述自己的内心体验。因此,婴幼儿的心理状况、行为表现一般是通过父母或照护者来进行描述。值得需要注意的是,一个焦虑的妈妈很可能将一个正常的儿童的问题描述得很严重,而一个忽视儿童的妈妈则会对儿童存在的问题置之不理。

实训6.2.1　婴幼儿行为和情绪评估工具的收集与比较

为了解筛查和评估婴幼儿行为和情绪状况的方法,通过查找资料、访谈专家等收集和整理婴幼儿行为和情绪评估的问卷或量表工具,并熟悉各评估工具的测量属性。

(一)任务要求

1. 了解常用的婴幼儿情绪和行为评估问卷和量表。
2. 懂得各种评估工具的测量属性。

(二)操作方法

1. 以3~5名学生为一组。
2. 根据所学知识,通过书籍、网络、官方网站、文件等搜集、整理能够用于评估0~3岁婴幼儿行为和情绪的问卷或者量表。
3. 记录每一种问卷或者量表的适用对象、测评内容和目的、使用方法,评估工具在不同婴幼儿人群中应用的信度和效度,测评注意事项等。

(三)任务评价要点

1. 通过多种途径查找资料,收集婴幼儿情绪和行为评测问卷或量表。
2. 能够根据婴幼儿情绪和行为评测需要,选用适当的工具。

文档

婴幼儿行为和
情绪问题
评估量表

---

① McDonald SW, Kehler HL, Tough SC. Risk factors for delayed social-emotional development and behavior problems at age two: results from the All Our Babies/Families (AOB/F) cohort[J]. Health Science Reports. 2018, 1(10): e82.

② 张媛媛,金星明,卞晓燕,等.上海城市幼儿情绪和社会性早期发展现状及影响因素分析[J].中国儿童保健杂志,2020,28(4): 447-451.

③ 陈秋,于伟平,陈瑞美,等.学龄前儿童生活方式对情绪与行为问题影响的研究[J].现代预防医学,2021,48(1):82-85.

焦虑问题或障碍是一种以焦虑情绪为主的神经症,无明显原因的或不现实的、先占性的情绪反应,常有自主神经功能失调和运动不安表现,比如胆怯退缩、心慌口干、头痛腹痛等,焦虑情绪与现实情况不符,导致婴幼儿明显痛苦,影响其正常生活。此任务需要学习者掌握婴幼儿分离性焦虑、社交性焦虑、广泛性焦虑、恐惧性焦虑的定义、症状表现、预防和护理方法,完成团体沙盘游戏的实训任务。

一、分离性焦虑

(一) 症状表现

分离性焦虑,又称离别焦虑,是指婴幼儿与其依恋对象(患儿的父母、祖父母、其他抚养者等)或家庭分离时产生起的过度焦虑、不安或者不愉快的情绪反应。部分婴幼儿第一次分离会产生焦虑和回避行为,一般经过一段时间可自行缓解,这是正常的现象。但是当分离性焦虑障碍持续发展就会对婴幼儿身心造成重大影响,其临床表现包括:过分担心与依恋对象分开后,依恋对象会消失,自己会遭遇不测;在与依恋对象即将分开时号啕大哭、焦虑不安;因为害怕分离而不愿或拒绝独处、上托育园、睡觉;部分严重患儿出现恶心、呕吐、头痛、胃痛、浑身不适等身体症状。

分离焦虑的产生与婴幼儿的气质类型、焦虑性人格、遗传基因、家长的教育方式、婴幼儿与养育者形成的依恋心理等有关,这也是婴幼儿早期情感发展的重要体现。婴幼儿在 8~12 月龄时分离焦虑表现较为明显。

(二) 预防和护理方法

多关注婴幼儿的心理状况,一旦发现有分离焦虑倾向,要尽早进行干预。如每年咨询检查,教给家长健康的分离技术,处理家庭应激和同伴关系的方法。

加强对患儿家长的教育,不能过分溺爱幼儿,要适当增加与幼儿独处的时间,做好分离仪式,对幼儿给予鼓励,帮助幼儿是适应新的环境等。

在帮助婴幼儿处理分离焦虑时,也可借助一定的玩具转移注意力,缓解一定的焦虑。对于幼儿来说,分离前和分离时,建议照护者们与其多沟通,离开及回来时进行拥抱,以增强幼儿的安全感。

二、社交性焦虑

(一) 症状表现

正常婴儿在生后 2 个月开始就与成人有互动,表现出不同类型和方式的社交技能。婴幼儿的社交性焦虑障碍主要表现为在陌生和熟悉情境下所有形式的退缩、害羞以及社交抑制行为,其程度超出了与其年龄相符合的正常范围,并出现社会功能失常。如怕自己说话或行为愚蠢,怕当众出丑、怕被同伴

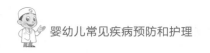

拒绝、怕说话脸红、怕当众失败等；不肯离开父母、见人就发脾气、拒绝与朋友玩、以躯体不适为由回避社交场合。但同时仍选择性地与熟悉的家人和小伙伴保持正常的交往。

婴幼儿气质、早期母婴分离、居住环境恶劣、遗传、围生期因素（围生期暴露于酒精）等都是婴幼儿产生社交性焦虑障碍的影响因素。

（二）预防和护理方法

鼓励婴幼儿参加社交活动。对父母进行婴幼儿管理培训，发挥家庭和父母的作用，增加婴幼儿自信。开展常规体育锻炼、集体活动，有助于幼儿增强应对能力克服社交焦虑。

社交焦虑幼儿也会拒绝去幼儿园，但拒绝去幼儿园有多种原因（如分离性焦虑），应仔细评估幼儿拒绝上学的动机。

三、广泛性焦虑

（一）症状表现

广泛性焦虑问题或障碍表现为持久、过分和不现实的担心，没有特定的对象或情景。如过分地担心自己的成绩和能力，担心个人和家庭成员的安全，或担心自然灾害和将来要发生的事件，使其日常活动的能力受损。广泛性焦虑婴幼儿的个性经常过分顺从、完美主义、自我批评，坚持重复做不重要的事情以达到他们认为"好"的标准。

生物学、家族史和环境因素对该障碍的发生、发展都起着不可忽视的作用。

（二）预防和护理方法

放松训练，如胸、腹式呼吸交替训练，音乐疗法，绘画和沙盘游戏均能缓解幼儿焦虑，促进身心发展。

应注意不要给幼儿贴标签，对幼儿进行积极关注。鼓励幼儿从事体育运动和手工活动，学会表达情绪和需要。

四、恐惧性焦虑

（一）症状表现

恐惧也属于焦虑范畴，婴幼儿恐惧性焦虑是指婴幼儿对某些物体或特定环境产生强烈的害怕，大大超过了客观的危险程度，并因此产生回避和退缩，对其生活、学习和交往造成明显的影响。如害怕猫、狗、毛毛虫等动物，与陌生人的交往，去到高处、幼儿园、黑暗和人多的场合等情境。

该问题的产生和婴幼儿的气质（内向胆怯依赖性强）以及意外事件（车祸、被袭击等）发生等有关，主要表现在以下3个方面。

（1）恐惧情绪。如遇到恐惧对象或事件，婴幼儿立即会出现恐惧情绪和躯体反应。恐惧程度因人而异，一般来说离恐惧的对象越近，恐惧的程度就越强烈，当无法逃避时，恐惧更显著。

（2）认知症状。会过于担心自己受到所害怕对象的伤害，如"狗咬我，我就会死掉了"等，但婴幼儿往往说不出自己的这类担心。

（3）躯体症状。心慌、心跳加速、气促、胸闷胸痛、颤抖、出汗、窒息感、恶心呕吐、站立不稳、眩晕、不真实感、失控感。除流血恐怖外，一般不会真的晕倒。因为恐惧，婴幼儿会极力回避恐惧的对象或事件，从而影响日常生活和社会功能。

（二）预防和护理方法

在日常生活中诱导、鼓励婴幼儿认识自然现象，不要恐吓婴幼儿。

通过疏导、鼓励，耐心地询问婴幼儿的担心与害怕，做出解释和指导，教给他们放松的方法。

进行行为治疗，包括系统脱敏法、冲击疗法、暴露疗法、正性强化法、示范法等，结合支持疗法、松弛疗法，音乐与游戏治疗等，可取得较好的效果。

 实训 6.2.2　团体沙盘游戏

沙盘游戏又称心理沙盘游戏、箱庭游戏。沙盘游戏疗法可以为幼儿提供一个"自由而受保护"的空间，幼儿通过沙盘以象征、隐喻的形式，再现内心遇到的成长障碍，以帮助发现问题，同时宣泄复杂情感达到治疗的目的。该实训可以请学生进行体验和模拟。

（一）任务要求

1. 正确归纳焦虑相关知识。

2. 掌握团体沙盘游戏的步骤，能够独立为儿童进行沙盘游戏。

（二）操作方法

1. 操作准备。

材料准备：沙盘，沙具，涵盖了建筑与动物、植物与人物等，沙盘成员记录表、游戏过程登记表，数码摄像机。

团体人数：4～8 人。

2. 操作步骤。

（1）触摸沙子，体验沙的感觉。在开展首次沙盘游戏前，组织团体成员触摸沙子，然后组织成员描述对沙子的感觉，以及对沙盘的整体感知。

指导语：请大家闭上双眼，双手轻轻放在沙子上，调节呼吸。大胆地感受沙子的质地、温度以及其他感觉。（约 1 分钟后）大家可以放飞想象，任意移动沙子。（约 1 分钟后）大家慢慢睁开眼睛。

（2）确定顺序。根据抽签的方式决定玩沙盘的顺序。

（3）沙盘活动。按照顺序进行 6 轮活动，团队各成员在一轮中可以从沙具架上拿下一个沙具，放在沙盘内，或在沙盘内制作地形，移动自己的沙具，或移走沙具摆在沙具架内。成员之间不能交流，不能拿走他人或自己摆放的玩具，移动也算作一次。

（4）记录。教师在活动过程中，要对学生的具体状态进行记录，以及对沙盘的整体状态进行记录，通过文字和照片的形式，搜集活动资料。

（5）分享。让学生描述沙盘作业，分享自身参与过程的感受，分享对其他成员观看过程的情况和想法。一名学生完成分享后，就按照顺时针或逆时针顺序，让下一名学生分享。在完成分享之后，让小组成员合作思考一个具体的沙盘名字。

3. 操作注意事项

（1）在游戏进行过程中，给学生提供一个开放的环境，让学生具备一定的自由度。

（2）尊重和保护学生的情感和心理，让学生感到舒适，教师需对整个过程进行详细记录。

（3）团体沙盘游戏开展中，成员相互间严禁有各种形式的交流。

任务 3　熟悉婴幼儿的适应问题或障碍

随着婴幼儿年龄增长，从家庭的个体生活走向外界、走向托育机构集体生活，由于环境和接触的对象不同，行为方式和生活方式的必然变化会让幼儿感到不习惯，甚至是胆怯和恐惧的心理，出现哭闹、回避，甚至是进食和睡眠受到影响，从而产生适应问题或障碍。该任务包括婴幼儿适应问题或障碍的概念、主要症状表现及预防和护理方法，在实训中设计婴幼儿适应问题的角色扮演。

一、婴幼儿适应问题概述

当婴幼儿的生活有突发事件、不良事件发生，如改变居住环境、亲近的人突然长期离开或死亡、自然灾害、突发事故时，可能出现情绪及行为紊乱及适应不良，一般不超过 3 个月。适应问题的发生与幼儿的气质特点和家庭教养方式有关，气质偏退缩、适应能力弱，在家中过分溺爱、很少与外界接触的幼儿容易发生适应困难。

二、主要症状表现

适应问题的主要表现为情绪和行为紊乱。情绪紊乱如烦恼、害怕、焦虑、抑郁等；行为紊乱表现为极端化行为、攻击性行为，如违抗、爆发性暴力和反社会行为，退缩性行为如拒绝上幼儿园、拒绝与人交往，"幼稚"的退行性行为，如尿床、吸吮手指、说话稚气。幼儿的适应问题较多地表现在新入园时对托育园环境的适应困难，即入园适应困难。

三、预防和护理方法

（1）正面引导，放宽要求：引导幼儿熟悉托育园的环境，如参观活动室、玩具橱、游戏室等，体验幼儿园小朋友们欢乐的活动场面，让适应良好的孩子多陪伴和感染他，让其对托育园产生肯定和信任；对短时间内适应困难的幼儿，可适当放宽要求，循序渐进，最终完全适应。

（2）耐心鼓励，循序渐进：应对幼儿和蔼可亲，给予言语鼓励，先单独给幼儿讲故事、玩玩具，再请一二名其他小朋友来一起玩，直到幼儿逐渐适应。对于哭闹严重的幼儿，可以让家长陪幼儿上半天托育园，直到幼儿适应。

（3）家校联合，培养能力：可建议父母在家安排幼儿按照与托育园相适应的作息时间活动，早睡早起，每天中午睡午觉等。向父母强调培养幼儿自理、自立能力，如自己吃饭、大小便、脱衣、上床睡觉、取物等;外出时,有意让幼儿多接触人和事,减少依赖性。

(4)提前熟悉托育园:在幼儿正式入托育园之前,应允许他提前进入托育园熟悉环境,预防入园适应困难,尤其是对气质退缩、适应能力弱的幼儿。

 实训 6.2.3　婴幼儿适应问题的角色扮演

本实训中,学生根据婴幼儿适应问题的症状表现,以小组为单位,自主创设情景剧本,并进行角色表演,将其症状外显化与直观化。各组可自主选择一种或几种适应问题进行原创或改编,应具有一定的情景性与合理性,根据不同的适应问题,采取不同的措施。

(一)任务要求

1. 主动查找婴幼儿适应问题的知识。

2. 提交婴幼儿适应问题角色扮演的剧本。

3. 根据所学知识设计不同类型的适应问题。

4. 评价角色扮演的优点与不足,进行总结、反思。

(二)操作方法

1. 前期准备。

(1)分组并选出小组长。将班上同学以 7~8 人为一组建立小组,并要求各小组推荐选出认真负责、能力较强的组长,具体负责组织、协调本小组成员设计并预演心理情景剧剧本与收集相关材料等。

(2)活动准备时间为 1 周;需撰写情景剧本,进行角色分剧本排练预演。为让每个学生都能体验适应问题患儿的心理与行为,可以让每个同学轮流扮演患儿,最终选出最合适的人选。

2. 角色扮演。

在课堂上分组轮流进行角色扮演,每组时间控制在 10 分钟内。

3. 总结反思。

要求学生课后把本次角色扮演的感受及反思以简短文字形式记录下来,提交给老师,作为评价考核的要点之一。

(三)任务评价要点

1. 根据评估表对角色进行评分(见表6-2)。

表6-2　角色扮演评分表

项目名称	评价内容	分值	评价分数		
			自评	互评	师评
知识技能考核	剧本内容	30			
	撰写总结反思	20			
综合素质考核	小组合作	10			
	参与积极性	10			
	表演技巧	10			
	整体效果	20			
合计		100			
总评	自评×20%＋互评×20%＋师评×60%＝		教师签名:		

婴幼儿睡眠问题或障碍是在睡眠条件适宜的情况下，由身体某系统生长发育和环境相互作用产生的功能失调或情绪变化、喂养不当、呼吸、神经等各系统的疾病引起睡眠启动、睡眠过程、睡眠时间和睡眠质量等方面的异常表现。该任务包括熟悉失眠、梦魇、睡行症、过度嗜睡的症状表现、预防和护理方法、促进婴幼儿良好睡眠的措施等，完成睡眠质量评估。

一、失眠

（一）症状表现

失眠是指无法入睡或无法保持睡眠状态，导致睡眠不足，常表现为入睡困难、半夜醒后难以继续入睡以及早醒。婴幼儿失眠常见的原因有生活不规律、饥饿或过饱、身体不舒适、睡前过于兴奋、与抚养者分离的焦虑，还有晚间饮用或服用某些中枢兴奋的物质，也有对睡眠怀有恐惧心理，如有的孩子失眠几次后，一到上床睡觉时就担心睡不着。

（二）预防和护理方法

对于婴幼儿睡眠问题，应先查明原因，设法去除不利睡眠的因素，避免形成习惯性失眠，尤其是因心理因素造成的失眠，应帮助孩子改善情绪。

可以采用一些有助睡眠的方法，如给孩子讲轻松的故事或听轻松的音乐。要养成规律睡眠的习惯，即使因晚上失眠而白天困倦，也不要在白天超常补睡。

促进婴幼儿良好睡眠的措施见二维码。

文档

0～5岁儿童
睡眠卫生指南

二、梦魇

（一）症状表现

梦魇，又称噩梦，常见于2～3岁的幼儿，指做一些内容恐怖的梦，并引起婴幼儿梦中极度的恐惧、焦虑，婴幼儿常大声哭喊着醒来，醒后仍感到惊恐，并因此难以入睡。此类幼儿容易被唤醒，醒后意识清晰，能较清楚地回忆并叙述梦中经历，表达恐惧和焦虑的体验。

梦魇的影响因素包括父母离异、亲人伤亡、精神紧张、情绪低落等心理因素；大脑发育不完善、睡前过饥或过饱、剧烈运动、睡眠姿势不好（如双手放在前胸使胸部受压迫、呼吸不畅）等生理因素；鼻咽部疾病致呼吸不畅、肠道寄生虫、发热等疾病因素。

（二）预防和护理方法

当发现孩子有正在做噩梦的表现时，可叫醒孩子，并给予适当的安慰。检查是否有易引发梦魇的因素,予以避免。

三、睡行症

(一)症状表现

睡行症,俗称梦游,会在睡眠过程中起床行动或行走。幼儿会在熟睡中突然起床,有的是坐起来,做一些刻板、无目的的动作,如捏弄被子、做手势、穿衣服;有的则下床行走甚至开门走到室外,同时还可以做一些较复杂的活动,如开抽屉拿东西、开水龙头等。在睡行过程中意识不清醒,睁眼或闭眼,目光和表情呆板,对环境只有简单的反应,如在熟悉的环境中可以避免碰撞上墙或桌椅,对他人的干涉和招呼缺乏应有的反应,即使回答别人的提问也多是答非所问。发作后自己上床又继续正常的睡眠。睡行症与大脑抑制过程的发育、遗传等有关。

睡行症和梦魇的区别在于:睡行症的孩子对安慰的反应比较迟钝,难以叫醒,醒后都不能回忆发作的经过。而梦魇则对安慰很敏感,能较清楚地回忆梦中经历。

(二)预防和护理方法

应指导家长在孩子发生睡行时,注意防止伤害,不一定非要将其叫醒,以免孩子受到惊吓,可将其牵回床上继续睡眠;如果难以制止其活动则设法叫醒。偶尔发作无需治疗,发作频繁者则应短期使用药物治疗。

四、过度嗜睡

(一)症状表现

过度嗜睡表现为白天睡眠时间过长、睡眠次数过多,婴幼儿经常是玩一会就打瞌睡。有的婴幼儿是因为夜间未睡好,但有的即使夜间睡眠充足也表现出白天过度嗜睡。病理性的过度嗜睡与大脑发育问题、脑神经系统的疾病及某些躯体因素有关,如先天性大脑觉醒不足、睡眠呼吸暂停-过度嗜睡综合征。

(二)预防和护理方法

不同原因采用不同的方法。对于大脑觉醒不足的婴幼儿难以去除病因,可应用中枢兴奋剂治疗。对于呼吸道阻塞的婴幼儿则可针对原因尽量消除病因,如腺样体肥大切除术、肥胖儿减肥等。婴幼儿由于嗜睡经常会出现意外事故,所以家长还要多加防范。

 实训 6.2.4　评估婴幼儿睡眠质量

(一)任务要求

1. 能够运用"婴儿睡眠问卷"对婴幼儿睡眠质量进行评估。
2. 能指导婴幼儿母亲正确填写问卷。

(二)操作方法

1. 准备好婴儿睡眠问卷-加长版(BISQ-E)(见二维码内容)纸质版和水笔,或者电子版问卷。

文档

婴儿睡眠问卷

2. 利用规定的指导语,指导婴幼儿的母亲根据婴幼儿最近1周的睡眠情况填写 BISQ-E 问卷,对个别不清楚的用语进行解释,但不作引导。

3. 问卷评分和评价。

(三) 任务评价要点

1. 能够按要求发放、指导婴幼儿家长填写问卷,解决调查过程中遇到各种问题。

2. 回收的问卷有效,没有太多的漏填和错填项。

3. 能够对问卷进行合理的计分评价。

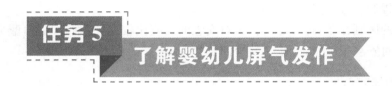

一、屏气发作的概念

屏气发作(breath-holding attacks,BHA),又称"呼吸暂停症",俗称"大憋气",是婴幼儿因发脾气或需求未得到满足而剧烈哭闹时突然出现的以呼吸暂停为主要临床表现的神经官能症,常伴有口唇发紫、全身强直、角弓反张,甚至意识短暂丧失和抽搐发作。

出现这种情况的原因包括:①发育性因素,如脑功能发育不完善,对情绪的调节能力较差;②心理因素,家庭教育不当,家长过分溺爱;③贫血等[①]。

二、症状表现

屏气发作常表现为在哭闹、恐惧、剧痛叫喊等情绪急剧变化时出现呼吸暂停。如案例导入中的朵朵就是因为疼痛引起大声哭而导致的屏气发作。由于呼吸暂停,体内缺氧,动脉血氧饱和度下降,随之出现口唇、脸色发紫;严重者出现明显紫绀、全身强直、角弓反涨、意识丧失,或伴有抽搐。持续30～60秒后呼吸恢复,症状缓解,一日可发作数次。屏气发作多在婴幼儿6个月至2岁内出现,随着年龄的增长发作频繁,5岁以后逐渐缓解。

屏气发作应与以下疾病相鉴别。

(1)癫痫。婴幼儿癫痫主要因幼儿神经系统发育不健全、大脑皮层受到刺激产生过度异常放电所致。临床表现为反复发作的肌肉抽搐、意识、感觉、情感等短暂异常。屏气发作与癫痫的区别点可见表6-3。

表6-3 屏气发作与癫痫的区别点

	明显诱因	发作时间	呼吸暂停	角弓反张	脑电图	发绀与意识丧失发生的先后顺序
屏气发作	有	6～24 个月	有	常有	正常	先发绀再意识丧失
癫痫	无	任何年龄	不一定	少见	异常	先意识丧失再发绀

---

① 张琪,许积德,傅建珍. 婴儿气质、环境因素与屏气发作的关系[J]. 中国实用儿科杂志,1997(6):31-32.

（2）先天性心脏病。先天性心脏病是人体在胚胎发育时期，由于心脏及大血管的形成障碍而引起的局部解剖结构异常，或出生后的心脏应自动关闭的通道未能闭合。临床表现为患儿面色苍白、憋气、呼吸困难和心动过速，心率每分钟可达160~190次，血压常偏低，出现紫绀。

三、预防和护理方法

可以加强对怀孕母亲的指导，进行适当的胎教。指导家长采取适当的抚育方式，如增进亲子之间的交流，减少婴幼儿在生活环境中的紧张因素，尽量避免突然的刺激、疼痛、惊吓等。

向家长解释清楚屏气发作的病因、临床表现及治疗护理方法，以行为矫正为主。患儿屏气发作时，应将其平放在床上或较平坦的地方，解开衣领扣子，及时清理呕吐物，保持呼吸道通畅；拍打其足心或后背；用手指按压人中、印堂、合谷等穴位以缓解症状；缺铁性贫血的患儿要补充铁剂。

 实训 6.2.5　开展屏气发作知识科普讲座

为了普及屏气发作知识，增强人们对婴幼儿屏气发作的重视度，帮助掌握屏气发作的急救方法。组织学生以小组为单位开展知识科普讲座，讲座内容应包括屏气发作的概念、病因、主要症状表现、预防及护理措施等知识。

（一）任务要求

1. 能正确归纳、讲解屏气发作的知识点。

2. 能合作完成一场专业、科学的知识科普讲座。

3. 能评价知识讲座的优缺点，改进和完善讲座形式与内容。

（二）操作方法

1. 每6~10人为一组，组长进行分工，组内合作完成。

2. 各组根据所学知识，设计知识讲座的主题、内容、形式，利用黑板报、个人讲解、多媒体PPT、发放健康宣教手册等形式进行宣教。

3. 各组在课堂上开展科普讲座表演，时间控制在10分钟内。

4. 根据各组表现，由本组成员、全班同学及老师共同评选出最佳讲座。

5. 后期组织优秀团队代表班级开展公益讲座进社区活动。

（三）任务评价要点

1. 根据评分表对各小组进行客观评价（见表6-4）。

表6-4　屏气发作知识科普讲座评分表

项目名称	评价内容	分值	评价分数		
			自评	互评	师评
知识技能考核	讲解内容科学专业，合理实用	20			
	内容陈述重点突出，层次清楚	20			
	语言表达通俗易懂，深入浅出	20			
综合素质考核	小组成员氛围融洽，团结合作	10			

(续表)

项目名称	评价内容	分值	评价分数		
			自评	互评	师评
综合素质考核	整体形象精神饱满,举止大方	10			
	态度积极,细致认真	10			
	形式创新,内容丰富	10			
合计		100			
总评	自评×20%＋互评×20%＋师评×60%＝	教师签名:			

思政话题

联合国儿童基金会驻华代表芮心月在新华网发表题为《关注儿童心理健康,助力儿童全面发展》的署名文章中提到:6月1日,联合国儿童基金会在全球发起"亲子月",着重强调为所有父母提供支持,使他们具备所需技能,确保儿童能够获得良好的教育和身心健康。

儿童心理健康是一个不可忽视的重要公共卫生问题。据估计,全球约有五分之一的儿童和青少年面临着心理健康挑战。如果他们的心理问题不能解决,将对身心造成严重影响,甚至危害一生。在中国,心理问题是影响青少年健康的疾病负担之一。我国在《家庭教育促进法》中明确指出应当针对不同年龄段未成年人的身心发展特点,开展符合6项要求的家庭教育,其中一项就是关注未成年人的心理健康。

但是有部分儿童和青年人可能出于对嘲笑、欺辱或排斥的恐惧或者认为寻求心理健康服务是羞耻的事,而不去寻求心理健康服务支持。同时,现在很多家长把重心放在了孩子的身体与智力发育上,却忽视了心理健康,认为心理健康与孩子的成长没有太大的关系。这些都让儿童心理健康问题面临着挑战。[①]

请思考: ①心理健康与孩子的成长有什么关系? ②婴幼儿照护者应该如何协助家长第一时间发现并干预儿童的心理问题? ③为了使孩子健康成长并享有充实而丰富的人生,家长、看护人、教师、政府应该提供怎样的支持?

---

① 信息来源:余申芳、刘钟灵,《联合国儿基会驻华代表:关注儿童心理健康,助力儿童全面发展》,新华网(xinhuanet.com),2021年6月1日。

学习情境 3　孤独症谱系障碍

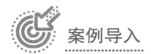 **案例导入**

辉辉，2.5 岁，依据《儿童孤独症评定量表（CARS）》测试，疑似轻度孤独症。在托育园时，他能说单音节词，不与同伴沟通，对教师的问话毫无反应。当他人亲近时，辉辉会感到焦虑不安。对物和人都有严重的视觉回避，需要教师高强度的干预才能得到一定的回应。他有时会出现长时间的刻板行为，常用单一的方式说话、做事，如果固定的方式稍有改变，辉辉就会爆发负面情绪，出现逃避行为。

问题：孤独症有哪些表现？你是如何识别孤独症的？

任务 1　认识孤独症谱系障碍病因和表现

20 世纪 70～90 年代报道孤独症的患病率约为 0.02%～0.04%，当时孤独症曾被认为是罕见病。近年提出的孤独症谱系障碍概念后，报道的孤独症患病率明显上升。2010 年全球孤独症患病率约为 1%～2%。儿童孤独症谱系障碍患病率的升高引起各国政府、社会和家庭的高度关注。孤独症谱系障碍患病率上升的原因主要可能与医学界和公众对孤独症谱系障碍认识水平提高以及 1980 年后孤独症定义和诊断标准的修订有关。我国多个城市调查孤独症谱系障碍的发病情况结果也显示出患病率上升的趋势。

一、孤独症谱系障碍的定义及可能病因

孤独症谱系障碍（autism spectrum disorders，ASD）包括了典型孤独症，也包括了不典型孤独症，又包括了阿斯伯格综合征、孤独症边缘、孤独症疑似等症状[①]。典型的孤独症，是一类以不同程度的社会交往和交流障碍、狭隘兴趣和刻板行为为主要特征的广泛性神经发育障碍性疾病。

ASD 病因至今不明，目前基本上形成的共识是 ASD 的发生可能与脑生物学因素有关。ASD 的单卵双生子同病率为 82%，而双卵双生子同病率为 10%，ASD 同胞患病率为 3%～5%。近年来各国关于 ASD 的研究集中在寻找 ASD 相关的候选基因，可解释的基因接近 20%～30%，其余的病例未确定异常基因。这些都说明了遗传因素在 ASD 发病过程中可能有重要作用。而母亲年龄＞35 岁、早产和

---

① 黎海芪. 实用儿童保健学[M]. 北京：人民卫生出版社，2016：287-293.

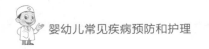

低体重、新生儿评分低等，也被认为是发生 ASD 的可能高危因素。

然而，由于 ASD 对于患儿及家庭的疾病负担相当重，在目前病因尚不清楚的情况下，也应该及时开展监测，及时发现 ASD，早期进行科学干预和康复训练，可改善多数 ASD 儿童的预后情况，包括独立生活、学习和工作能力。

二、孤独症谱系障碍的表现

1. 社会交往（交流障碍）

社会交往（交流障碍）是 ASD 的核心症状。ASD 儿童喜欢独自玩耍；虽听力正常，与父母交流困难，很少和亲人目光对视，难以建立安全依恋或表现为延迟依恋；缺乏情感表达等。交流障碍方面表现为语言发育落后，常 2～3 岁时还不会说话，部分儿童出现语言倒退或停滞。有的儿童表现为讲的语言难以听懂、语言重复刻板、自言自语；语言内容单调，鹦鹉学舌，分不清"你、我、他"人称代词等。

2. 兴趣狭隘和重复刻板行为

对于多数儿童喜爱的活动和东西，ASD 儿童不感兴趣，但特别依恋某一种东西，如车轮、风扇或其他圆形物体，并表现各种重复刻板行为或刻板动作，如反复转圈、闻味、玩弄开关、来回奔走、双手摆动或舞动，反复观看电视广告和天气预报等。多数 ASD 儿童存在感知觉异常，有些儿童对声音特别恐惧或喜好。多数 ASD 儿童不喜欢被拥抱，或表现痛觉迟钝，或本体感觉异常，如喜欢长时间坐车或摇晃。

3. 智力异常

30%～50% 的 ASD 儿童智力落后，50%～70% 的 ASD 儿童智力正常或超常，多数 ASD 儿童有多动和注意力不集中问题。[1]

 实训 6.3.1　开展早期亲子活动设计

亲子关系对婴幼儿早期发展具有重要作用，尤其是孤独症谱系障碍的患儿。通过培养充足的亲子活动，可以减少患儿的疾病症状，以期增强患儿独立能力，减少患儿与父母的沟通障碍，减轻家庭和社会负担。

（一）任务要求

1. 能正确归纳、总结孤独症谱系障碍的常见症状，为设计亲子活动提供切入点。
2. 设计符合患有孤独症谱系障碍幼儿的早期亲子活动，提升幼儿与照护者的亲子关系。
3. 分享亲子活动设计的成果。

（二）操作方法

1. 每 6～10 人为一组，组长组织分工，组内合作共同完成。
2. 各组根据所学知识以及查阅的资料，总结孤独症谱系障碍患儿的特点以及早期亲子活动的概念、内容、形式等，为设计特定活动做好初步准备。
3. 各组成员进行头脑风暴，提出活动设计的想法，例如场地、人员、形式等，最终通过组内投票决定。
4. 各组进行成果分享。

（三）任务评价要点

根据评分表对各小组进行客观评分（见表 6-5）。

---

① 刘湘云，陈荣华，赵正言. 儿童保健学[M]. 4 版. 南京：江苏科学技术出版社，2011：270-277.

表 6-5　早期亲子活动设计评分表

项目名称	评价内容	分值	评价分数		
			自评	互评	师评
知识技能考核	讲解内容科学专业,合理实用	20			
	内容陈述重点突出,层次清楚	20			
	语言表达通俗易懂,深入浅出	20			
综合素质考核	小组成员氛围融洽,团结合作	10			
	整体形象精神饱满,举止大方	10			
	态度积极,细致认真	10			
	形式创新,内容丰富	10			
合计		100			
总评	自评×20%＋互评×20%＋师评×60%＝	教师签名:			

任务 2

熟悉孤独症谱系障碍识别和干预措施

孤独症谱系障碍(autism spectrum disorder,ASD)是由多种不同原因引起的以社会交往障碍为核心表现的综合征。社会交往障碍包括非言语交流行为的应用存在显著的损害,如目光交流、面部表情、手势的应用等,不能自发地分享欢乐、兴趣等,缺乏社交互动等,社会冷漠往往是最早检测到的,一般表现为眼神接触能力障碍和共同注意能力障碍以及明显缺乏社会性交往和互动的兴趣。然而,并不是所有的孤独症谱系障碍个体都有社会性冷漠的症状,事实上,许多孤独症谱系障碍个体有时也表现出进行社会性交往的愿望,但是由于缺乏适当的社会交往技能或无法正确解释社会性信息而受阻[①]。

一、孤独症谱系障碍的早期识别和诊断

(一) 早期识别

早期识别孤独症的表现非常重要。实践证明,在 2 岁以前进行干预,可能使部分有孤独症倾向的幼儿发展正常。下面是从出生到两岁各年龄段婴幼儿的 ASD 早期可疑症状的表现。

1. 0～6 月龄婴幼儿

(1) 对视缺乏,不追视移动的人脸。

(2) 社会性微笑缺乏,不会应答妈妈的逗引,被逗引时不发声或很少笑。

---

① 刘理阳,莫书亮,梁良,等. 孤独症谱系障碍儿童面部表情识别障碍及临床干预[J]. 中国特殊教育,2014(02):41-48.

（3）婴儿特别安静或异常烦躁不安。如过于安静，即使饿了也不会哭着表示要吃奶；特别难护理，经常哭闹且很难安抚，存在严重的喂养困难和睡眠问题等（睡眠过少或过多）。

（4）哭声异常，如哭声微弱或尖叫，哭闹时不易被安慰等。

（5）全身肌张力低下，运动发育落后。

2. 7～12 月龄婴儿

（1）对人缺乏兴趣，与人没有目光注视或目光注视较少，而更多注意一些无生命的物品，甚至着迷于普通婴儿不感兴趣的东西，如一个小药瓶或一张小纸片；也有的着迷于单调、重复的事物；兴趣范围狭窄，喜欢摆弄某一种或几种物品。

（2）叫其名字没反应或反应很少，对周围人和环境不关注或关注很少，跟人互动差。

（3）不认生，对家人的离去或归来表现无所谓或根本不关注，对陌生人没有警觉、恐惧和躲避行为。

（4）缺乏共同注意。共同注意是指个体借助手势、眼睛朝向、语言等与他人共同关注某一事件或物体，其发展于婴儿出生后的 8～15 月龄，形成于婴儿和照护者之间，之后扩展到同伴间。

（5）不会模仿。正常 10 月龄左右的婴儿已会模仿大人的面部表情或一些声音，模仿简单的再见、欢迎等动作，有 ASD 倾向的婴儿不会模仿。

（6）拒绝食物品种的改变，难以接受添加的辅食，不喜欢咀嚼食物。

（7）各项运动发育落后，动作笨拙。如 7～8 月龄还不会坐；不会伸手拿玩具；12 月龄不会扶站，不会用拇指和食指配合捏取小东西。

3. 1～2 岁幼儿

（1）与人没有目光注视或目光注视较少，叫名字没有反应，很难与人互动。对其他儿童不感兴趣，不喜欢别人碰触自己。

（2）兴趣范围狭窄，喜欢摆弄某一种或几种物品；喜欢做一些特定的动作，比如不停开门、关门。

（3）游戏时不会模仿别人，不会展示自己，不懂分享。

（4）缺乏共同注意。

（5）不会玩假装游戏。

（6）感官异常。孤独症儿童会出现听觉、嗅觉、触觉等感觉过敏，对疼痛不敏感或异常敏感等。

（7）语言落后或退步。如 12 个月以后还对语言指令没有反应，没有咿呀学语，没有动作手势语言；近 2 岁时仍无语言出现；有语言，但是语调、语速、节律、重音等异常；前面有语言，后来慢慢不会说；自言自语或电视语言多；鹦鹉学舌似的语言等。

（8）运动、认知、手功能等的发育落后。

（9）活动量大，很多刻板重复的怪异行为，重复蹦跳、拍手、将手放在眼前扑动并凝视、用脚尖走路等。

（二）诊断

文档

孤独症检查
行为量表（ABC）

以上是不同月龄婴幼儿疑似孤独症谱系障碍时的一些表现。一旦发现可疑，就要及时到专业医疗机构进行进一步的检查和诊断，以便采取适宜的康复训练措施。

典型 ASD 诊断不难，根据家长描述病史，儿童行为观察，结合诊断量表和问卷，最后依据标准可诊断 ASD。需要鉴别的常见疾病有语言障碍、智力发育落后、听力障碍等。诊断方面经常会参考一些量表，常用的量表有修订版婴幼儿孤独症筛查量表（modified-checklist for autism in toddlers，M-CHAT），18～24 月龄儿童首选此量表；孤独症行为量表（ABC），适合 8 个月至 28 岁的孤独症患者。[1] 可扫描二维码查看阅读。

---

[1] 季成叶. 现代儿童少年卫生学［M］. 2 版. 北京：人民卫生出版社，2010：275-277.

二、孤独症谱系障碍儿童的家庭干预方法

对于早期怀疑有 ASD 倾向的婴幼儿,家长应积极地采取措施进行干预。国内外的研究发现,越早开始系统化的干预,预后会越好。如能在 2 岁前识别、干预 ASD 儿童,约有一半的儿童能回归主流生活,进行正常的学习、工作。越早的系统化干预,家庭的积极的配合,对预后会起到事半功倍的效果。下面介绍一些简易的家庭干预方法[①]。

1. 0～6 月龄婴儿

这个时期的婴儿,如果追踪人脸不好或注视不好,首先要排除眼科疾病,到眼科进行相应的检查,排除病理的情况下做干预。

(1)按摩、被动操:在婴儿状态好时进行亲子互动,包括抚触、按摩、被动操等,做这些活动时要轻柔地和婴儿说话或唱儿歌,增加互动。

(2)注视人脸:部分孤独症婴儿讨厌或恐惧与人对视,因而要多引导婴儿注视和追视人脸。婴儿仰卧在一个呈 15°～30°角的斜坡垫上,或妈妈坐位,婴儿仰卧在大腿上,用手轻轻托着婴儿的头,妈妈的眼睛距离婴儿的脸约为 20 厘米左右,做各种表情引导婴儿看。

(3)看照片:利用婴儿喜欢看黑白卡、彩色卡的特点,可以把普通的卡片换成照护者的照片,照片可以展示各种表情。

(4)及时回应:在照护过程中,要能理解婴儿各种需求,及时回应婴儿。

2. 6～12 月龄婴儿

正常这个月龄的婴儿认知发育比较快,手的功能也快速发展,与人互动的能力也快速提升。这个时期的婴儿大多进入明显的认生阶段,和家人的依恋明显表现出来。这时应做发育商评估,了解婴儿发育情况,对有发育偏离的婴儿根据其能力进行干预。

(1)做摇铃游戏:对于眼神交流差的婴儿,要在游戏中进行互动,改善其交流能力。日常生活中要注意观察婴儿喜欢什么玩具或物品,利用婴儿喜欢的东西互动效果更好。

(2)变声游戏:有的婴儿对不熟悉的声音会很感兴趣,家长可以准备一个色彩鲜艳的小圆桶或瓶子,对着桶口或瓶口说话,声音会变得和平时不一样。如果婴儿有兴趣地追随声音,可以通过这种变声游戏来引导婴儿做出反应和发声。

(3)滚动玩具和叫名字游戏:可以和婴儿玩滚球、开小汽车等互动游戏,玩的过程中要用夸张喜悦的声音模仿汽车的声音或其他声音,吸引婴儿的注意力,还要不时叫婴儿的名字。

(4)"抢"玩具和模仿游戏:"抢"婴儿玩具或模仿婴儿的活动。有自闭症倾向的宝宝喜欢自己玩,对周围人和环境关注少。家长在婴儿自己玩的时候可去拿婴儿的玩具,看看婴儿的反应,有时婴儿会生气、哭闹,家长可以把玩具举到自己眼前让婴儿过来抓取。

(5)引起共同注意:可以用吹泡泡或其他能发声或能移动的玩具,引导婴儿观察和触碰,或者家长用手指某个东西,引导婴儿去看。

3. 1～2 岁幼儿

1～2 岁有 ASD 倾向的幼儿,和正常幼儿能力相差会比较大,需要在医院评估并到专业机构进行行为矫正治疗。根据评估情况及幼儿日常生活能力,制订合适的干预方案。家庭干预中,要注意以下 8 个方面。

(1)学用肢体语言。语言发育落后是 ASD 患儿常见症状,因此肢体语言表达格外重要。要引导幼儿指认家人和家中常见的东西,教幼儿用语言或手势表达自己的需求,教幼儿自己动手吃饭和表达大小便等生活技能。

---

①　李爱文,曾婷.儿童孤独症谱系障碍教育干预方法的研究进展[J].中国临床新医学,2021,14(11):1143-1146.

（2）对发音赋予特定的意义。幼儿语言理解发展到一定的阶段，会逐步出现语言，刚开始可能是一些无意义的发音，家长要尽可能将幼儿自发的发音赋予特定的意义。幼儿自发发音后一般会进入模仿发音阶段，家长在跟幼儿互动时，尽量说简短的词语，鼓励幼儿模仿，在实景中操作，让幼儿明白语言和事物之间的联系。后面幼儿会逐步出现自发的有意义的语言，生活中尽量鼓励幼儿多说。

（3）延迟满足。家长要注意理解幼儿但又不能过于包办代替和及时满足，当幼儿有需求时，要鼓励幼儿表达出自己的需求，适时的延迟满足，让幼儿学会等待。

（4）模仿。在家庭游戏中引导幼儿模仿。模仿包括语言、动作、行为模仿等。比如家长拿一盒玩具插板，一下一下插，做给幼儿看后，引导幼儿也去插。

（5）玩象征性游戏。鼓励幼儿玩一些假扮互动游戏，比如打电话、给玩具娃娃喂水等。

（6）学习交往。引导幼儿和小伙伴一起玩等，同时在生活、游戏的过程中，及时鼓励、表扬幼儿，增强幼儿的自信心和自我展示的欲望。

（7）促进运动发育。部分有自闭症倾向的幼儿，会伴有运动发育的落后。运动是幼儿早期发展的基础，对于运动发育落后的幼儿，积极的运动康复训练也很重要。家长要在医生的指导下，做好运动方面的训练。

（8）定期随诊和评估。对于有 ASD 倾向的幼儿，家长在干预的过程中，定期的随诊和评估很重要。在和医生的互动过程中，可以更好地了解幼儿，明白幼儿的进步情况和短板所在，及时调整一些干预的方案，制订下一步的计划。同时通过记录幼儿日常训练内容及幼儿的表现，可以了解幼儿的进步和总结经验，为下一步干预做准备。

 实训 6.3.2　筛查幼儿孤独症

本次实训以幼儿孤独症筛查量表（checklist for autism in toddlers，CHAT）为例，学习如何筛查幼儿的孤独症可能性。CHAT 量表是由巴伦（S. Baron）等人于 1992 年编制的，用于筛查 18 个月左右的儿童是否存在孤独症可能。CHAT 量表由 14 个问题组成，前 9 个问题是由父母或直接照护者填写，后 5 个问题是由医师对幼儿进行行为观察和测试后填写。内容涉及孩子的指向性行为、注意行为以及玩耍的意向等，重点是评估孩子的分享性注意和象征性游戏行为。

（一）任务要求

1. 熟悉婴幼儿孤独症筛查量表（见二维码中内容）。

2. 掌握 CHAT 应用目的：筛查 18 个月左右幼儿孤独症。

（二）操作方法

1. 准备 CHAT 量表、填写工具等。

2. 选择 18 个月左右幼儿及家长。

3. 测试内容：共 14 个问题，前 9 个问题询问家长，后 5 个问题测查者在操作过程中评估。

4. 结果评定①孤独症高度可疑：A5，A7，B2，B3，B4 不能通过者。②孤独症中度可疑：仅 A7，B4 不能通过者。③可疑的其他发育障碍：任何项目 3 项未能通过者。④在正常范围：没有上述情况者。

（三）任务评价要点

1. 懂得 CHAT 适用的年龄为 18 月月龄左右幼儿。

2. 结合 CHAT 结果判断幼儿是否有可疑孤独症；若有，建议家长带孩子去医院进一步诊断。

文档

婴幼儿孤独
症筛查量表

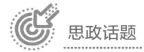

　　美国脑神经科医师格林斯潘(Greenspan)根据多年经验发明了地板时光(floor time)疗法,因儿童的活动通常在地板上进行而得名。在"地板时光"训练中,教师或家长根据儿童的活动和兴趣决定训练的内容,以儿童为主导,父母或老师配合儿童的活动,强调和儿童建立情感联系,提倡与儿童进行良好的互动,通过手势、语言和假想性游戏帮助儿童,促进儿童的情绪稳定、情感逐渐健全和社会交往能力的发展。

　　对于孤独症儿童而言,最好的养育理念就是"爱"。爱的具体表现就是包容,而不是改变。以关怀作为孤独症儿童早期干预的基础,主张在教育理念上,要尊重学生的主体地位和能动作用;在教育内容上,突出"关心"的主题和人为关怀;在教育原则上,应贴近学生的现实生活和个性发展;在教育方法上应发挥教育者的榜样示范作用。

　　孤独症儿童早期干预的伦理观大致可以总结为3个方面,即内容、权利、关系。内容方面主要强调要首先考量孤独症儿童身体和心理的状态,他们饿不饿,他们累不累;他们的情绪状态是开心的还是焦虑的;还有就是他们的能力,如果当下的肢体动作还没有发展好,让他们玩一个滚球游戏就不是很适合;另外最重要的是他们的动机,如果是有趣的活动孩子就一定会参与。权利方面主要指孤独症儿童有同等受教育的权利,同样可以享受同等的学习资源,同样可以得到关怀和理解。关系方面主要说明教育者和孤独症儿童之间应该是一种平等、自由的关怀关系,彼此能够从情感层面进行理解和交流,以利学习成效更佳。

　　请思考:①你认为在公共教育系统中,对待孤独症儿童的最好方式是什么？分析让他们参加特殊教育和融合教育的利与弊。②对待有发育迟缓或者有孤独症儿童,在教育方面有哪些途径去维护他们的权力？

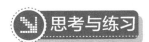

　　在各种有害生物和环境因素影响下,婴幼儿中枢神经系统容易受到损伤,易出现发育和行为偏异或障碍,例如语言发育异常、智力发育异常、情绪行为异常、孤独症谱系障碍等。这些心理行为发育异常严重影响到婴幼儿的身心发展,干扰其生活。常规筛查性心理测试可以初步了解婴幼儿心理行为发育水平,对筛查异常或可疑神经心理发育问题与障碍的儿童进一步诊断性评估,分析其原因,及时干预治疗措施或转诊。早发现、早干预,以科学的态度对待婴幼儿心理健康,共同守护婴幼儿健康成长。

一、单项选择题

1. 孤独症的核心问题是(　　　　)。

　　A. 嗓音障碍　　　　B. 构音障碍　　　　C. 语言不流利　　　　D. 交流障碍

2. 孤独症被归类为(　　　　)。

　　A. 认知问题　　　　B. 性格孤僻　　　　C. 神经发育障碍　　　　D. 行为问题

4. 患儿,男,5岁,由于情绪过于激动突然面色发绀,出汗,全身抽动,脑电图正常,1分钟后逐渐缓解,可能的诊断是(　　　　)。

　　A. 高热惊厥　　　　B. 屏气发作　　　　C. 癫痫　　　　D. 低血糖

E. 中枢神经系统感染

5. 关于屏气发作,下列描述错误的是(　　)。

    A. 以儿童在情绪急剧变化时出现的呼吸暂停为主要特征

    B. 5～6 岁的儿童比较多见

    C. 轻者,呼吸暂停 30～60 秒左右,面色紫绀

    D. 重者,出现角弓反张,意识丧失

    E. 尽量消除可引起小儿心理紧张的各种因素

6. 屏气发作的矫治方法不包括(　　)。

    A. 放任

    B. 增加交流

    C. 耐心说服教育

    D. 若存在缺铁性贫血,应积极治疗

    E. 解除引起精神紧张和冲突发生的因素

7. 小红,在幼儿园五个月后仍然对幼儿园的环境难以适应,在去幼儿园的路上突然哭起来说"我不想上幼儿园",晚上睡觉时这种消极情绪更为严重。小红现在是产生了(　　)。

    A. 广泛性焦虑　　　　　　　　　　B. 恐惧性焦虑

    C. 分离性焦虑　　　　　　　　　　D. 适应问题

    E. 梦魇

8. 小军,3 岁。诊断为分离焦虑障碍,其主要症状是(　　)。

    A. 易激惹　　　　　　　　　　　　B. 易疲劳

    C. 常烦恼　　　　　　　　　　　　D. 难集中

    E. 难入睡

9. 智力发育迟缓临床分级一共(　　)级。

    A. 2　　　　　　　　B. 5　　　　　　　　C. 4　　　　　　　　D. 3

10. 中度智力障碍的表现为(　　)。

    A. 智商或发育商为 50～70,儿童早期发育较正常儿童略迟缓或相似,但不活泼,对周围事物缺乏兴趣,言语发育略迟缓

    B. 智商或发育商为 20～35,婴幼儿期有显著的全面发育迟缓。语言发育显著落后,自我表达能力差,动作笨拙。不能独立生活,终身需要他人照顾

    C. 婴儿期就有严重发育落后。缺乏语言功能或仅能说单个字。运动能力显著落后,或终身不能行走,个人生活不能自理,部分患儿早年夭折

    D. 智商或发育商为 36～49,婴幼儿期较正常儿童发育迟缓,语言功能发育不全,吐字不清,词汇贫乏、理解力差,学习困难

二、多项选择题

1. 关于睡行症,下列哪项说法不正确?(　　)

    A. 睡行症与梦魇是同一个疾病

    B. 指睡眠过程中起床行动或行走

    C. 常大声哭喊着醒来,醒后仍感到惊恐,并因此难以入睡

    D. 发生睡行症的孩子能够清楚的回忆发作的经过

    E. 为防止睡行症的孩子到处走动而发生意外事故,一定要将其叫醒

2. 楠楠已经两岁了,但是作息时间不规律,每当到了夜里总是不睡觉。他精力很充沛,喜欢听故事,喜

欢玩玩具。妈妈一把他放在床上,他就会大哭。为了帮助楠楠正常入睡,应该怎么做?(　　)。

A. 固定就寝时间,一般不晚于 21:00　　　　B. 睡前给孩子讲轻松的故事或听轻松的音乐

C. 房间宜空气清新、温湿度适宜　　　　　　D. 为了帮助孩子入睡,父母可以摇睡、搂睡

E. 让孩子白天补睡

三、填空题

1. _____标志儿童全面发育。

2. _____是儿童期最为常见的发育障碍之一。

3. 儿童智力结构一般概括为 4 个方面:_____、_____、_____、_____。

4. 据智商(IQ)或者发育商(DQ)结果将智力障碍分为:_____、_____、_____和_____。

5. 孤独症谱系障碍的原因包括:_____、_____、_____、_____。

四、名词解释

1. 语言发育迟缓。

2. 智力迟缓(智力发育迟缓)。

3. 孤独症谱系障碍。

五、简答题

1. 幼儿语言发展经历了哪几个阶段?

2. 语言发育迟缓的原因有哪些?

3. 语言发育迟缓会对患儿造成什么影响?

4. 请简述智力发育迟缓三级预防的目的。

5. 简述如何给失眠婴幼儿的家属进行睡眠卫生指导。

6. 孤独症谱系障碍临床表现有哪些?

六、操作题

1. 缓解焦虑的团体沙盘游戏如何开展?

2. 如何评估婴幼儿睡眠质量?

主要参考文献

［1］史慧静.学前儿童卫生与保育［M］.上海：复旦大学出版社，2013.

［2］刘心洁.婴幼儿疾病预防与护理［M］.北京：中国人民大学出版社，2021.

［3］董景五.疾病和有关健康问题的国际统计分类：第十次修订本［M］.2 版.北京：人民卫生出版社，2008.

［4］詹思延.流行病学［M］.8 版.北京：人民卫生出版社，2017.

［5］毛萌，江帆.儿童保健学［M］.4 版.北京：人民卫生出版社，2020.

［6］舒敏，罗双红，万朝敏，等.中国 0 至 5 岁儿童病因不明急性发热诊断和处理若干问题循证指南：相关词语定义和体温测量部分解读［J］.中国循证儿科杂志，2016，11(3)：232-234.

［7］崔焱.儿科护理学［M］.4 版.北京：人民卫生出版社，2006.

［8］郑东旖.婴儿护理百科全书［M］.长春：吉林科学技术出版社，2012.

［9］陈淑英，戴慰萍，蒋红.临床护理实践［M］.上海：复旦大学出版社，2007.

［10］郝德华.儿科常见病诊疗［M］.长春：吉林科学技术出版社，2019.

［11］崔焱，仰曙芬.儿科护理学［M］.6 版.北京：人民卫生出版社，2017.

［12］易康.人体疾病速查手册［M］.哈尔滨：黑龙江科学技术出版社，2015.

［13］中华医学会儿科学分会神经学组.热性惊厥诊断治疗与管理专家共识(2017 实用版)［J］.中华实用儿科临床杂志，2017，32(18)：1379-1382.

［14］张琳琪，王天有.实用儿科护理学［M］.北京：人民卫生出版社，2018.

［15］欧萍，刘光华.婴幼儿保健［M］.上海：上海科技教育出版社，2017.

［16］江载芳，申昆玲，沈颖.诸福棠实用儿科学［M］.8 版.北京：人民卫生出版社，2015.

［17］王煜，许银，丁静雯，等.感染性疾病诊断与治疗［M］.西安：西安交通大学出版社，2015.

［18］孙锟，沈颖.小儿内科学［M］.5 版.北京：人民卫生出版社，2014.

［19］申昆玲，黄国英.儿科学［M］.北京：人民卫生出版社，2016.

［20］张文宏，王明贵.感染病学［M］.上海：复旦大学出版社，2020.

［21］徐桂芳，李风峰，王雪.实用儿科诊疗方案［M］.长春：吉林科学技术出版社，2019.

［22］高敏，于振香，汪艳，等.临床疾病护理学［M］.长春：吉林科学技术出版社，2017.

［23］中华儿科杂志编辑委员会，中华医学会儿科学分会.儿童过敏性疾病诊断及治疗专家共识［J］.中华儿科杂志，2019，57(3)：164-171.

［24］杨玉凤.儿童发育行为心理评定量表［M］.北京：人民卫生出版社，2016.

［25］鲍秀兰.0～3 岁婴幼儿早期教育和早期干预［M］.北京：人民卫生出版社，2018.

［26］申淑芳，尹彩霞，张晓慧.小儿智能发育迟缓［M］.北京：中国医药科技出版社，2016.

［27］［美］詹姆士·M.考夫曼，蒂莫西·J.兰德勒姆.儿童和青少年情绪与行为障碍：写给老师和家长的心理学指南［M］.凌春秀，译.11 版.北京：人民邮电出版社，2021.

［28］黎海芪.实用儿童保健学［M］.北京：人民卫生出版社，2016.

［29］刘湘云，陈荣华，赵正言.儿童保健学［M］.4 版.南京：江苏科学技术出版社，2011.

［30］季成叶.现代儿童少年卫生学［M］.2 版.北京：人民卫生出版社，2010.

［31］王卫平，孙锟，常立文.儿科学［M］.9 版.北京：人民卫生出版社，2018.

图书在版编目(CIP)数据

婴幼儿常见疾病预防和护理/史慧静主编. —上海:复旦大学出版社,2022.9(2024.12重印)
ISBN 978-7-309-16236-3

Ⅰ.①婴… Ⅱ.①史… Ⅲ.①小儿疾病-常见病-预防(卫生)②小儿疾病-常见病-护理
Ⅳ.①R720.1②R473.72

中国版本图书馆 CIP 数据核字(2022)第 099191 号

婴幼儿常见疾病预防和护理
史慧静 主编
责任编辑/夏梦雪

复旦大学出版社有限公司出版发行
上海市国权路 579 号 邮编:200433
网址:fupnet@ fudanpress.com http://www.fudanpress.com
门市零售:86-21-65102580 团体订购:86-21-65104505
出版部电话:86-21-65642845
上海丽佳制版印刷有限公司

开本 890 毫米×1240 毫米 1/16 印张 13.75 字数 397 千字
2024 年 12 月第 1 版第 3 次印刷

ISBN 978-7-309-16236-3/R·1946
定价:55.00 元